경혈-본초에 대한 새로운 해석

穴-藥匯通

王章祿 主編

대전대학교 한의과대학 경락경혈학교실
임윤경, 이찬 譯

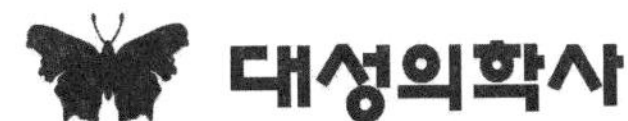

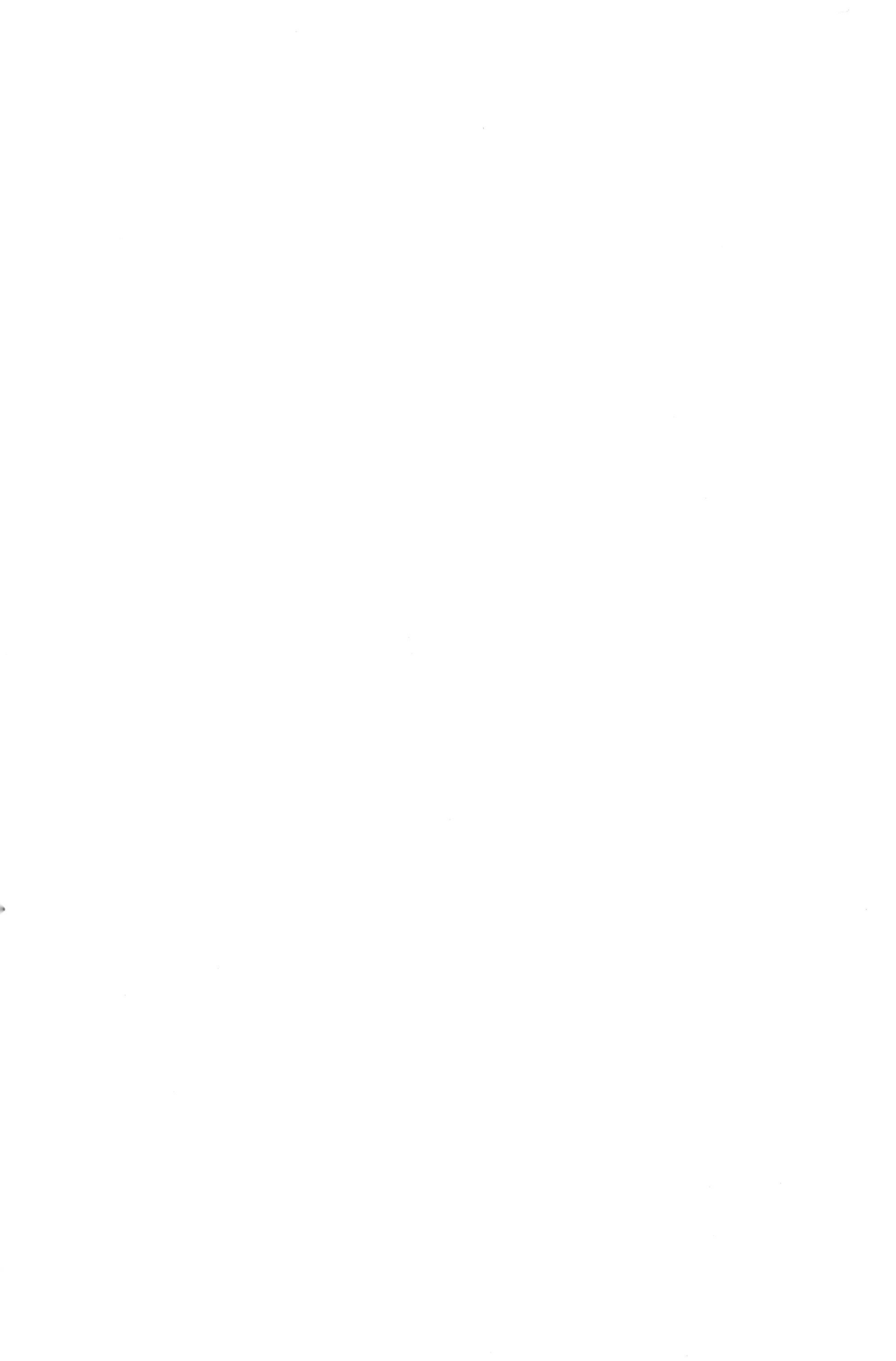

꼭! 읽고 가기

이 책은 저자의 임상경험을 토대로 경혈과 본초를 연계시켜 정리한 것으로, 경락경혈학과 본초학을 공부하고 있는 본과 1·2학년 학생들이나, 침구학과 방제학을 공부하고 있는 본과 2·3학년 학생들이 기초이론을 정비하고 임상과목을 준비하는 단계에서 참고할 만하다.

학부시기에 성립된 觀은 인생의 방향을 결정하므로, 醫者로서 觀을 세우는 시기에 본초와 경혈의 기초를 수립하는 일은 그 중요성이 지대하다.

이 책은 한 임상가의 개인적인 정리로, 異論과 반박의 여지가 전혀 없다고는 할 수 없다. 특히 경혈의 補瀉에 대해서는 논거가 매우 부족하다. 그러나 이러한 한계에도 불구하고, 경혈과 본초를 연결하려는 새로운 시도와 독창적인 논술은 도전적 가치가 있다고 본다.

선배의 경험을 참고함에 있어 감사하는 마음과 비판적 사고는 필수 준비물이다. 또한 부분을 전체로 착각하는 오류를 범하여서는 절대로 안 됨을 재차 강조한다.

2013년 7월

譯者 임윤경, 이찬

머리말

이 책에서는 경혈과 본초의 효능을 비교하고 배합함으로써 경혈+본초 결합치료의 효과를 높이고, 이를 통해 임상에서의 치료효과를 높이려 한다. 본문 내에서는 각 경혈과 본초를 解表類, 瀉下類, 和解類, 淸熱類, 祛暑類, 溫裏類, 表裏雙解類, 滋補類, 安神類, 開竅類, 利氣類, 固澁類, 理血類 등 17가지로 나누어 설명하고 있으며, 각 분류 내에서 다시 穴位, 效能分類, 歸經, 效能, 臨床應用 등으로 세분하여 더욱 자세히 설명하고 있다. 또한 쉽게 응용할 수 있도록 각 장의 끝에 내용을 요약한 표를 첨부하였다. 이 책에서는 풍부한 내용을 보다 쉽게 설명할 수 있도록 노력하였으며, 저자가 다년간 쌓아온 임상경험을 포함하고 있기 때문에 한의사 및 한의학을 사랑하는 사람들에게 큰 도움이 될 것이라 믿는다.

2008년 7월

저자 王章祿

차례

제10장 安神類 _ 207

제11장 平肝熄風類 _ 219

제12장 理氣類 _ 229

제13장 理血類 _ 247

제1장

解表類

解表類에 속한 경혈과 본초는 주로 發汗시켜 表邪를 배출시키는 역할을 하기 때문에 邪氣가 肌表에 있어 꼭 外散해야 하는 상황에만 적용해야 한다. 『內經』에 "邪氣가 皮에 있으면 땀을 내서 發해야 한다(其在皮者, 汗而發之)"라고 하였으니, 바로 解表類에 속한 경혈과 본초의 사용범위를 말하는 것이다. 허나 이미 땀이 많이 나고 있거나 熱病 후기에 나타나는 津液虧損, 그 외 瘡癰, 淋病 및 失血 등 증상에서는 解表類에 속한 경혈 및 본초의 사용을 삼가야 한다.

본 장에서는 解表類에 속한 여러 경혈과 본초를 歸經, 效能, 臨床應用 등의 여러 측면에서 비교분석하였다. 또한 임상응용에 경혈과 본초가 가지는 공통분모의 효능에 따라 알맞은 본초처방과 경혈처방을 제시하여 경혈-본초 결합치료에 응용할 수 있도록 하였다.

본 장에서는 解表類에 속한 일부 경혈과 본초를 穴性과 藥性에 따라 비교 대조하고, 경혈과 본초의 공통적인 효능에 따라 처방과 운용방법을 설명하였다.

또한, 본 장에서 논의한 내용을 본 장의 맨 뒤 〈표 1〉에 요약 정리하여 제시하였다.

1. 合谷+復溜 — 麻黃

1) 穴性, 藥性

合谷(補法)에 復溜(瀉法)를 배합하면 강한 發汗작용을 지니게 된다. 合谷은 陽에 속하고, 陽은 清輕한 기운으로서 表에서 흐르기 때문에 이 穴을 補하면 發表托邪의 작용을 통해 땀과 함께 邪氣를 배출시킬 수 있다. 여기에 復溜(瀉)를 佐하면 이 穴은 外衛의 陽을 풀어 주어 皮毛를 열어 주는 작용을 한다.

또한 平喘 및 利水를 하여야 하는 痰飮喘逆 및 水腫 등 병증에 復溜를 취하면 振陽行水의 효능을 얻을 수 있으며, 合谷은 利氣降逆의 효능이 있다.

위 내용에 따라 合谷에 復溜를 배합하여 정확히 補瀉를 했을 때 본초 중 麻黃과 제일 흡사한 효능을 지니게 되어, 發汗, 平喘, 利水의 작용을 나타내게 된다.

歸經을 살펴보면 合谷은 大腸經에 속하고 麻黃은 肺經에 入하는데, 肺와 大腸은 서로 表裏關係이기 때문에 매우 밀접한 관계가 있다고 할 수 있다. 또한 復溜는 腎經에 속하고 麻黃은 膀胱經에 入하는데, 腎과 膀胱도 서로 表裏關係이기 때문에 이 둘도 매우 밀접한 관계가 있다.

2) 臨床應用

- **合谷+復溜 임상응용**

(1) 傷寒無汗證에 적용할 수 있다.

처방 예: 內庭[1], **合谷(補)**[2], **復溜(瀉)**[3], 大杼[4]

(2) 外寒이 肺에 침입하여 발생하는 喘證에 적용할 수 있다.

처방 예: 大椎, 曲池, **合谷**, **復溜**, 魚際

- **麻黃 임상응용**

(3) 傷寒에 의한 惡寒發熱無汗證에 적용한다.

처방 예: **麻黃**[1], 桂枝[2], 杏仁[3], 甘草[4] (『傷寒論』의 麻黃湯)

(4) 宣肺平喘해야 하는 증상에서도 널리 쓰이고 있다.

처방 예: **麻黃**, 杏仁, 甘草 (三拗湯)

3) 해설

(3)은 傷寒 惡寒發熱無汗證에 사용하는 본초처방으로, ①麻黃은 發汗解表, 宣肺平喘하는 효능이 강하여 이 처방의 主藥이 된다. 특히 여기에 ②桂枝를 배합하는데, 桂枝는 經脈을 따뜻하게 하고 寒邪를 없애 주기 때문에 麻黃의 發汗작용을 도와 더욱 쉽게 表邪를 배출시킬 수 있다. ③杏仁은 利肺下氣하여 麻黃의 平喘작용을 도와주고, ④甘草는 調和諸藥 한다.

이 4가지 本草가 서로 합쳐지면 강력한 發汗解表, 宣肺平喘의 효과를 얻을 수 있다.

(1)은 傷寒無汗證의 치료에 쓰이는 경혈처방으로, 먼저 1內庭을 刺하라고 하였다. 內庭은 胃經의 滎穴에 속하는데, 滎穴은 身熱病을 치료하기 때문에 內庭에 자침함으로써 陽明의 熱과 더불어 전신의 邪熱을 없앨 수 있다. 2다음으로 기운이 淸輕하여 表에서 走하는 合谷(補)을 취해 陽明의 邪氣를 땀과 같이 배출시키도록 한다. 여기에 3復溜를 佐하여 外衛의 陽氣를 풀어 주고 皮毛를 열어 땀이 피모를 통해 나갈 수 있게 해 준다. 마지막으로 4大杼(不補不瀉)를 취하여 膀胱의 기운을 疏導시켜 주는데, 大杼는 膀胱經에 속하고 膀胱은 "州都之官, 氣化所出" 하기 때문에 이 穴은 전신의 陽氣를 두루 돌려 주어 發汗作用을 돕게 된다. 또한 五臟六腑의 兪穴은 모두 등에 위치해 있고, 五臟의 氣 또한 太陽에 통해 있으므로 傷寒氣亂에 의한 각종 증상에 大杼를 자침하여 氣를 이끌어(導氣) 주면 "行而消之"의 효과를 얻을 수 있다. 大杼에 자침할 때에는 補瀉法을 적용하지 않고 導氣法을 사용하는데, 이는 잘못된 補瀉法에 의해 발생할 수 있는 氣亂을 방지하고 氣가 서서히 풀리도록 하기 위함이다.

결과적으로 이 경혈처방은 전신의 邪氣를 太陽經에서부터 表로 이끌어 땀을 통해 해소시키는 역할을 하므로 傷寒無汗證을 치료할 수 있다. 傷寒과 관련된 증상은 이미 『傷寒論』에 자세히 기술되어 있다. 傷寒의 증상은 매우 복잡하고 다양하게 변하므로 이 경혈처방은 오직 傷寒無汗證에 응용해야 한다.

참고

침구치료 중 補瀉에 관련된 수기법은 臨床에서 매우 중요한 부분을 차지한다. 『針灸大成』에서는 이에 대해 "만약 침을 놓으려면 穴을 찾은 후 먼저 補瀉迎隨法을 결정해야 한다(凡欲行針須審穴, 先明補瀉迎隨決)"라고도 하였다. 위에서 언급하였듯이 合谷에 補法을 사용하고 復溜에 瀉法을 사용하면 發汗의 효과가 최대가 되지만, 補瀉法을 바꿔 合谷에 瀉法을 사용하고 復溜에 補法을 사용하면 반대로 止汗작용을 하게 된다. 이는 같은 경혈이라도 수기법이 변화하면 효능 또한 변한다는 것을 설명하는 것으로, 치료에 임할 때 항상 주의해야 한다.

2. 大椎 — 桂枝

1) 穴性, 藥性

大椎는 手三陽, 足三陽, 督脈이 만나는 곳으로 純陽에 속하며 表를 主하기 때문에 身熱自汗의 증상에 大椎를 瀉하여 解肌의 효과를 얻을 수 있다. 반대로 無汗惡寒證에는 大椎를 補하여 發表효과를 얻을 수도 있다. 그러므로 大椎와 桂枝는 공통적으로 發汗解肌의 작용과 經脈을 따뜻하게 하고 通陽해 주는 효능을 지니고 있다. 歸經을 살펴보면 大椎는 督脈에 속하고 桂枝는 心, 肺, 膀胱經에 入한다. 效能分類를 살펴보면 大椎는 解表類의 경혈에 속하고 桂枝 또한 解表類의 本草에 속한다.

2) 臨床應用

- 大椎 임상응용

(1) 일반적으로 發汗解肌를 하기 위해 사용하며, 風寒邪에 의한 表虛有汗證에 쓰인다.

처방 예: **大椎(瀉)**[1], 曲池(補)[2], 合谷(補)[3], 大杼[4], 風門[5], 風池[6], 身柱[7]

(2) 經脈을 따뜻하게 하고 通陽의 효능이 있기 때문에 風濕痺痛이나 上肢의 肢節酸痛에 적용한다.

처방 예: **大椎**, 肩井, 肩髃, 曲池, 外關, 後谿, 合谷, 天井, 雲門, 手三里, 天宗

(3) 通陽化氣, 消腫利水의 효능이 있다.

처방 예: **大椎**, 內關, 偏歷을 모두 瀉한다.

- 桂枝 임상응용

(4) 發汗解肌하기 위해 사용되며, 특히 風寒邪에 의한 表虛有汗證에 널리 쓰인다.

처방 예: **桂枝**[1], 芍藥[2], 生薑[3], 甘草[4], 大棗[5] (桂枝湯)

(5) 經脈을 따뜻하게 하여 원활하게 통하게 해 주기 때문에 風濕痺痛이나 肩臂肢

節酸痛 등의 증상에 적용할 수 있다.

처방 예: **桂枝**, 附子, 生薑, 甘草, 大棗 (桂枝附子湯)

(6) 通陽化氣하여 膀胱氣의 不化나 小便不利 및 이로 인해 발생하는 膀胱蓄水證에 쓰일 수 있다.

처방 예: **桂枝**, 茯苓, 白朮, 猪苓, 澤瀉 (五苓散)

3) 해설

(1)은 風寒邪에 의한 表虛有汗證을 치료하는 경혈처방으로, 먼저 1大椎(瀉)를 취한다. 大椎는 手足三陽經과 督脈이 만나는 곳으로 純陽에 속하며 表를 主하기 때문에 外感六淫에 의한 表證에 大椎를 취하면 항상 疏散解表의 효능을 얻을 수 있다. 2 3 曲池와 合谷은 補法을 사용하는데, 이 두 穴은 手陽明大腸經에 속하여 이들을 補하면 陽經의 기운을 받아 陽氣를 북돋게 하며(從陽助陽), 특히 大椎를 도와 營衛를 풀어 주고 內邪(인체 내부에 머물러 있는 邪氣)를 表에 도달하게 한다. 다음으로, 4大杼를 취해 膀胱氣를 북돋아 發汗解肌 능력을 증강시켜 줄 수 있으며, 특히 大杼는 足太陽膀胱經에 속하고 督脈의 別絡이며 手足太陽少陽이 모이는 곳이기 때문에 傷寒無汗證을 치료하거나 風寒邪에 의한 表虛有汗證을 치료할 때에 매우 유용하게 쓸 수 있는 穴이다. 또한 大杼를 不補不瀉로 자침하면 通陽導氣의 효능을 발휘하기도 한다. 5風門은 諸陽熱氣를 瀉하는 효능이 있고, 6風池는 手足少陽과 陽維脈이 만나는 곳으로, 5 6風門과 風池가 서로 배합되면 通陽解肌하고 祛風散寒解表하게 된다. 7身柱는 奇經八脈 중 督脈에 속하는데 督脈은 陽脈의 바다(陽脈之海)이며, 또한 그 穴名에서 알 수 있듯이 우리 몸의 기둥역할을 하고 전신의 熱邪를 해소시켜 주는 데 뛰어난 역할을 한다. 특히 1 7大椎와 함께 督脈에 속하여 상하로 연결되기 때문에 본 경혈처방에서 머리와 꼬리역할을 한다고 할 수 있다.

이와 같은 경혈 조합은 강한 發汗解肌의 효과를 얻을 수 있으므로 風寒邪에 의한 表虛有汗證을 치료할 수 있다.

(4) 風寒邪에 의한 表虛有汗證에 쓰이는 본초처방인 桂枝湯은 解肌發表하고, 營衛를 調合시키는 데 매우 효과적이다. 桂枝湯 중 ①桂枝는 經脈을 따뜻하게 하고 寒邪를 없애며 解肌發表의 효능이 있고, ②芍藥 또한 血脈의 운행을 조화롭게 하고 陰氣

를 수렴시켜 주기 때문에 ①②이 두 약재가 각각 發散과 收斂작용을 하여 營衛를 조화롭게 하고, 궁극적으로 表邪를 없애며 체내의 氣를 調合시킨다. ③⑤生薑과 大棗는 桂枝와 芍藥의 佐藥으로서 營衛를 調合시켜 주고, ④甘草는 調和諸藥한다.

3. 太淵 — 紫蘇葉

1) 穴性, 藥性

太淵은 肺經의 虛를 補하며 發表散寒, 行氣寬中의 효능이 있다. 紫蘇葉은 性味가 辛溫하여 肺氣를 開宣시키며, 또한 太淵과 유사하게 發表散寒, 行氣寬中의 효능을 지니고 있다. 歸經을 살펴보면 太淵은 肺經에 속하고 紫蘇葉 또한 肺經에 入하며, 동시에 脾經에도 入한다. 效能分類를 보면 太淵은 解表類의 경혈에 속하고 紫蘇葉 또한 解表類의 本草에 속한다.

2) 臨床應用

● 太淵 임상응용

(1) 風寒感冒에 기침이 겸해서 발생할 때에 사용한다.

처방 예: 大椎[1], 合谷[2], 大杼[3], 風門[4], **太淵**[5]

(2) 구얼(嘔噦)증에 쓰인다.

처방 예: **太淵**

(3) 行氣寬中의 효능이 있다.

처방 예: 兪府, 肺兪, 尺澤, 天突, **太淵**

● 紫蘇葉 임상응용

(4) 風寒感冒에 기침이 겸해서 발생할 때에 사용한다.

처방 예: **紫蘇葉**[1], 香附子[2], 陳皮[3], 甘草[4] (香蘇散)

(5) 비록 表證이 없지만 氣滯로 인해 脾胃의 氣가 정체되어 발생하는 구얼(嘔噦)증에 적용할 수 있다.

처방 예: **紫蘇葉**을 單味로 끓여서 복용

(6) 行氣寬中한다.

처방 예: **紫蘇葉**, 黃連, 陳皮

3) 해설

임상응용에서 언급한 적응증을 자세히 살펴보면 太淵과 紫蘇葉은 공통적으로 風寒感冒에 기침(咳嗽)이 겸해서 생기는 증상에 쓰이는 것을 알 수 있다. 咳嗽 중 咳는 "痰은 없으나 소리가 발생(無痰而有聲)"하는 증상으로 肺氣가 傷하고 肺의 기운이 맑지 못하여 발생하는 것이며, 嗽는 "소리는 없으나 痰이 있는(無聲而有痰)" 증상으로 脾의 濕이 과도하여 痰이 생긴 것이다. 이 둘이 합쳐진 咳嗽는 "痰도 있고 기침 소리도 나는 것(有痰有聲)"으로 肺氣가 傷한 동시에, 脾의 기능실조가 나타나 濕이 盛하여 발생하는 것이다.

(1) 5太淵은 肺脈이 주입되는 兪穴로서 오행 중 土에 속하므로, 이 경혈처방에서 太淵에 자침하는 것은 五行相生 중 土生金의 효과를 얻고자 하는 의미가 있다. 이를 통해 손상된 肺氣를 補하고 1 5大椎 등 穴과 함께 風寒感冒에 기침이 겸해서 생기는 증상을 치료할 수 있다. 또한 5太淵은 手太陰肺經의 動脈 위에 위치하여 脈의 大會에 속하기 때문에 胸痺, 逆氣, 嘔噦, 咳嗽, 煩悶, 肺脹 및 風寒邪에 의한 乍寒乍熱, 振寒, 咽乾 등 經脈이 병든 모든 질환에 이 穴을 취하면 상당한 효과를 얻을 수 있다.

여기에 언급된 경혈들은 모두 임상에서 중요하게 쓰이는 穴位이다.

(4)는 風寒感冒에 기침이 겸해서 생기는 증상에 널리 쓰이는 본초처방인 香蘇散이다. ①紫蘇葉이 君藥으로 쓰였는데, 이 본초는 性味가 辛溫하여 肺氣를 소통시켜 주고 行氣寬中, 消痰利肺하여, 風寒感冒에 의한 胸悶咳逆, 嘔噦, 發熱, 惡寒 등의 증상에 적용할 수 있다. (1)의 5太淵과 비교하면 둘 다 肺經에 속하고 유사한 증상에 쓰이는 것을 알 수 있다. 香蘇散에서 ①紫蘇葉은 疏散解表하는 동시에 理氣溫中, 行氣寬中시켜 주며, ②③香附子와 陳皮는 理氣寬中시켜 주고 ④甘草는 調和諸藥의 효능을 나타낸다.

따라서 香蘇散은 風寒邪에 의해 氣의 운행이 원활하지 않거나, 본래 肝氣鬱結이 있거나, 肝胃氣痛, 外感風寒咳嗽 등 증에 모두 적용이 가능하다.

4. 風門(灸) — 羌活

1) 穴性, 藥性

風門은 膀胱經에 속하는데, 이 穴에 자주 뜸을 뜨면 감기를 예방할 수 있다. 風門에 灸法을 사용하면 本草 중 羌活과 유사한 表散風寒, 痛痺止痛의 효능이 있다. 歸經을 살펴보면 風門은 膀胱經에 속하고 羌活 또한 膀胱經에 入한다. 效能分類를 보면 風門(灸)는 解表類에 속하고, 羌活 또한 解表類의 본초에 속한다.

2) 臨床應用

- 風門(灸) 임상응용

  (1) 表邪寒熱, 感冒頭痛의 증상에 많이 쓰인다.

  처방 예: 頭維[1]에 자침하고 風池[2], 合谷[3], <u>風門</u>[4]에 뜸을 뜬다.

  (2) 風濕相搏으로 인한 腰背酸痛의 증상에도 많이 쓰인다.

  처방 예: <u>風門</u>, 大杼, 合陽, 白環兪, 中髎

- 羌活 임상응용

  (3) 感冒頭痛과 表邪寒熱證에 적용한다.

  처방 예: <u>羌活</u>[1], 防風[2], 白芷[3], 川芎[4] 등

  (4) 風濕相搏으로 인한 腰背肢節의 酸痛에 쓰인다.

  처방 예: <u>羌活</u>, 當歸, 赤芍, 黃芪 등

3) 해설

(1)은 感冒頭痛을 치료하는 경혈처방으로, [1]頭維는 足陽明胃經과 足少陽膽經이 만나는 곳이기 때문에 이 穴에 자침하면 外衛의 陽氣를 풀어 주고 表邪를 쫓아내며 偏風※을 흩어지게 하고 두통을 멈추게 한다. [2]風池는 手少陽三焦經, 足少陽膽經,

※ 偏風: 內經에서는 "風邪가 五臟六腑의 兪穴에 침범하면 장부의 風이 되어 각각 그 門戶로 들어가는데, 침범된 곳을 偏風

陽維脈이 만나는 곳으로 [1][2]頭維와 같이 자침하면 陽經의 기운으로 陽氣를 도와(以陽助陽) 解表通陽 시켜 주고, 風邪를 없애며 氣가 막힌 곳을 뚫어 주기 때문에 傷寒에 의해 발생한 感冒頭痛, 汗不出, 偏正頭痛, 頭目眩暈, 頭項强痛 등의 증상에 매우 좋은 치료효과를 얻을 수 있다. [3]合谷은 手陽明大腸經에 속하는데 陽은 氣를 主하기 때문에 이 穴은 氣分의 熱을 식히는 동시에 氣分의 寒을 없앨 수 있다. 또한 성질이 淸輕하여 表에서 走하기 때문에 發表시켜서 邪氣를 내쫓을 수 있고, 頭維와 風池의 기운을 頭面의 竅로 이끌어 풍사를 없애고 막힌 곳을 뚫어 주며, 解表散寒, 淸熱止痛 하게 된다. 또한 [4]風門에 따뜻하게 뜸을 떠서 熱府※의 門戶를 열어 주게 되면 모든 陽의 熱氣가 모두 風門을 통해 밖으로 빠져나가게 된다.

이와 같이 경혈을 조합하면 感冒頭痛을 치료하고 發表托邪, 祛寒淸熱의 목적을 이룰 수 있다.

(3) ①羌活은 表邪가 침입하여 발생하는 感冒頭痛의 증상에 쓰인다. 이 처방에서 羌活은 性味가 辛溫하여 表의 風寒을 흩어지게 하고 寒熱頭痛을 멈추게 하는 효능이 있기 때문에 君藥으로 사용되었고, ②防風은 祛風勝濕의 효능이 있어 臣藥으로 사용되었다. ③白芷는 表의 風寒을 散해 줄 뿐만 아니라 芳香性이 있어 通竅작용도 지니고 있기 때문에 感冒風寒頭痛이나 鼻淵疼痛, 齒痛 및 頭風 등의 증상에 널리 쓰인다. 특히 白芷는 性味가 辛溫하여 그 기운이 頭面의 모든 구멍(竅)까지 올라가기 때문에 佐藥으로 삼기 적절하다. ④川芎은 活血行氣하고 祛風止痛하는 효능이 있는데, 특히 川芎의 辛味는 뭉친 것을 풀어 주고 溫性은 氣를 통하게 하며, 辛味와 溫性이 합쳐져 升散작용을 하기 때문에 祛風止痛에 탁월한 효과를 지녀 風寒頭痛, 身痛 및 風濕痛 등의 증상에 적용할 수 있어, 이 처방에 使藥으로 사용되었다.

이 4가지 본초를 조합하면 表邪에 의해 발생한 感冒頭痛을 효과적으로 치료할 수 있다.

이라 한다(風中五藏六府之兪, 亦爲藏府之風, 各入其門戶, 所中則爲偏風)"고 하였다. 혹은 半身不遂를 달리 부르는 명칭이다. (역자 주)

※ 熱府: 風門의 異名(역자 주)

5. 風府 — 防風

1) 穴性, 藥性

風府에 瀉法을 쓰면 전신의 風邪를 찾아 없애 주기 때문에 頭風과 外感風邪를 치료할 수 있다. 이와 유사한 본초인 防風은 祛風勝濕하기 때문에 風邪가 전신을 周遊하거나 惡風하는 증상을 치료한다. 歸經을 살펴보면 風府는 督脈에 속하고 防風은 膀胱經, 肝經, 脾經에 入한다. 效能分類를 보면, 風府는 解表類에 속하고 防風 또한 解表類의 본초에 속한다.

2) 臨床應用

● 風府 임상응용

(1) 外感風寒에 의해 발생하는 頭痛目眩 등 증상에 쓰인다.

처방 예: **風府**[1], 頭維[2], 率谷[3], 豊隆[4], 本神[5], 解谿[6] 등을 모두 瀉한다.

(2) 파상풍에 쓸 수 있다.

처방 예: 百會, 後頂, **風府**, 啞門, 大椎, 下關, 大腸兪, 承山, 手三里, 長强, 頰車

● 防風 임상응용

(3) 外感風寒 혹은 風濕에 의해 발생하는 頭痛, 目眩 등의 증상에 쓰인다.

처방 예: **防風**[1], 荊芥[2], 大黃[3], 黃芩[4] 등

(4) 破傷風에 쓰인다.

처방 예: **防風**, 天南星

3) 해설

(1)은 外感風寒에 의해 발생되는 頭痛과 目眩을 치료하는 경혈처방이다. [1]風府는 전신의 風邪를 찾아내기 때문에 頭風 및 머리와 관련된 모든 질환, 外感風邪 등의 치

료에 특히 탁월한 효과가 있다. 또한 風府는 足太陽膀胱經, 督脈, 陽維脈이 서로 만나는 곳으로 純陽에 속하며 表를 主하기 때문에 風府(瀉)를 취하면 外感風寒 및 모든 表證에서 解肌發表, 祛風托邪의 작용을 하게 되어 風寒의 邪氣를 밖으로 내보낼 수 있다. 이를 통해 頭痛이나 目眩과 같은 증상도 배출되는 邪氣와 함께 자연스럽게 사라지는 것이다. 여기에 [2]頭維(瀉)를 배합하면 外衛의 陽氣를 풀어 주고 表邪를 내쫓으며 風邪를 없애 止痛의 효과를 얻을 수 있다. [3]率谷은 足少陽膽經, 足太陽膀胱經이 서로 만나는 곳으로 머리가 무겁거나 눈썹 끝이 뻣뻣하고 아픈 것을 주로 치료하기 때문에 率角이라고 부르기도 하는데, 이 穴을 취하면 頭維의 通陽解表하고 除風行氣하는 힘을 증강시킬 수 있다. [4]豊隆은 足陽明胃經에 속하고, 絡穴로서 足太陰脾經으로 別走한다. 특히 이 穴은 능히 導痰降濁할 수 있는데, 陽明의 기운을 받아 氣를 하행시키고, 太陰濕土의 기운을 받아 潤下시킨다. 따라서 目眩 중 痰에 의해 발생한 目眩證에는 豊隆으로 능히 痰을 없애 目眩을 치료할 수 있다. [5]本神은 膽經에 속하는 경혈이며, 또한 足少陽膽經, 陽維가 만나는 곳으로 目眩을 치료하는 주요 穴이 된다. 마지막으로 [6]解谿를 취하는데, 이 穴은 足陽明胃經의 經火穴이기 때문에 解谿를 瀉하면 위에 언급된 穴의 기운을 이끌어 머리에 있던 邪氣를 下行시킨다. 또한 解谿는 신체의 아래쪽에 위치하기 때문에 解谿를 자침하여 上衝한 厥氣를 안정시키고 頭痛을 없애며 目眩을 사라지게 할 수 있는 것이다.

이와 같이 상하로 穴位를 선택하면 通陽解表의 효과를 얻어 결과적으로 外感風寒에 의해 발생한 頭痛目眩을 치료할 수 있다.

(3) ①防風은 風寒 및 風濕邪에 의해 발생하는 두통과 현기증에 자주 사용하는데, 본초처방을 구성할 때에는 防風을 君藥으로 배합하여 祛風勝濕하고 전신의 風邪를 헤치고 없애도록 하며 ②荊芥를 佐藥으로 넣어 風邪를 없애고 解表시키는 힘을 더해 준다. ③大黃은 氣味가 重濁하여 直降下行하며 走而不守하기 때문에 關門을 열어 주는 힘이 강하다. 따라서 모든 內感外傷證에 있어서 陽氣를 통해 주고 滯한 것을 아래로 내려가게 한다.

이 처방은 破痰導滯하는 힘을 이용하여 上衝한 厥氣를 아래로 내리거나 없애는 역할을 하기 때문에 風寒에 의해 발생한 頭痛이나 痰濕에 의해서 발생한 目眩을 치료할 수 있다.

6. 天柱 — 藁本

1) 穴性, 藥性

天柱는 足太陽膀胱經에 속하여, 주로 頭風證이나 頭痛, 정수리가 빠질 것 같은 통증, 머리가 빙빙 돌아가는 것처럼 어지럽고 심하게 아픈 병증, 목이 뻣뻣하여 고개가 돌아가지 않는 증상에 쓰인다. 특히 이 穴에 아무런 補瀉法을 사용하지 않고 자침하면 藁本과 유사한 發表散寒, 祛風勝濕의 효능을 지니게 된다. 歸經을 살펴보면 天柱는 膀胱經에 속하고 藁本 또한 膀胱經에 入한다. 效能分類를 살펴보면 天柱(不補不瀉)는 解表類에 속하고 藁本 또한 解表類의 본초에 속한다.

2) 臨床應用

- 天柱 임상응용

(1) 風寒感冒에 의한 頭風, 頭痛, 정수리의 극렬한 통증, 두통이 있으면서 코가 막히는 증상 등에 사용된다.

처방 예: **天柱**[1], 大杼[2]. 모두 補瀉法을 적용하지 않는다.

- 藁本 임상응용

(2) 風寒感冒에 의한 頭風, 頭痛, 정수리의 극렬한 통증, 두통이 있으면서 땀이 나지 않고 코가 막히는 증상 등에 사용된다.

처방 예: **藁本**[1], 蒼朮[2], 川芎[3], 白芷[4], 羌活[5] 등 (『太平惠民和劑局方』의 神朮散)

3) 해설

(1) [1][2]天柱와 大杼를 배합하여 風寒感冒에 의한 頭風, 頭痛, 정수리의 극렬한 통증을 치료할 수 있는 것은 주로 天柱와 大杼 두 穴이 가지고 있는 導氣능력으로 解表散寒하고 祛風勝濕할 수 있기 때문이다. 天柱와 大杼는 모두 膀胱經에 속하는데, 膀胱은 氣化가 일어나는 곳으로 전신의 陽氣를 돌려준다(周流). 또한 足太陽膀胱의 脈

은 그 유주가 目內眥에 위치한 睛明에서 시작하여 "이마로 올라가 정수리에서 교회하고, 직행하는 支脈은 정수리에서 腦로 들어가 絡한다." 이후 다시 나와 목뒤로 내려와서 어깨뼈 안쪽을 순행하여 척추뼈를 끼고 아래로 내려간다. 五臟의 兪穴이 모두 등에 위치하고 또한 모두 膀胱經으로 통해 있기 때문에 風寒邪 등에 感觸되어 五臟의 기운이 어지러워지면 필히 그 기운이 膀胱經을 따라 올라가서 頭風, 頭痛證 및 머리 정수리의 극렬한 통증 등을 유발하게 된다. 그러므로 足太陽膀胱經에 속하는 天柱와 大杼를 배합하면 氣가 흐르는 길을 잘 닦아 주고 通陽解表하여 風寒邪에 의해 발생하는 頭痛 등 여러 증상을 치료하게 되는 것이다. 이 두 穴에 補瀉法을 사용하지 않는 것은 補瀉法을 사용하지 않으면 風寒邪에 의해 발생한 五臟의 邪氣를 머리 꼭대기에서부터 아래로 疏導시켜 주기 때문에, 혹여나 五臟의 기운이 어지러워지는 것(五臟氣亂)을 방지할 수 있기 때문이다. 李東垣은 "五臟의 氣가 머리에서 어지러우면 天柱와 大杼에 補瀉法을 사용하지 않고 자침하여 그 기운을 인도해야 한다(五臟氣亂於頭者取天柱大杼不補不瀉以導氣而已)"라고 하였다.

(2) 風寒邪에 의해 頭風, 頭痛이 발생하여 정수리가 심하게 아픈 증상을 치료하려 할 때 ①藁本을 사용하면, 藁本이 지니고 있는 辛溫한 성미를 통해 發表散寒, 祛風勝濕의 효능을 얻을 수 있다. 또한 藁本은 약효가 정수리로 올라가는 성질이 있는데, 이는 (1)의 [1]天柱의 효능과 흡사한 점이며, 이 둘의 歸經도 서로 똑같이 膀胱經이다. 여기에 ②蒼朮을 佐藥으로 배합하여 燥濕健脾하고 祛風止痛하게 하며, ③川芎은 活血行氣와 祛風止痛의 효과를, ④白芷는 發表祛風, 消腫止痛의 효과를 유발하며, ⑤羌活은 表散風寒, 通痺止痛하게 된다.

이상의 본초가 함께 쓰이면 風寒邪에 의해 발생하는 정수리 통증 및 안면증상을 매우 효과적으로 치료할 수 있게 된다.

7. 風池(瀉) — 薄荷

1) 穴性, 藥性

風池를 瀉하면 頭風과 外感風邪를 치료할 수 있다. 風池에 瀉法을 사용하면 風熱을 흩어 주고 頭目을 이롭게 하는 효능이 있는데, 薄荷 또한 이와 유사하게 風熱을 해소하고 頭目을 淸利시키는 효과가 있다. 歸經을 살펴보면 風池는 膽經에 속하고 薄荷는 肺經과 肝經에 入한다. 效能分類에 있어서 風池는 解表類의 경혈에 속하고 薄荷 또한 解表類의 본초에 속한다.

2) 臨床應用

- **風池(瀉) 임상응용**

  (1) 감기에 걸려 惡風하고 열이 나는 증상에 쓰인다.

  처방 예: **風池**[1], 肺兪[2], 身柱[3], 外關[4], 合谷[5], 大杼[6], 風門[7]

  (2) 風熱邪에 의해 발생하는 咽喉腫痛의 증상에 쓰인다.

  처방 예: **風池**, 少商, 商陽, 合谷, 中衝, 少衝, 少澤

- **薄荷 임상응용**

  (3) 風熱邪에 감촉되거나 溫病 초기에 발생하는 발열 증상에 쓰인다.

  처방 예: 連翹, 金銀花, 桔梗, **薄荷**, 淡竹葉, 甘草, 荊芥, 淡豆豉, 牛蒡子 (『溫病條辨』의 銀翹散)

  (4) 風熱邪에 의한 咽喉腫痛 증상에도 쓰인다.

  처방 예: **薄荷**[1], 僵蠶[2], 桔梗[3], 荊芥[4] 등 (『咽喉秘集方』의 六味湯)

3) 해설

(1) [1]風池는 手少陽三焦經, 足少陽膽經, 陽維脈이 만나는 곳으로 이 穴을 瀉하면 근육을 풀어 주고 外衛의 陽氣를 소통시켜 주기 때문에 疏解風熱, 淸利頭目의 효과를

얻을 수 있으며, 傷寒 溫病에 땀이 나지 않는 증상, 目眩, 偏正頭痛, 목이 아파 고개를 돌릴 수 없거나 外感에 의한 惡寒發熱에 모두 우수한 치료효과를 얻을 수 있다. 또한 같이 배합된 [2]肺兪는 肺經의 風熱을 없애 주며, [3]身柱는 전신의 熱을 주관한다. [4]外關은 三焦經에 속하는데, 三焦는 決瀆之官으로 水氣가 흐르는 길(水道)이 여기에서 出하니, 水道는 三焦에서 시작되어 아래로 내려가 膀胱으로 간다. 外關은 陰陽을 引導하여 막힌 곳을 열어 주니, [4][5]合谷과 相合하여 輕淸하고 表로 走하여 氣分의 熱을 꺼 주어, 陽을 좇아 陽을 돕는다(從陽助陽). 다음으로 [7]風門을 취하는데, 風門을 또 다른 말로 熱府라고도 부르듯이, 이 穴에 자침하면 熱府의 문을 열어 줄 수가 있다.

이상의 경혈을 배합하면 外感에 의해 발생하는 惡風, 發熱을 치료할 수 있다.

(4)는 風熱邪에 감촉되어 발생하는 咽喉腫痛을 치료하는 본초처방으로, 먼저 ①薄荷를 배합하여 風熱을 꺼 주고 頭目을 淸利시키며 咽喉를 이롭게 한다. 여기에 ②僵蠶을 佐藥으로 넣어 風熱을 없애고 外邪를 내쫓으며, 뭉친 것을 풀어 주고 解痙化痰한다. 또한 ③桔梗을 넣어 肺氣를 위로 올려 주고 胸膈에 뭉쳐있는 滯氣를 없애며 除風熱, 利咽喉의 효과를 얻고, ④荊芥의 辛溫解表, 除風散熱의 효능까지 더해져서 風熱邪에 의해 발생하는 咽喉腫痛을 치료할 수 있다.

8. 少商(點刺出血) — 牛蒡子

1) 穴性, 藥性

少商은 手太陰肺經의 井穴로서 이 穴을 삼릉침으로 點刺出血하면 五臟의 熱을 없앨 수 있다. 이 穴은 風熱을 없애고 咽喉를 이롭게 하며 風邪熱毒을 제거하는데, 牛蒡子 또한 疏散風熱, 清咽散結, 解毒透疹의 효능이 있다. 歸經을 살펴보면 少商은 肺經에 속하는데 牛蒡子 또한 肺經에 入하고 동시에 胃經에도 入한다. 效能分類를 살펴보면 少商은 解表類의 經穴에 속하고 牛蒡子 또한 解表類의 본초에 속한다.

2) 臨床應用

- **少商(點刺出血) 임상응용**

(1) 風熱에 의해 발생하는 咽喉腫痛에 자주 쓰인다.

처방 예: **少商**[1], 商陽[2], 合谷[3]을 모두 點刺出血 시킨 후 關衝[4], 中衝[5], 少衝[6], 少澤[7]에 자침한다.

(2) 熱毒을 없애는 효능이 있어 中風이나 咽喉의 급성 腫脹에 三稜鍼으로 半分만 刺入했다가 바로 빼서 出血시키면 열을 끄고 開竅하는 효능이 있다.

- **牛蒡子 임상응용**

(3) 風熱에 의해 발생하는 咽喉腫痛에 쓰인다.

처방 예: **牛蒡子**[1], 荊芥[2], 甘草[3] (『本草衍義』)

(4) 通泄熱毒하므로 風熱瘡疹 등의 증상을 치료한다.

처방 예: **牛蒡子**, 金銀花, 連翹, 薄荷

3) 해설

(1)은 咽喉腫痛을 치료하는 경혈처방으로, [1]少商을 맨 먼저 자침한다. 이는 手太陰肺經의 유주를 보면 이해할 수 있는데, 手太陰肺經은 喉嚨으로 유주하며, 또한 그

脈이 횡격막 위로 올라가 肺로 들어가고 겨드랑이 아래를 지나 尺澤을 관통한 후 少商에서 끝난다. 따라서 邪氣가 手太陰의 絡脈에 들어가면 咽喉腫痛과 같은 증상이 발생하게 된다. 그러므로 少商을 三稜鍼으로 點刺出血하면 肺經에 있는 風熱邪毒을 없앨 수 있을 뿐만 아니라, 모든 五臟의 열을 꺼 주고 咽喉腫痛과 같은 증상을 치료하게 되는 것이다. 咽喉腫痛은 대부분 肺胃의 積熱이나 風邪에 의해 火가 動하여 痰이 생겨나서 발생하기 때문에 이 경혈처방처럼 少商을 자침하여 風熱을 없애고 咽喉를 이롭게 하여 風熱의 毒을 없애 주도록 한다. 또한 여기에 2 3 商陽과 合谷을 배합하는데, 이는 陽明의 유주가 頭面까지 올라가고 肺經과도 표리관계이기 때문에 商陽, 合谷을 취하면 少商을 도와 太陰의 熱을 없애 줄 뿐만 아니라 陽明의 熱까지 없애 주고 外衛의 陽氣를 풀어 주며 發表하고 邪氣를 몰아낼 수 있기 때문이다. 그 후 4 關衝, 5 中衝, 6 少衝, 7 少澤에 자침하면 咽喉腫痛을 치료할 수 있다.

(3)은 咽喉腫痛을 치료하는 본초처방으로, ①牛蒡子를 이 처방의 主藥으로 사용하였다. 牛蒡子는 (1)의 1 少商과 서로 유사한 점이 많아서 둘 다 肺經에 귀속되고 효능도 동일하게 散風熱, 利咽喉, 祛熱毒한다. 또한 여기에 ②荊芥를 배합하면 風邪를 없애고 解表해 줄 수 있게 때문에 頭目의 질환을 효과적으로 치료할 수 있다. ③甘草는 補脾益氣를 해 주고 열을 꺼 주며, 해독작용을 할 뿐만 아니라 肺를 윤택하게 하여 기침을 멈추게 하고 調和諸藥해 주는 효능 또한 지니고 있다.

이 세 가지 본초가 어우러지면 咽喉腫痛을 매우 효과적으로 치료할 수 있다.

참고

咽喉腫痛은 임상에서 매우 다양하게 나타난다. 예를 들어 같은 咽喉腫痛에 속한다 하더라도 喉風, 喉閉, 喉痺, 乳蛾, 喉中如梗 등 매우 다양한 증상이 나타날 수 있으므로, 咽喉腫痛을 경혈-본초 결합치료를 통해 치료하려 할 때에는 증상을 매우 자세히 분석해야 하며, 올바르게 변증시치를 해야만 생각한 만큼의 치료효과를 얻을 수 있을 것이다.

<표 1> 解表類에 속한 經穴과 本草의 효능 비교

	本草/經穴	歸經	효능	性味 / 해설	임상응용
1	麻黃	肺, 膀胱	發汗, 平喘, 利水	辛, 苦, 溫	①發汗解表: 일반적으로 風寒感冒, 表實無汗證에 사용한다(麻黃湯). ②宣肺平喘에 사용(三拗湯). ③實證의 水腫에 表證을 겸한 자는 麻黃을 써서 發汗利水하면 水腫을 없앨 수 있다.
	合谷＋復溜	大腸, 腎		合谷(補)과 復溜(瀉)를 배합하면 發汗의 효능이 있다.	①發汗解表: 風寒邪에 의한 表實無汗證에 흔히 쓰인다: 內庭(瀉), 合谷(補), 復溜(瀉), 大杼. ②또한 外寒이 肺에 침입하여 발행하는 喘證에 쓰인다: 大椎, 曲池, 合谷, 魚際, 復溜. ③水腫에 응용하면 水道를 이롭게 한다: 肩髃, 曲池, 合谷, 內關, 復溜.
2	桂枝	心, 肺, 膀胱	發汗解肌, 溫經通陽	辛, 甘, 溫	①發汗解肌하며 風寒邪에 의한 表虛有汗證에 쓰인다(桂枝湯). ②風濕痺痛, 肩臂肢節酸痛에 쓰인다(桂枝附子湯). ③膀胱이 氣化하지 못하고 小便不利하여 발생하는 膀胱蓄水證에 쓰인다(五苓散).
	大椎	督脈		몸에서 열이 나고 땀이 스스로 나면 大椎를 瀉하여 근육을 풀어 준다. 땀이 나지 않고 오한이 있으면 大椎를 補하여 發表시킨다.	①風寒邪에 의한 表虛有汗證에 쓰인다: 大椎(瀉), 曲池(補), 合谷(補), 大杼, 風門, 風池, 身柱. ②風濕痺痛이나 上肢肢節酸痛에 쓰인다: 大椎, 肩井, 肩髃, 曲池, 外關, 後谿, 合谷, 天井, 雲門, 手三里, 天宗. ③利水작용이 있어 水腫을 없앤다: 大椎, 內關, 偏歷을 모두 瀉한다.
3	紫蘇葉	肺, 脾	發表散寒, 行氣寬中	辛, 溫	①風寒邪에 의한 咳嗽證에 쓰인다(香蘇散). ②表證은 없으나 氣滯나 脾胃不舒로 인해 발생하는 嘔噦證에 쓰인다(紫蘇葉에 黃連을 加하거나 紫蘇葉 單味를 끓여 복용). ③行氣寬中한다(陳皮, 砂仁 등과 자주 배합한다).
	太淵	肺		이 穴에 자침하면 虛한 肺經을 補할 수 있다.	①風寒邪에 의한 咳嗽에 쓰인다: 大椎, 合谷, 大杼, 風門, 太淵. ②嘔噦證에 쓰인다. 太淵. ③行氣寬中: 兪府, 肺兪, 尺澤, 天突, 太淵.

	本草/經穴	歸經	효능	性味 / 해설	임상응용
4	羌活	膀胱, 腎	發散風寒, 通痺止痛	辛, 苦, 溫	①表邪에 의해 발생하는 寒熱, 감기두통에 쓰인다. ②또한 風濕相搏이나 등허리의 酸痛에 쓰인다(『證治准繩』의 蠲痺湯).
	風門(灸)	膀胱		이 穴에 뜸을 뜨면 감기를 예방할 수 있다.	①表邪에 의해 발생하는 寒熱이나 감기두통에 쓰인다: 頭維에 자침, 風池, 合谷, 風門에 뜸. ②風濕相搏이나 등허리의 酸痛에 쓰인다: 風門, 大杼, 合陽, 白環兪, 中髎.
5	防風	膀胱, 肝, 脾	祛風勝濕	辛, 甘, 微溫	①風寒 혹은 風濕邪에 의해 발생한 頭痛, 어지러움 등의 증상에 쓰인다(防風通聖散). ②破傷風에 쓰인다(『本事方』의 玉眞散).
	風府(瀉)	督脈		全身의 風邪를 찾아내고, 頭風證과 外感風邪를 치료한다.	①外感風寒에 의한 頭痛, 어지러움에 쓰인다: 風府, 頭維, 豊隆, 本神. 解谿를 모두 瀉함. ②破傷風에 쓰인다: 百會, 後頂, 風府, 啞門, 大椎, 下關, 大腸兪, 承山, 手三里, 長强, 頰車.
6	藁本	膀胱	發表散寒, 祛風勝濕	辛, 溫	風寒邪에 의해 발생한 頭風, 頭痛 및 이로 인해 발생하는 정수리의 극렬한 통증이나 頭痛無汗하며 코가 막히는 증상에 쓰인다(『太平惠民和劑局方』의 神朮散).
	天柱	膀胱		天柱에 補瀉法을 적용하지 않고 大杼와 함께 자침하면 膀胱의 기운을 인도할 수 있다. 이동원은 "五臟의 氣가 머리에서 어지러우면 天柱와 大杼에 補瀉法을 사용하지 않고 자침하여 그 기운을 인도해야 한다(五臟氣亂於頭者取天柱大杼不補不瀉以導氣而已)"라 하였다.	天柱는 風寒邪에 의해 발생한 頭風, 頭痛 및 이로 인해 발생하는 정수리의 극렬한 통증, 머리가 아프면서 코가 막히는 증상에 쓰인다: 天柱, 大杼.

	本草/經穴	歸經	효능	性味 / 해설	임상응용
7	薄荷	肺, 肝	疏解風熱, 淸利頭目	辛, 凉	①風熱邪에 감촉되거나 溫病 초기의 발열 증상에 쓰인다(『溫病條辨』의 銀翹散). ②또한 風熱邪에 의해 발생하는 咽喉腫痛 증상에도 쓰인다(『咽喉秘集方』의 六味湯).
	風池(瀉)	膽	散風熱, 利頭目	瀉法을 사용했을 시 頭風證 및 外感風邪를 치료한다.	①감기가 걸려 惡風發熱하는 증상에 쓰인다: 風池, 肺兪, 身柱, 外關, 合谷, 大杼, 風門. ②風熱邪에 의해 발생하는 咽喉腫痛 증상에 쓰인다: 風池, 少商, 商陽, 合谷, 中衝, 少衝, 少澤.
8	牛蒡子	肺, 胃	疏散風熱, 利咽散結, 解毒透疹	辛, 平	①風熱에 의한 咽喉腫痛에 쓰인다: 牛蒡子, 荊芥, 甘草. ②또한 熱毒을 없애 주기 때문에 風熱疹瘡등을 치료한다(銀翹散).
	少商(點刺出血)	肺	散風熱, 利咽喉, 除風邪熱毒	少商을 三稜鍼으로 點刺出血하면 五臟의 熱을 없앤다. 少商, 商陽, 合谷을 모두 刺出血시키는 것은 咽喉科의 주요 치료법이며, 太陰과 陽明의 熱을 없애 준다.	①風熱에 의한 咽喉腫痛에 쓰인다: 少商, 商陽, 合谷을 刺出血시키고 關衝, 少衝, 中衝, 少澤을 취한다. ②이 穴은 熱毒을 없애 주기 때문에 中風 및 인후의 급성 腫脹에 三稜鍼으로 半分만 刺入한 후 바로 빼서 출혈시키면 退熱解毒시키고 開竅해 주는 효능을 얻을 수 있다.

제2장

涌吐類

본 장에 수록되어 있는 경혈과 본초는 주로 구토를 유발하거나 구토를 촉진하는 효능을 지니고 있어 涌吐類로 분류하였다. 독극물을 잘못 복용하였으나 아직 체내로 흡수가 되지 않은 상황이거나, 上脘部에 宿食이 남아있거나, 痰이 과도하게 발생하여 호흡을 막거나 癲狂 등의 증상이 발생했을 때, 만약 元氣가 아직 남아 있는 상황이라면 涌吐類의 경혈과 본초를 사용하여 邪氣를 밖으로 내보낼 수 있다.

특히 이 분류에 속하는 경혈과 본초는 격렬한 신체 반응을 유발할 수 있기 때문에 필히 응급상황에서의 대처법을 숙지한 이후 사용하도록 한다. 또한 涌吐類의 경혈과 본초는 胃氣를 손상시키기 때문에 신체가 허약하거나 본래 血證이 있는 자, 고혈압 환자나 임산부에게는 신중히 사용해야 한다.

본 장에서는 涌吐類에 속한 일부 경혈과 본초를 穴性과 藥性에 따라 비교 대조하고, 경혈과 본초의 공통적인 효능에 따라 처방과 운용방법을 설명하였다.

또한, 본 장에서 논의한 내용을 본 장의 맨 뒤 〈표 2〉에 요약 정리하여 제시하였다.

1. 手四穴(刺出血) — 소금

1) 穴性, 藥性

手四穴은 經外奇穴로서 이 4 개의 穴을 三稜鍼으로 신속히 刺入하여 출혈시키면 소금(食鹽)과 유사하게 宿食과 痰涎, 삼킨 독극물을 토해낼 수 있다. 歸經을 살펴보면 手四穴은 經外奇穴에 속하며, 소금은 肺, 胃經에 入하고, 效能分類를 살펴보면 手四穴과 소금은 모두 涌吐類에 속한다.

2) 臨床應用

- 手四穴(刺出血) 임상응용

(1) 宿食이 소화되지 않거나, 삼킨 독극물이 아직 흡수되지 않아 구토를 통해 배출시킬 수 있을 때 쓰인다. 手四穴은 양 손의 엄지와 중지 말단 손톱 끝 요측(노쪽)에 손톱에서 약 1分 정도 떨어진 곳으로, 三稜鍼으로 신속히 刺入하여 출혈시킨다.

- 소금 임상응용

(2) 폭식 후 소화불량 및 心腹이 脹滿하고 아픈 증상이 발생했을 때 쓰이는데, 鹽湯을 복용하여 구토를 유도한다. 만약 邪氣로 인해 심장 부근이 아프거나, 이 통증이 허리와 배꼽까지 이어진다면 소금을 붉게 달군 후 술에 타 복용한다(『藥性論』).

3) 해설

(1) 手四穴은 양 손의 엄지와 중지의 말단에 위치해 있으며 手四穴을 자침하면 鹽湯과 흡사하게 구토를 유발할 수 있다. 구토를 유발하는 원리는, 먼저 엄지손톱의 요측(노쪽) 모서리 근처에는 고유바닥쪽손가락동맥이 형성하고 있는 動脈網이 분포되어 있으며, 또한 정중신경에서 갈라져 나온 고유바닥쪽손가락신경과 요골신경의 얕은 분지

가 있다. 그리고 이 부위는 手太陰肺經의 유주가 끝나는 지점인 肺經의 井穴, 즉 少商의 약간 앞쪽이다. 따라서 이곳을 三稜鍼으로 刺出血하면 요골신경과 手太陰肺經을 동시에 자극하여 닫혀있는 목구멍을 열어 구토를 유발하는 것이다.

手四穴의 나머지 두 穴은 양 손 中指의 말단에 위치하는데, 이곳에는 고유바닥쪽손가락동맥이 형성하고 있는 動脈網이 분포되어 있으며, 또한 정중신경에서 나온 온바닥쪽손가락신경이 위치해 있다. 그리고 이 부위에는 手厥陰心包經의 유주가 끝나는 지점인 心包脈의 井穴, 즉 中衝이 위치한다. 手四穴의 두 穴은 中衝의 약간 앞쪽에 위치해 있다. 따라서 이곳을 三稜鍼으로 刺出血시키면 온바닥쪽손가락신경과 心包絡을 자극함으로써 心胸을 팽만하게 만들었던 熱이 배출되어 가슴의 답답함이 사라지게 된다. 또한 舌本을 이롭게 하고 開竅시켜 주기 때문에 구토를 유발하게 되는 것이다.

手四穴은 임상에서 吐法을 적용해야 할 때 선택할 수 있는 최적의 경혈일 것이다.

(2) 소금으로 구토를 유발하는 것은 일찍이 『千金方』에 그 기록이 남아있다: "매우 짠 소금탕(鹽湯) 3升을 준비한 후 따뜻하게 하여 1升을 마시면 宿食이 전부 나올 때까지 토하게 되는데, 만약 토하지 않으면 소금탕을 더 복용한다. 구토가 멈추면 다시 소금탕을 복용하고, 총 3번을 토하게 되면 복용을 멈추도록 한다(用極鹹鹽湯三升, 熱飮一升, 令嘔吐宿食盡, 不吐更服. 吐訖復飮, 三吐乃住, 靜止.)". 이 처방은 소금을 복용하여 구토를 유발하는 것인데, 이는 소금이 가지고 있는 극한의 짠 맛을 이용한 것이다. 『本經』에서 수록된 소금(食鹽)과 관련된 조문을 살펴보면, 일찍이 "사람으로 하여금 토하게 한다(令人吐)"란 말이 있으며, 張璐 또한 "짠 맛은 기운을 아래로 내려주지만, 과도하게 짠 맛은 涎水를 膈上에 모은 후, 구토를 유발하여 이를 뱉어내게 한다(鹹能下氣, 過鹹引起涎水聚於膈上, 涌吐以泄之也)"라 하였다. 역대 문헌에서 알 수 있듯이 宿食이 중간에 막혀서 氣機가 不利하여 발생하는 胸腹脹痛이나 上下不通은 모두 鹽湯을 복용하여 吐하게 하였는데, 구토를 하면 소화가 안 된 음식이 위로 배출되어 막힌 것이 뚫어지기 때문에 脹痛이 자연스럽게 멈춘다. 또한 鹽湯을 복용하여 구토를 유발할 때, 손가락을 목구멍에 집어넣어 목 안의 신경반사를 유발하면 더욱 손쉽게 구토를 할 수 있다.

2. 內關(補) — 藜蘆

1) 穴性, 藥性

內關에 補法을 사용하면 宿食을 토하거나 痰飮을 토해 내도록 유도하는 효능이 있는데, 藜蘆 또한 風痰(風病)을 구토로 내보내는 효능이 있다. 歸經을 살펴보면 內關은 心包經에 속하며, 藜蘆는 肺, 胃經에 入한다. 또한 效能分類에 있어서 內關과 藜蘆 모두 涌吐類에 속한다.

2) 臨床應用

- **內關(補) 임상응용**

(1) 가슴이 답답하고 열이 나며 宿食이 胸膈 사이에 뭉쳐있거나 痰飮이 쌓여있는 증상에 어느 정도의 구토효과를 유발할 수 있다. 임상에서 가슴과 胃脘部가 그득하거나, 宿食이나 痰飮이 心胸이나 胃에서 내려가지 않아 아픈 증상에는 吐法을 사용하여 惡物을 배출시키도록 해야 한다.

- **藜蘆 임상응용**

(2) 風痰을 涌吐시키는 효과가 있어 痰涎壅閉로 인해 발생하는 風癎 등 증에 사용할 수 있다.

처방 예: **藜蘆**, 鬱金을 가루로 낸 후 따뜻한 물에 풀어 마신다.

3) 해설

宿食이나 痰飮이 胸膈에 정체되어 있어 氣의 흐름이 막히면 가슴과 胃脘部가 그득하고 답답하게 되며, 또한 心胸이 답답하고 뜨겁거나 痰飮宿食이 아래로 내려가지 않으면 心胸과 胃脘部에 통증이 생기는데, 이러한 증상은 비록 心胸部에서 생기지만 三焦와 큰 연관성이 있다. 『內經』에서는 "三焦는 決瀆之官으로서 水道가 여기서부터 나온다(三焦者, 決瀆之官, 水道出焉)"라고 하였는데, 水氣가 지나가는 길은 모두 三焦에 속하며 사람이 흡수한 물은 三焦를 통해 膀胱으로 내려가기 때문에, 만약 이 길이 막힘이 없으면 宿食과 痰飮이 정체되는 질환은 발생하지 않는다. 허나 반대로 만약 三焦가 不利하여 水道가 막히고 氣가 원활하게 흐르지 못하게 되면 위와 같은 증상이 발생하게 되는 것이다.

(1) 內關은 心包經에 속하는데, 心包經은 相火에 속하여 君火를 대신하여 일을 하며(君火以名, 相火以位), 多血少氣하다. 또한 內關은 手厥陰心包의 絡穴로 手厥陰絡脈이 여기서 少陽三焦로 別走한다. 따라서 內關을 瀉하면 相火를 瀉하게 되어 血熱을 淸함으로써 下氣시키고 心陽을 宣하고 群陰을 退하며, 三焦를 이롭게 하여 瘀塞된 부분을 뚫어 주고 決瀆이 通暢하게 해 주기 때문에 宿食과 痰飮에 의한 증상이 저절로 사라지게 된다. 만약 독극물을 잘못 복용하였거나 宿食 및 痰飮이 있을 때에는 下法으로 치료하는 것은 옳지 않고 마땅히 구토를 시켜야 하니 內關을 補하여 三焦의 氣를 위로 올리면 心包의 熱을 받아 구토를 하게 되기 때문에 독극물, 宿食과 痰飮을 모두 뱉어낼 수 있게 된다.

內關은 心包絡에 속하지만 絡穴로서 三焦經에도 연결되기 때문에 停痰, 蓄飮, 支滿 등의 증상에 다른 穴과 배합하여 능히 그 氣를 위로 올릴 수도 있고 아래로 내릴 수도 있으며, 구토를 유발하기도 하고 구토를 멈추게 할 수도 있다. 이는 1장에서 언급한 合谷이 發汗을 시킬 수도 있으나 또한 止汗을 할 수도 있는 원리와 같으며, 이런 효능의 조절은 모두 補瀉法을 통해 이루어진다. 그러므로 임상에서 적절히 활용하려면 침술이 지니는 오묘함을 잘 살려야 할 것이다.

(2) 藜蘆에 대한 옛 문헌을 살펴보면, 藜蘆를 單味로 사용해도 涌吐의 효과가 있다고 하였다. 『丹溪心法』에 나온 蔘藜飮에서는 人參과 藜蘆 두 약재를 가루로 만든 후 물에 타먹으면 痰涎을 토하게 하는 효과가 있다고 하였는데, 人參과 藜蘆는 모두 맛이 쓰고 성질이 溫하며 둘 다 체내에서 완화하게 작용하기 때문에 신체가 허약하나 구토를 시켜야 하는 사람에게 매우 적합하다고 하였다. 또한 汪昂은 항상 "환자가 虛하여 몸이 야위었을 때 藜蘆와 瓜蒂 조합을 人蔘과 藜蘆 조합으로 대체하게 되면 오히려 몸을 補해 주고 원기를 손상시키지 않는다(病人虛羸, 故以參蘆代藜蘆瓜蒂, 宜猶帶補不致耗散元氣也)"라고 하여 人參과 藜蘆의 조합이 元氣를 손상시키지 않을 뿐만 아니라 痰涎을 토하게 하는 목적 또한 달성할 수 있다는 것을 말해주었다.

<표 2> 涌吐類에 속한 經穴과 本草의 효능 비교

	經穴/本草	歸經	효능	性味 / 해설	임상응용
1	食鹽 (소금)	肺, 胃	宿食, 痰涎, 독극물을 토하게 함	鹹, 寒	과식으로 인한 소화불량, 心腹이 脹滿하고 아플 때에는 鹽湯을 복용해 토하도록 한다. 만약 邪氣로 인해 心 부근이 아프거나, 이 통증이 허리와 배꼽까지 이어진다면 소금을 붉게 달군 후 술에 타 복용하도록 한다.
	手四穴 (刺出血)	經外 奇穴		삼릉침으로 빠르게 출혈시킨다.	宿食이 소화되지 않거나 삼킨 독극물이 아직 흡수되지 않았을 때에는 마땅히 吐法을 사용해야 한다. 手四穴은 양 손의 엄지와 중지의 손톱 뒤 모서리에서 요골(노뼈) 쪽으로 약 1分(3.33mm) 정도 떨어진 곳으로 三稜鍼으로 신속히 刺入하고 刺出하여 출혈시킨다.
2	藜蘆	肺, 胃	風痰을 토하게 함	辛, 甘, 溫	風痰을 涌吐시키는 효과가 있어 痰涎壅閉로 인해 발생하는 風癎등 증에 사용할 수 있다. 風痰과 痰飮을 치료할 때에는 鬱金과 같이 가루를 내어 따뜻한 물에 복용하여 구토시킨다(經驗方). 또한 牛膽南星과 함께 배합하여 中風에 의한 실어증이나 痰涎이 목구멍에 가득 차 口中涎沫한 증상을 치료한다(經驗方).
	內關(補)	心包絡	宿食과 痰飮을 토하게 함	補法을 사용한다.	脘滿胸悶한 증상이나 宿食이 胸膈에 쌓여 있거나 痰飮이 정체되어 있는 증상에는 마땅히 吐法을 사용해야 한다. 內關을 補하고, 여기에 다른 穴位를 배합하여 정체되어 있는 痰飮과 宿食을 토해내도록 한다.

제3장

瀉下類

설사를 유발하거나 대장을 윤활하게 하여 배변을 촉진시키는 작용을 하는 경혈과 본초는 모두 瀉下類에 속한다.

瀉下類에 속하는 경혈과 본초는 환자가 裏實證이 있을 때 적용하는 것이 마땅하며, 기능은 대체적으로 3가지로 나누어 볼 수 있다. 첫 번째는 장내의 宿食과 마른 대변(燥糞)을 배출시킨다. 두 번째는 淸熱瀉火 작용을 하여 實熱과 壅滯된 기운을 대변을 통해 배출시킨다. 세 번째는 逐水退腫 작용으로서 水邪가 나갈 수 있는 길을 열어 주어 水腫과 痰飮이 제거되도록 한다.

瀉下의 작용 기전에 따라 瀉下類의 경혈과 본초는 攻下, 潤下, 峻下逐水의 3가지로 다시 나눌 수 있다. 이 중 攻下類와 峻下逐水類에 속해 있는 경혈과 본초는 그 작용이 비교적 강렬하기 때문에 正氣를 상하게 하기 쉬워 邪氣가 盛하나 正氣가 아직 虛하지 않은 환자에게만 사용해야 하며, 특히 나이가 많아 체력이 약하거나 임산부 및 출산을 한 지 얼마 안 된 산모, 월경 중인 여자에게는 모두 사용을 삼가야 한다. 만약 邪氣가 盛하고 正氣가 虛한 환자에게 적용하려 할 때에는 필히 기운을 補하는 穴이나 補藥을 함께 配伍하여 裏實을 배출하더라도 正氣가 손상되지 않도록 해야 한다. 이에 반해 潤下類에 속해 있는 경혈과 본초는 그 작용이 비교적 緩和하며, 장을 윤택하게 하여 배변곤란을 치료할 뿐 대량의 설사는 유발하지 않는다. 그러므로 나이가 많아 체력이 약하거나 임산부 및 출산을 한 지 얼마 안 된 산모 등이 血虛 혹은 津液不足에 의해서 腸燥便秘가 나타났을 때, 潤下類에 속한 경혈과 본초를 응용하면 좋은 효과를 얻을 수 있다.

본 장에서는 瀉下類에 속한 일부 경혈과 본초를 穴性과 藥性에 따라 비교 대조하고,

경혈과 본초의 공통적인 효능에 따라 처방과 운용방법을 설명하였다.

또한, 본 장에서 논의한 내용을 본 장의 맨 뒤 〈표 3〉에 요약 정리하여 제시하였다.

1. 陽陵泉(瀉)+足三里(瀉) — 大黃

1) 穴性, 藥性

陽陵泉은 성질이 주로 沈降하며, 자침 시 斜刺하여 足三里 방향으로 透刺하면 木의 기운으로 土를 풀어 주게 되어 攻積導滯의 효능을 지니게 된다. 이 두 혈을 배합하면 攻積導滯, 瀉火凉血, 逐瘀通經의 효능을 지니게 되는데, 大黃 또한 이와 유사하게 攻積導滯, 瀉火凉血, 逐瘀通經의 효능을 지니고 있다. 歸經을 살펴보면 陽陵泉과 足三里는 膽經과 胃經에 속하며, 大黃은 脾, 胃, 大腸, 心包, 肝經에 入한다. 또한 效能分類에 있어서 陽陵泉과 足三里를 배합하면 大黃과 같은 瀉下類에 속하게 된다.

2) 臨床應

- **陽陵泉(瀉)+足三里(瀉) 임상응용**

(1) 熱結便秘證에 적용할 수 있다.

처방 예: 豊隆[1], **陽陵泉**[2], **足三里**[3]. 實熱이 심한 자는 中脘, 天樞, 支溝, 大橫을 모두 瀉한다.

(2) 吐血에 肝火를 꺼 준다.

처방 예: **陽陵泉**, **足三里**, 風府, 大椎, 膻中, 上脘, 中脘, 氣海, 關元

(3) 출산 후 惡露 등의 瘀滯에 의해 복통이 있는 자에게 사용할 수 있다.

처방 예: 中脘, 氣海, 關元, **陽陵泉**, **足三里**, 三陰交, 腎兪, 天樞, 歸來

- **大黃 임상응용**

(4) 위장에 積滯가 있거나, 대변이 나오지 않거나 혹은 대변이 묽고 시원하지 않은 증상, 배가 그득하면서 아픈 증상, 熱結便秘 등의 증상에 쓰인다.

처방 예: **大黃**[1], 芒硝[2], 枳實[3], 厚朴[4] (『傷寒論』의 大承氣湯)

(5) 吐血, 衄血 등 火熱이 亢盛하여 위로 넘치는 증상을 치료한다.

처방 예: **大黃**, 黃連, 黃芩 (『金匱要略』의 瀉心湯)

(6) 逐瘀通經하는 효능이 있어서 산모의 복통이나 少腹 부위에 瘀血이 뭉쳐있는 있는 증상을 치료한다.

처방 예: **大黃**, 桃仁, 蟅蟲 (『中醫藥方手册』의 下瘀血湯)

3) 해설

(1) 熱結便秘를 치료할 때, [2][3]陽陵泉-足三里 透刺 외에 [1]豊隆에도 자침하라고 하였는데, 이는 豊隆이 胃經에 속하면서 胃經의 絡穴이기 때문에 太陰으로 別走하며 通降해 주는 성질이 있어서 기운을 陽明에서 아래로 내려 보낸 후 太陰濕土의 기운을 만나 潤下하기 때문이다. [2]陽陵泉 또한 豊隆과 유사하게 沈降하는 성질이 있으며, 특히 [2][3]陽陵泉에 斜刺한 후 足三里 방향으로 透刺하면 木克土의 원리에 의해 土의 기운을 풀어 줄 수 있다. 자세히 살펴보면 이 경혈처방은 (4)大承氣湯의 方意와 일치하는데, 비록 본 경혈처방이 大承氣湯이 지니고 있는 강력한 瀉下효과는 없지만, 癲狂 등의 증상을 치료하는 데 있어서 實邪를 배출시킬 뿐만 아니라 痰火 또한 효과적으로 없애 주는 작용을 한다.

(4) 『藥品化義』에서는 "①大黃은 氣味가 重濁하여 直降下行하며 走而不守하기 때문에 關門을 열어 주는 힘이 강하여 장군이라 부른다. 특히 心腹脹滿, 心腹蓄熱, 積聚痰實, 便結瘀血, 女人經閉 등의 증상을 전문적으로 치료한다. 대개 熱邪가 체내에서 鬱結되면 이 약을 써서 陽邪를 인도하고 막힌 부분을 뚫어 주는데 그 효과가 매우 뛰어나다. 또한 熱이 오랫동안 鬱結되어 발생하는 대변의 딱딱함이나 변비 등에는 相須하는 ②芒硝의 軟堅작용을 빌린다. 內感外傷이 오랫동안 鬱滯되면 모두 燥로 변화하며, 燥가 심해지면 熱이 되고 熱이 極하면 火가 되는데, 이 셋은 모두 陽邪에 속하여 만약 여기에 ①②芒硝와 大黃을 쓰면 마치 대문을 열고 도둑을 쫓아내는 것처럼 매우 신속하게 몰아서 내쫓을 수 있다. ①大黃을 生用하면 신속히 위장을 뚫어 주고, 술로 制熟시키면 천천히 장을 윤활하게 해 준다(大黃氣味重濁, 直降下行, 走而不守, 有斬關奪門之力, 故號爲將軍. 專攻心腹脹滿, 心腹蓄熱, 積聚痰實, 便結瘀血, 女人經閉. 蓋熱淫內結, 用此開導陽邪, 宣通澁滯, 奏功獨勝. 如積熱結久大便堅實, 秘固, 難以取下, 又借芒硝軟堅, 兩者相須而用. 凡內外傷感, 鬱久皆變爲燥, 燥甚爲熱, 熱極爲火, 三者屬陽邪, 若用硝黃, 如開門放賊, 急須驅逐, 宜以生用, 則能速通腸胃, 制熟以酒, 性味俱減, 僅能緩以潤腸)."라고 하여

大黃이 (1)의 2 3 陽陵泉-足三里 透刺와 같은 攻積導滯의 효능을 지니고 있음을 설명하였다.

陽明腑實證증을 치료할 때 陽陵泉-足三里를 透刺하는 동시에 豊隆을 배합하고, 여기에 大承氣湯을 같이 복용한다면 침구치료를 통해 밖을 공략하고 湯藥은 안을 공략하여 이상적인 瀉下 효과를 얻을 수 있을 것이다.

2. 豊隆(瀉) — 火麻仁

1) 穴性, 藥性

豊隆과 火麻仁은 모두 潤燥滑腸, 滋養補虛의 효능을 지니고 있다. 歸經에 있어서 豊隆은 胃經에 속하고, 火麻仁은 胃經에 入하는 동시에 脾經과 大腸經에도 入한다. 效能分類를 살펴보면 豊隆은 實熱과 관련된 증상을 치료하는 동시에 潤下類의 경혈에 속하게 되며 火麻仁 또한 潤下類 본초에 속한다.

2) 臨床應用

● **豊隆(瀉) 임상응용**

(1) 노인의 便秘 및 熱病을 앓은 후 나타나는 허탈, 津枯血少 등의 증상에 **豊隆**[1], 中脘[2], 天樞[3], 陽陵泉[4], 足三里[5], 支溝[6]에 모두 刺鍼하고 關元[7], 氣海[8], 三陰交[9]에 모두 뜸을 뜬다.

● **火麻仁 임상응용**

(2) 火麻仁은 지질을 함유하고 있어 腸道를 윤활하게 해 주며, 또한 성질이 和平하고 滋養作用을 지니고 있기 때문에 노인의 便秘 및 熱病을 앓은 후 나타나는 허탈, 津枯血少 등의 증상에 매우 적합하다.

처방 예: **火麻仁**[1], 杏仁[2], 大黃[3], 枳實[4], 芍藥[5], 厚朴[6] (『傷寒論』의 麻仁丸)으로 脾約便秘를 치료한다.

3) 해설

(1) [1]豊隆은 足陽明胃經의 絡穴로서 條口에서 뒤쪽으로 一橫指 떨어진 곳에 위치한다. 이곳은 대략적으로 犢鼻와 解谿의 중간 정도 되는데, 특히 이곳은 足陽明胃經이 足太陰脾經에 絡하는 곳이기 때문에 (2)의 ①火麻仁이 胃經과 脾經에 들어가는 것과 유사한 의미를 가진다. 임상에서도 豊隆은 下肢에 위치한 穴位 중 매우 흔히 쓰이는

穴 중 하나인데, 그 이유는 첫 번째로 胃經의 絡穴로서 陽에서 陰으로 絡하기 때문에 表裏관계에 속한 두 經絡의 氣血阻滯를 풀어 주고 운동기능을 회복시켜 주며, 脾를 튼튼하게 하고 胃를 조화롭게 하여 水穀代謝를 촉진시켜 주기 때문이다. 두 번째로 豊隆은 通降하는 특성을 지니고 있어 기운을 陽明에서 아래로 내려 보낸 후 太陰濕土의 기운을 만나 潤下해 주기 때문에 火麻仁이 지니고 있는 潤下효능과 비슷한 효능을 지니고 있기 때문이다. 여기에 ⑦關元, ⑧氣海, ⑨三陰交에 뜸을 떠 주면 나이든 환자의 便秘나 출산 후 血虛하여 생기는 便秘에 매우 뛰어난 효능을 보이며, 또한 (2)麻仁丸의 潤腸通便, 緩下의 효능과도 잘 어울리게 된다.

(2) 『素問 · 經脈別論』을 살펴보면 "水飮이 胃에 들어오면 精氣가 넘쳐 위로 脾臟으로 傳輸되고, 脾氣가 精를 散하여 위로 肺臟에 歸하고, 肺가 水道를 通調하여 아래로 방광에 傳輸하니, 水精이 사방으로 퍼져나가 五臟의 經脈으로 注入하게 된다(飮入於胃, 遊溢精氣, 上輸於脾, 脾氣散精, 上歸於肺, 通調水道, 下輸膀胱, 水精四布, 五經並行)." 라고 하였는데, 여기서 알 수 있듯이 脾臟은 津液의 운행을 주관하기 때문에 脾가 약하고 胃氣가 강하면 津液을 사방으로 퍼트리지 못하고 오직 방광으로만 보내게 되니 소변이 자주 많이 나오나 대변은 딱딱하고 잘 나오지 않는 증상이 발생하게 된다. 이러한 현상을 "비약(脾約)"이라 하며 傷寒論에서는 麻仁丸을 脾約의 치료약으로 제시하였는데, 특히 이 처방은 瀉下藥과 潤腸藥이 같이 쓰인 약으로 비록 설사를 유발하지만 약효가 너무 격렬하지 않으며, 장을 윤활하게 하지만 기름지게 하지 않는 특성이 있다.

麻仁丸에 더하여 豊隆, 天樞, 陽陵泉, 足三里, 支溝를 모두 瀉하고 關元, 氣海, 三陰交에 뜸을 떠주면 더욱 뛰어난 潤腸通便의 효과를 얻을 수 있다.

3. 中脘 — 巴豆

1) 穴性, 藥性

中脘과 巴豆는 모두 瀉下祛積, 淸水腫의 효능을 지니고 있다. 歸經을 살펴보면 中脘은 八會穴 중 腑會에 속하고 胃의 募穴이고, 巴豆는 胃經과 大腸經에 入한다. 또한 效能分類를 살펴보면 中脘과 巴豆는 모두 寒積을 치료한다.

2) 臨床應用

● **中脘 임상응용**

(1) 中惡, 心痛腹脹, 胃中寒積을 치료한다.

처방 예: **中脘**[1], 內關[2], 足三里[3], 大陵[4], 脾兪[5], 胃兪[6], 京門[7], 氣海[8], 不容[9], 梁丘[10], 三陰交[11]

(2) 腹水를 치료한다.

처방 예: **中脘**, 水分(灸), 氣海(灸), 足三里, 陰陵泉, 三陰交, 偏歷, 腎兪

(3) 말기의 혈흡충병(血吸蟲病)을 치료한다.

처방 예: **中脘**, 神庭, 曲池, 足三里

● **巴豆 임상응용**

(4) 中惡, 心痛腹脹을 치료한다.

처방 예: **巴豆** 2알을 껍질과 심(心)을 제거한 후 노랗게 볶은 다음 杏仁 2알과 함께 면 보자기에 넣고 잘게 부순다. 그 후 뜨거운 물을 부어 짜서 백즙(白汁)을 낸 다음 그 즙을 복용한다(『外臺秘要』의 走馬湯).

(5) 逐水退腫의 효능이 있어, 격한 설사를 유발하여 복수가 빠지게 해 준다.

처방 예: **巴豆** 90알을 껍질과 심을 제거한 후 노랗게 볶은 다음 팥 크기로 환을 만들어 물과 같이 환약 1개를 복용하여 설사를 하도록 한다(『備急方』).

3) 해설

中脘과 巴豆는 胃 안의 寒積에 모두 매우 좋은 치료효과를 보인다.

(1) [1] 中脘은 手陽明大腸經, 手少陽三焦經, 足陽明胃經, 任脈이 만나는 곳이며 胃經의 募穴이기도 하고 八會穴 중 腑會에 속한다. [3] 足三里에 대해 예로부터 "肚腹의 병에는 足三里를 취하라(肚腹三里留)"는 말이 있다. 이와 같이 心腹脹滿의 치료에 [1] [3] 中脘과 足三里를 배합하면 安胃의 효과를 얻을 수 있다. 또한 胃中寒積, 소화불량, 脹痛積聚, 혹은 痰飮이 정체된 증상에 中脘을 補하여 胃氣를 튼실하게 하고 寒邪를 없애며, 足三里를 瀉하여 胃氣를 아래로 내려줌으로써 降濁導滯시킬 수 있다.

(4)(5) 巴豆는 역대 의서에 모두 "大毒"하다고 나와 있으며, 그 性味 또한 辛熱燥烈하기 때문에 신체가 허약한 자나 임산부에게는 반드시 사용을 금해야 한다. 또한 포제나 용량의 조절도 매우 주의해야 하는데, 이는 용량이 과다하면 의료사고를 유발할 수 있고 용량이 너무 적으면 치료의 목적을 달성할 수 없기 때문이다.

<표 3> 瀉下類에 속한 經穴과 本草의 효능 비교

	經穴/本草	분류	歸經	효능	性味 / 해설	임상응용
1	大黃	瀉下類	脾, 胃, 大腸, 心包, 肝	攻積導滯, 瀉火凉血, 逐瘀通經	苦, 寒	①胃腸에 적체가 있고 대변이 나오지 않거나 묽고 시원하지 않은 증상, 腹痛 및 熱結便秘, 정신을 잃고 앞뒤가 맞지 않게 말하는 증상(神昏譫語)에 쓰인다(大承氣湯). ②火熱이 위로 올라와서 발생하는 吐血, 衄血證(『金匱要略』의 瀉心湯). ③活血逐瘀通經해야 하는 증상에 쓰인다(『中醫藥方手册』의 下瘀血湯).
	陽陵泉(瀉) + 足三里(瀉)		膽, 胃		阳陵泉은 성질이 沈降하며, 陽陵泉에서 斜刺하여 足三里를 透刺하면 木을 통해 土를 풀어 주어 攻積導滯의 효능을 얻는다	①熱結便秘: 豊隆, 陽陵泉, 足三里. 實熱이 심하면 中脘, 天樞, 支溝, 大橫을 모두 瀉한다. ②吐血: 陽陵泉, 足三里, 風府, 大椎, 膻中, 上脘, 中脘, 氣海, 關元. ③逐瘀通經해야 하는 증상에도 쓰인다: 中脘, 氣海, 關元, 陽陵泉, 足三里, 三陰交, 腎兪, 天樞, 歸來.
2	火麻仁	潤下類	脾, 胃, 大腸	潤燥滑腸, 滋養補虛	甘, 平	지방성분을 함유하고 있어 腸道를 潤滑하게 해 주기 때문에 임상에서 常用하는 潤下藥이다. 또한 성질이 和平하고 滋養作用까지 겸비하고 있기 때문에 나이든 환자나 熱病을 앓은 후의 虛脫, 津枯血少에 의한 腸燥便秘證에 사용한다(『傷寒論』의 麻仁丸).
	豊隆(瀉)		胃	潤燥滑腸, 滋養補虛	豊隆은 足陽明胃經의 絡穴로 太陰으로 別走한다. 通降하는 성질이 있어 太陰濕土의 기운을 얻어 潤下작용을 한다. 瀉法을 사용	노인변비나 열병을 앓은 후의 虛脫, 津枯血少 등의 증상에 쓴다: 中脘, 天樞, 豊隆, 陽陵泉, 足三里, 支溝에 刺鍼, 關元, 氣海, 三陰交에 뜸을 뜬다.

	經穴/本草	분류	歸經	효능	性味 / 해설	임상응용
3	巴豆	瀉下類	胃, 大腸	瀉下祛積, 逐水退腫	辛, 熱, 大毒	①心痛腹脹證에 쓰인다: 巴豆 2알을 껍질과 심(心)을 제거한 후 노랗게 볶은 다음 杏仁 2알과 함께 면 보자기에 넣고 잘게 부순다. 그 후 뜨거운 물을 부어 짜서 백즙(白汁)을 낸 다음 그 즙을 복용한다(『外臺秘要』의 走馬湯). ②혈흡충병(血吸蟲病) 말기에 나타나는 腹水 증상에 쓰인다(『急備方』 참조).
	中脘		任脈	瀉下祛積, 消水腫, 溫中散寒 및 뱃속의 모든 寒冷을 없앰	中脘은 八會穴 중 腑會이며 胃의 募穴로서 胃中虛寒, 脹滿積聚, 停痰蓄飮이 있을 시 中脘을 補하여 위기를 튼실히 하고 寒邪를 흩어지게 한다. 또한 足三里를 배합하여 胃氣를 下行시켜 降濁導滯시킨다.	①中寒心痛, 腹脹에 쓰인다: 中脘, 內關, 足三里, 大陵, 脾兪, 胃兪, 氣海, 不容, 梁丘, 三陰交. ②혈흡충병(血吸蟲病) 말기에 나타나는 腹水 증상에 쓰인다: 中脘, 神庭, 曲池, 足三里에 모두 뜸을 뜬다. ③복수: 中脘, 水分(灸), 氣海(灸), 足三里, 陽陵泉, 三陰交, 偏歷, 腎兪에 刺鍼한다.

제4장

淸熱類

裏熱을 끄거나 없앨 수 있는 경혈과 본초는 모두 淸熱類에 속한다. 淸熱類의 경혈과 본초는 『內經』의 "뜨거운 것은 차갑게 하라(熱者寒之)"의 치료원칙에 따라 응용하게 되며, 주로 熱病, 瘟疫, 痢疾, 癰腫瘡毒과 같은 裏熱에 의해 발생하는 증상에 쓰인다.

淸熱類의 경혈과 본초는 陽氣를 손상시킬 수 있기 때문에 陽氣가 부족한 환자에게는 신중히 사용해야 한다. 또한 熱證이 나타나더라도 陰盛格陽이나 眞寒假熱일 수도 있기 때문에 세세한 변증을 통해 이를 분별해야 한다.

제1절 淸熱瀉火類

熱證이란 일반적으로 발열, 心煩, 口渴 등의 증상이 특징적으로 나타나는 병증이며, 특히 熱證이 심해지면 정신을 잃고 앞뒤가 맞지 않게 말하거나(神昏譫語) 발광하는 등의 증상이 나타나기도 한다. 주의할 것은 熱은 火가 盛해지는 과정이고 火는 熱이 極에 달한 것으로서(熱爲火之漸, 火爲熱之極) 이 둘은 단지 輕重의 차이만 있을 뿐이기 때문에 淸熱작용을 하는 경혈과 본초는 대다수가 瀉火 효능도 겸비하고 있다는 것이다. 본 절에 속해 있는 경혈과 본초는 일반적으로 壯熱煩渴, 神昏, 脈洪實有力, 舌黃燥한 환자에 적용할 수 있으며, 또한 火熱에 의해 발생한 안과질환을 치료하는 경혈과 본초도 포함하고 있다. 신체가 虛한 자는 치료 시 반드시 正氣를 고려해야 하며, 필요시 扶正하는 경혈과 본초를 배오하여 운용해야 한다.

본 절에서는 清熱瀉火類에 속한 일부 경혈과 본초를 穴性과 藥性에 따라 비교 대조하고, 경혈과 본초의 공통적인 효능에 따라 처방과 운용방법을 설명하였다.

또한, 본 절에서 논의한 내용을 본 절의 맨 뒤 〈표 4-1〉에 요약 정리하여 제시하였다.

1. 曲澤(刺出血) — 石膏

1) 穴性, 藥性

曲澤은 동맥 위에 위치하므로 刺鍼하여 출혈시킬 수 있다. 또한 曲澤은 心으로 통하기 때문에 煩熱과 邪穢를 없애는 효능이 있어 心亂神昏 등의 증상이 있을 때 曲澤에 자침하면 매우 우수한 효과를 얻을 수 있다. 曲澤을 刺出血하면 石膏와 유사한 淸熱瀉火, 除煩止渴의 효능이 있다. 歸經을 살펴보면 石膏는 胃經과 肺經에 入하고 曲澤은 心包經에 속한다. 效能分類를 살펴보면 曲澤과 石膏는 모두 淸熱類에 속한다.

2) 臨床應用

- **曲澤(刺出血) 임상응용**

(1) 肺胃에 있는 大熱이나, 사라지지 않는 壯熱, 煩渴, 心煩神昏 등의 증상을 치료한다.

처방 예: 少商[1], 商陽[2], 合谷[3], **曲澤**[4], 委中[5]을 모두 瀉한다.

(2) 風熱에 의한 두드러기(癮疹)를 치료한다.

처방 예: 曲池, **曲澤**, 合谷, 列缺, 肺兪, 魚際, 神門, 內關

(3) 성병에 의해 발생하는 惡瘡을 치료한다.

처방 예: **曲澤(刺出血)**[1], 委中(刺出血)[2], 曲池[3], 三陰交[4]를 모두 瀉한다.

- **石膏 임상응용**

(4) 熱病에 의한 肺胃의 大熱, 사라지지 않는 壯熱, 煩渴, 心煩神昏 등의 증상과 脈이 洪大하고 實熱이 亢盛한 증상에 쓰인다.

처방 예: 『傷寒論』의 白虎湯. 이 처방은 **石膏**[1], 知母[2], 甘草[3], 粳米[4]로 구성되어 있다.

(5) 溫熱病에 壯熱이 사라지지 않고 반진(斑疹)이 생길 때 쓰인다.

처방 예: 化斑湯. 이 처방은 白虎湯에 犀角(대체약물 사용)과 玄蔘이 더해진

처방이다.

(6) 石膏를 불에 달군 후 가루로 만들면, 칼이나 창 등에 다친 상처나 화상, 기타 농이 대량으로 나오는 瘡瘍에 외용약으로 쓸 수 있다.

3) 해설

(1) [4]曲澤은 동맥 위에 위치할 뿐만 아니라 心에 통하기 때문에 煩熱과 邪穢를 없애 준다. 또한 心煩神昏 증상에 三稜鍼으로 이 穴을 點刺出血시키면 매우 좋은 치료 효과를 얻을 수 있다. 肺胃의 大熱을 치료할 때 曲澤에 [1][2][3]少商, 商陽, 合谷 등 穴을 배합하는데, 먼저 [1]少商은 肺經이 出하는 井穴이기 때문에 이 穴을 三稜鍼으로 點刺出血하면 五臟의 열을 꺼 주는 효과가 있다. [3]合谷은 手陽明大腸經의 原穴이고 肺와 大腸은 表裏관계이기 때문에 合谷을 瀉하면 氣分의 熱을 꺼 주는 효능이 있다. 이는 (4)의 ①石膏가 氣分의 熱을 꺼 주는 것과 그 효능이 일치한다.

(3) [2]委中은 신체의 아래에 위치하여 暑穢를 풀어 주고 血毒을 없애는 효능이 있기 때문에 성병에 의한 화농직전의 惡瘡에 뛰어난 효과를 보이는데, 이는 (6)의 불에 달군 후 가루로 만든 石膏가 칼이나 창 등에 다친 상처나 화상, 기타 瘡瘍을 치료하는 것과 부합된다.

2. 神門(瀉) — 梔子

1) 穴性, 藥性

神門은 心經의 原穴로, 心經이 虛하면 이를 補하고, 心經이 實하면 瀉한다. 神門에 瀉法을 사용하면 梔子와 마찬가지로 心火를 없애고 煩熱을 제거하며 利濕작용을 하는 효능이 있다. 歸經을 살펴보면 神門은 心經에 속하고, 梔子는 心經에 入하는 동시에 肝, 肺, 胃經에도 入한다. 效能分類를 살펴보면 神門과 梔子 모두 熱病을 치료하는 類에 속한다.

2) 臨床應用

● 神門(瀉) 임상응용

(1) 熱病에 의한 가슴의 답답함(懊憹), 煩熱이 있고 불안한 증상에 쓰인다.

처방 예: **神門**[1], 內關[2], 曲池[3], 合谷[4]을 모두 瀉하고, 豊隆[5], 陽陵泉[6], 百會[7], 四關[8]에 자침한다.

(2) 黃疸과 食疸을 치료한다.

처방 예: 足三里[1], **神門**[2], 間使[3], 列缺[4]

(3) 瘖疥에도 쓰인다.

처방 예: 肺兪, **神門**, 大陵, 曲池

● 梔子 임상응용

(4) 熱病에 의한 가슴의 답답함(懊憹), 躁擾不寧에 쓰이며, 흔히 淡豆豉와 함께 쓰인다(『傷寒論』의 梔子豉湯).

(5) 濕熱이 鬱結되어 발생하는 黃疸에 茵蔯蒿 및 黃柏과 함께 쓰인다(張仲景이 身熱發黃을 치료할 때 쓰였던 梔子柏皮湯이나 『傷寒論』에서 黃疸腹滿을 치료하는 茵蔯蒿湯이 그 예이다). 『傷寒論』 茵蔯蒿湯의 본초구성은 茵蔯蒿[1], **山梔**(즉 梔子)[2], 大黃[3]이다.

(6) 濕熱에 의해 발생한 火瘡에 쓰인다(『千金方』에서 梔子 單味를 火瘡이 발생한 부위에 붙였다).

3) 해설

(1) [1]神門은 心經의 脈이 주입되는 곳으로, "心氣가 實하면 이를 瀉한다(心實瀉之)"고 하였다. 이와 같이, 神門을 瀉하면 心火를 없애고 煩熱을 제거할 수 있다. 예로부터 心은 君主之官으로 전신을 主宰하기 때문에 心이 動하면 욕망이 생겨 神이 氣로 들어가지 못하며(神不入氣), 心이 안정되면 욕망이 안정되고 神과 氣가 서로 융합된다고 하였다(神氣相抱). 또한 李東垣은 이에 대해 "胃氣가 五臟에 下溜하면 氣가 필히 어지러워진다. 胃氣가 溜한 臟腑에 따라 각기 다른 질환이 발생하게 되는데, 氣(胃氣)가 心에 있으면 手少陰心經의 兪穴인 神門을 취하여 淸心導氣하여 氣가 제 자리로 돌아갈 수 있도록 한다(胃氣下溜五臟氣皆亂. 其爲病互相出見. 氣在於心者, 取之手少陰心經之兪神門, 淸心導氣以複其本位)"라고 하여 神門이 지닌 淸心導氣의 효능을 자세히 설명하였다.

熱病으로 인한 가슴의 답답함, 煩熱과 불안을 치료할 때에는 [1][2]神門과 內關 등의 穴을 취하여 心熱을 꺼 주고 煩熱을 없애 주도록 한다. 여기에 [3][4]曲池와 合谷을 취할 수 있는데, 이 두 穴은 手陽明大腸經에 속하고 曲池는 走而不守의 성질을 지니고 있으며 合谷은 氣를 主하고 升散작용이 있기 때문에 서로 합해져서 淸熱行氣하고 上焦를 깨끗하게 해 준다. 이로 인해 淸輕한 氣가 위로 올라갈 수 있는 것이다. 煩熱과 불안 증세는 대다수가 痰, 氣, 火 이 3가지 원인에 의해 발생하게 되는데, 이 경혈처방에서는 [5][6]豊隆과 陽陵泉을 배합하여 이를 다스리게 된다. 豊隆은 胃經의 絡穴로서 太陰脾經으로 갈라지기 때문에 脾經이 지닌 濕土의 기운으로 潤下작용을 하게 되며, 陽陵泉은 膽經에서 제일 중요한 穴로서 陽陵泉을 瀉하면 淸靜之腑인 膽을 억압하고 肝氣를 和平하게 해 주어 火가 橫逆하는 것을 억제해 준다. 그리하여 이 두 穴이 서로 만나면 實邪를 꺾어 줄 뿐만 아니라 뭉친 痰을 파괴하는 효능을 나타내게 되는 것이다. 또한 여기에 [8]四關을 배합하여 關節을 풀어 주고 氣血이 잘 흐르게 하며, [1][7]百會와 神門을 배합하여 鎭靜安神효과를 주게 되면 효과적으로 熱病에 의한 가슴의 답답함과 煩熱 및 불안 증세를 치료할 수 있다. [8]四關에 사용하는 刺鍼法이나 手

技法은 증상에 따라 융통성 있게 운용한다.

(2)는 黃疸을 치료하는 경혈처방으로, [1][2]足三里에 神門을 배합하는데, [1]足三里는 胃腑를 조절하는 중심축으로서 足三里를 瀉하면 胃에 있는 탁한 기운을 빠져나가게 하고 胃의 陽氣를 통하게 하며, 活血과 滲濕작용을 하게 된다. 또한 [2][3]神門과 間使 두 穴은 (5)의 ②③梔子와 大黃과 마찬가지로 열을 꺼 주고 瀉下시켜 준다.

(5) 黃疸腹滿을 치료하는 茵蔯蒿湯에서 ②③梔子와 大黃은 열을 꺼 주고 瀉下시켜 주는 주요 약재로서 淸熱, 利濕, 除黃하는 ①茵蔯蒿를 보조해 준다.

참고

黃疸은 濕熱이 交蒸하여 膽汁이 피부까지 넘친 것이다. 黃疸을 유발하는 病因인 熱은 陽邪에 속하기 때문에 피부의 색이 뚜렷하게 노랗게 변하게 되며, 열이 나고 목이 마르고 小便이 短少하고 黃赤한 것은 濕熱邪가 亢盛하여 津液을 손상시키거나, 膀胱이 邪熱에 의해 어지럽혀져서 氣化가 잘 안되어 발생하는 것이다. 또한 陽明의 熱이 盛하면 대변이 굳게 되고, 腑氣가 잘 통하지 않기 때문에 복부가 脹滿해지며, 濕熱이 蘊結되기 때문에 黃疸 환자의 舌苔가 黃膩하고, 肝膽의 熱이 盛하여 脈이 弦數하게 된다. 만약 가슴이 답답하거나 구역질이 나타난다면 濕熱이 熏蒸되어 胃氣가 탁해지고 胃氣가 上逆한 것이다.

3. 上脘(瀉) — 淡竹葉

1) 穴性, 藥性

上脘에 瀉法을 적용하면 淡竹葉과 마찬가지로 心胃의 熱邪를 꺼 주는 효능이 있다. 歸經을 살펴보면 上脘은 任脈에 속하나 胃經과 교회하고 脾經에 絡하며, 淡竹葉은 心經과 胃經에 들어간다. 效能分類를 살펴보면 上脘과 淡竹葉은 모두 清熱類에 속한다.

2) 臨床應用

● 上脘(瀉) 임상응용

(1) 上焦의 鬱熱에 쓰인다.

처방 예: **上脘**[1], 通谷[2]을 모두 瀉한다.

(2) 心胃의 熱邪에 쓰인다.

처방 예: **上脘**[1], 足三里[2]를 모두 瀉한다.

● 淡竹葉 임상응용

(3) 心胃의 熱邪나 熱病에 의해 발생하는 煩熱 및 口舌生瘡 등에 사용한다.

처방 예: **淡竹葉**[1], 石膏[2], 人參[3], 麥門冬[4], 半夏[5], 甘草[6], 粳米[7] (張仲景의 竹葉石膏湯)

(4) 心經의 實熱과 小便不利, 口舌生瘡을 치료한다.

처방 예: **淡竹葉**, 生地黃, 木通, 甘草 (출전: 『小兒藥性直訣』)

3) 해설

上脘은 任脈에 속하지만 또한 足陽明胃經과 手太陽小腸經, 任脈이 교회하는 穴이다. 이 중 心과 小腸은 서로 表裏관계이기 때문에 上脘은 心胃의 熱邪를 꺼 주는 효능이 있다. 이는 淡竹葉이 心經, 胃經에 入하여 清熱除煩 작용을 하는 것과 매우 유사하다.

(2)의 경혈처방을 살펴보면 [1]上脘은 心胃의 熱을 꺼 주고 [2]足三里는 益氣和胃해 주는데, 足三里는 土中眞土로 胃를 조절하는 중심축이며 後天之氣를 생성하는 근본이기 때문에 淸氣는 올려 주고 濁氣는 내려 주며, 氣를 補해 주고 胃를 조화롭게 하는 작용을 한다.

(3)에 언급된 竹葉石膏湯에서 ①②淡竹葉과 石膏는 淸熱除煩하며 ③④⑥⑦人參, 甘草, 麥門冬, 粳米는 능히 益氣養陰, 安中和胃하고 ⑤半夏는 降逆止嘔하게 된다.

(1)의 [2]通谷은 (3)의 ⑤半夏와 비슷한 降逆止嘔의 작용을 한다.

4. 睛明(瀉) — 決明子

1) 穴性, 藥性

睛明은 手太陽小腸經, 足太陽膀胱經, 足陽明胃經, 陰蹻脈, 陽蹻脈 등 총 5개의 脈이 만나는 穴이다. 이 穴을 瀉하면 膀胱의 氣를 맑게 하고 肝膽의 熱을 조화롭게 하는 효능이 있어 안과질환에 뛰어난 효능을 보인다. 決明子 또한 이와 유사하게 肝의 熱을 식혀 주고 눈을 밝게 하는 효능이 있다. 歸經을 살펴보면 睛明은 膀胱經에 속하고 決明子는 肝膽經에 들어가며, 效能分類를 살펴보면 睛明과 決明子 모두 淸熱類에 속한다.

2) 臨床應用

● **睛明(瀉) 임상응용**

(1) 눈이 붉게 변하고 붓고 아픈 증상에 쓰인다.

처방 예: **睛明**[1], 太陽[2], 合谷[3], 曲池[4], 上星[5]

(2) 바람이 불면 눈물이 저절로 나는 증상에 쓰인다.

처방 예: **睛明**, 風池, 頭維(피부를 따라 淺刺), 頭臨泣

● **決明子 임상응용**

(3) 肝膽의 鬱熱에 의해 발생하는 目赤澁痛, 羞明多淚에 쓰인다.

처방 예: **決明子**[1], 菊花[2], 石決明[3], 木賊[4], 黃芩[5] 등 (『證治准繩』)

3) 해설

(1) [1]睛明이란 이름은 눈을 맑게 한다는 뜻인데, 이는 睛明이 모든 안과질환에 효과가 있기 때문에 붙은 이름이다. 눈은 五臟六腑의 精微로운 기운이 들어가는 곳으로서, 張子和는 이에 대해 "눈은 肝의 외부 징후이다(目者, 肝之外候也)."라고 하였으며, 또한 "聖人들은 눈이 血을 얻으면 볼 수 있다고 하였는데, 여기에도 넘침과 부족함이

있다. 血이 넘치면 눈이 壅塞되어 통증이 발생한다(聖人雖言目得 血而能視, 然亦有太過, 不及也. 太過則目壅塞而發痛)."라고 하였다. 이와 같이, 눈이 붉게 변하고 붓고 통증이 있으면 五脈이 만나는 [1]睛明에 20분 동안 강한 자극을 주면서 留鍼시키고, [2]太陽을 三稜鍼으로 出血시켜 太過한 기운을 빼 준다.

(3)의 본초처방에서 ①決明子는 君藥으로서 淸肝明目하며 ②菊花는 臣藥으로 養肝明目하고 ③石決明은 佐藥으로 淸肝潛陽한다. ④⑤木賊과 黃芩은 使藥으로 사용되었는데 ④木賊은 肝膽의 血分에 들어가 疏風散熱시켜 주고 ⑤黃芩은 血分에서 盛한 熱을 꺼 주며 肝膽의 火를 제거해 준다.

이와 같이 본초를 배합하면 肝膽의 鬱熱을 효과적으로 제거하여 目赤羞明과 같은 안과 질환을 치료할 수 있다.

참고

內經에서 말했듯이, 肝은 눈으로 開竅하며, 눈은 血을 얻으면 사물을 볼 수 있다. 오직 탕약으로써 血分의 盛한 熱을 끄거나 肝膽의 火를 제거하면, 흔히 말하는 "멀리 있는 물은 가까이 있는 불을 끄지 못하는 현상"이 나타날 수 있다(韓非子: 遠水不能救近火). 그러나 만약 탕약을 복용하면서 밖으로 睛明 등 穴에 刺針하거나 三稜鍼으로 太陽을 刺出血하여 血分의 熱을 꺼 주면 內外로 병을 공략할 수 있기 때문에 이상적인 치료효과를 얻을 수 있다.

<표 4-1> 清熱瀉火類에 속한 經穴과 本草의 효능 비교

	經穴/本草	歸經	효능	性味/해설	임상응용
1	石膏	胃, 肺	清熱瀉火, 除煩止渴	辛, 甘, 大寒	①熱病에 의한 肺胃大熱, 사라지지 않은 壯熱, 煩渴, 心煩神昏와, 脈洪大 등 實熱이 亢盛된 症狀에 쓰인다. ②溫熱病에 의해 壯熱이 사라지지 않고 斑疹이 발생할 때 쓰인다. ③肺熱에 의한 實喘證에 비교적 强烈한 清肺熱 작용이 있기 때문에 熱을 없애 喘息을 멈추게 한다. ④石膏를 달군 후 갈아서 만든 가루를 칼과 창에 의해 생긴 상처, 화상, 습진 및 기타 화농된 瘡瘍에 외용으로 쓰면 收斂清熱의 효능을 보인다.
	曲澤(刺出血)	心包		曲澤은 동맥위에 위치하므로 刺出血시킬 수 있다. 또한 曲澤은 心으로 通하여 煩熱과 邪穢을 없애는 효능이 있다. 心亂神昏에 매우 효과적이다.	①熱病에 의한 肺胃의 大熱, 사라지지 않는 壯熱, 煩渴, 心煩神昏에 쓰인다: 少商, 商陽, 合谷, 曲澤, 委中을 모두 瀉해 준다. ②熱風에 의한 癮疹을 치료한다: 曲池, 曲澤, 合谷, 列缺, 肺兪, 魚際, 神門, 內關. ③성병에 의한 惡瘡: 曲澤(刺出血), 委中(刺出血), 曲池와 三陰交를 모두 瀉한다.
2	梔子	心, 肝, 肺, 胃	瀉火除煩, 瀉熱利濕	苦, 寒	①熱病에 의한 가슴의 답답함과 煩熱, 躁擾不寧을 치료한다. ②濕熱이 鬱結되어 발생하는 黃疸을 치료한다. ③濕熱에 의한 코피, 酒皻鼻 및 火瘡, 肝熱에 의한 目赤 등의 증상에 쓰인다.
	神門(瀉)	心	瀉心火, 除煩熱	瀉法을 사용하도록 한다. 神門은 心의 原穴이기 때문에 虛하면 이를 補하고 實하면 이를 瀉하도록 한다.	①熱病에 의한 가슴의 답답함, 煩熱, 불안증세: 神門, 內關, 曲池, 合谷을 모두 瀉하고 豊隆, 陽陵泉, 百會, 四關에 자침한다. ②黃疸, 食疸을 치료한다: 足三里, 神門, 列缺. ③옴(瘡疥)을 치료한다: 肺兪, 神門, 大陵, 曲池.

	經穴/本草	歸經	효능	性味/해설	임상응용
3	淡竹葉	心, 胃	淸熱除煩	辛, 淡, 甘, 寒	이 약재는 心胃의 熱邪와 煩熱증상을 효과적으로 제거하여 熱病에 의한 煩熱, 口舌生瘡 등 증상에 쓰인다.
	上脘(瀉)	任脈	淸心胃熱邪	瀉法을 사용하도록 한다.	心胃의 熱邪를 꺼 준다: 上脘, 足三里. 上焦의 鬱熱을 없애 준다: 上脘, 通谷을 모두 瀉함.
4	決明子	肝, 膽	淸肝明目	甘, 苦, 鹹, 微寒	肝膽鬱熱에 의해 발생하는 目赤澁痛, 羞明多淚에 쓰이며, 안과에서 상용하는 본초 중 하나이다.
	睛明(瀉)	膀胱	淸膀胱, 和肝膽熱, 모든 안과 질환 치료	瀉法을 사용한다. 이 穴은 手太陽大腸經, 足太陽膀胱經, 足陽明胃經, 陽蹻脈, 陰蹻脈이 교차하는 곳이다.	①目赤腫痛: 睛明, 太陽, 合谷, 曲池, 上星. ②迎風流淚: 睛明, 風池, 頭維를 피부를 따라 刺鍼, 頭臨泣을 피부를 따라 刺鍼.

제2절 清熱凉血類

清熱凉血類에 속한 경혈과 본초는 血熱妄行에 의한 吐血, 衄血 등의 증상과 血熱에 의해 발생하는 마진(斑疹), 溫邪가 營分에 들어가서 발생하는 夜熱早凉, 神昏 등의 증상에 쓰인다.

熱邪가 血分과 營分에 들어가면 흔히 陰液을 손상시키거나 소모시킨다. 그렇기 때문에 본 절에 속한 경혈과 본초는 모두 養陰滋液의 효능을 겸하고 있다. 예를 들어 曲泉, 大陵과 鮮地黃을 비교대조한 것이나 金津, 玉液과 玄參을 비교대조한 것을 살펴보면 모두 養陰滋液의 작용이 있음을 확인할 수 있다.

清熱凉血 작용이 있는 경혈과 약물은 邪熱이 잠복하는 것을 방지하기 위해 일반적으로 熱이 氣分에 있는 병증에는 사용하지 않는다. 또한 脾胃가 虛한 환자에게는 신중히 사용해야 한다.

본 절에서는 清熱凉血類에 속한 일부 경혈과 본초를 穴性과 藥性에 따라 비교 대조하고, 경혈과 본초의 공통적인 효능에 따라 처방과 운용방법을 설명하였다.

또한, 본 절에서 논의한 내용을 본 절의 맨 뒤 〈표 4-2〉에 요약 정리하여 제시하였다.

1. 神門(瀉) + 太衝(瀉) — 犀角

1) 穴性, 藥性

神門은 心經에 속하고 太衝은 肝經에 속하여 이 두 穴을 함께 瀉하게 되면 犀角(대체약물 사용)과 유사한 淸熱凉血, 解毒定驚의 효능을 보이게 된다. 歸經을 살펴보면 神門과 太衝은 각각 心經과 肝經에 속하고 犀角은 心經, 肝經, 胃經에 入하며, 效能分類를 살펴보면 모두 淸熱凉血類에 속한다.

2) 臨床應用

- **神門(瀉)＋太衝(瀉) 임상응용**

(1) 소아의 경련(驚風)에 사용할 수 있다.

처방 예: 百會[1], 風府[2], **神門**[3], 太衝[4], 印堂[5], 委中[6], 曲池[7], 合谷[8]

(2) 熱風에 의한 두드러기(癮疹)에 쓰인다.

처방 예: 曲池, 曲澤, 合谷, 列缺, 肺兪, 魚際, **神門**, 內關

(3) 血熱妄行에 의해 발생하는 吐血, 衄血, 下血에 쓰이기도 한다.

처방 예: 隱白, 大陵, **神門**, 太谿에 刺針한다.

- **犀角 임상응용**

(4) 熱病에 의해 熱盛火熾하여 발생하는 神昏譫語, 壯熱不退나 溫邪가 營分에 들어가서 발생하는 夜寐不安, 소아경련 등의 증상에 쓰인다.

처방 예: 石膏[1], 寒水石[2], 滑石[3], 玄參[4], 升麻[5], 甘草[6], 羚羊角[7], **犀角**[8], 朱砂[9], 磁石[10], 黃精[11], 麝香[12], 青木香[13], 丁香[14], 沈香[15], 朴硝[16]

(5) 熱風邪에 의한 두드러기(癮疹)에 쓰인다.

처방 예: **犀角**, 牛蒡子, 防風, 荊芥, 甘草

(6) 血熱妄行에 의해 발생하는 吐血, 衄血, 便血에도 쓰인다.

처방 예: **犀角**, 生地黃, 芍藥, 牧丹皮

3) 해설

(4)는 熱邪가 체내로 깊숙이 들어와(內陷) 발생하는 소아경련(小兒驚風)을 치료하는 본초처방으로, ①~③石膏, 寒水石, 滑石을 배합하여 大寒한 성질로 열을 꺼 주며, ④~⑥玄參, 升麻, 甘草로써 열을 꺼 주고 해독시켜 준다. 또한 ⑦羚羊角(대체약물 사용)으로 淸肝熄風하고, ⑧犀角(대체약물 사용)으로 淸心解毒 하며 ⑨~⑪朱砂, 磁石, 黃精으로 重鎭安神 작용을, ⑫~⑮麝香, 靑木香, 丁香, 沈香으로 行氣開竅를, ⑯朴硝로 泄熱散結한다. 이상의 본초를 함께 조합하면 매우 뛰어난 淸熱解毒, 開竅安神, 鎭肝熄風의 효과를 얻을 수 있다.

(1) [3][4]神門에 太衝을 배합하면 소아경련을 치료할 때 사용하는 犀角의 淸心解毒 작용을 도울 수 있다. 이 경혈처방에서는 神門, 太衝에 [6]委中을 배합하였는데, 委中은 신체의 아래부위에 속하고 동맥 위에 위치하고 있어 이곳을 三稜鍼으로 點刺出血시키면 神門과 太衝의 기운을 도와주고 (4)의 ①~⑥石膏, 寒水石, 滑石, 玄參, 升麻, 甘草의 淸熱解毒 작용을 돕게 된다. 또한 [1][2]百會와 風府는 (4)의 ⑦羚羊角의 淸肝火하고 熄風하는 작용을 도와주게 되며, 특히 百會, 風府에 [3][5]印堂, 神門을 배합하면 (4)의 ⑨~⑪朱砂와 磁石, 黃精이 지니는 安神효과와 유사한 작용을 하게 된다. [4][8]合谷에 太衝을 배합하면 (4)의 ⑫~⑮麝香, 靑木香, 丁香, 沈香의 行氣開竅 작용을 도와주며, [7][8]曲池와 合谷은 모두 手陽明大腸經에 속하고 氣를 主하기 때문에 배합하면 淸熱散風하게 된다. 또한 [6][7][8]曲池는 성질이 走而不守하고 合谷은 升散작용이 강하기 때문에 여기에 委中을 배합하면 (4)의 ⑯朴硝의 泄熱散結 작용에 강력한 시너지 효과를 주게 된다.

이상에서 熱이 盛하여 발생하는 소아경련을 치료하는 침과 약 처방에 대해 비교적 자세하게 분석하였다. 소아경련은 매우 위급한 증상에 속하기 때문에 침구와 약물을 결합하여 치료하면 상상한 것 보다 더욱 뛰어난 효과를 얻을 수 있다.

2. 十二井穴(刺出血) — 牛黃

1) 穴性, 藥性

十二井穴은 手足十二經의 井穴을 지칭하는 것으로, 十二井穴을 취하면 三陰三陽의 經氣를 통하게 할 수 있으며, 이들을 點刺出血하면 氣를 통하게 하고 막힌 것을 뚫어 주게 된다. 이와 같이 十二井穴과 牛黃은 모두 淸熱解毒 및 熄風定驚, 開竅豁痰의 효능을 지니고 있다. 歸經을 살펴보면 十二井穴은 奇穴에 속하고 牛黃은 心, 肝經에 入하며, 效能分類를 살펴보면 十二井穴과 牛黃은 모두 淸熱類에 속한다.

2) 臨床應用

- 十二井穴(刺出血) 임상응용

(1) 熱이 極하여 風이 생겼거나 驚癎抽搐에는 반드시 十二井穴[1]과 十宣穴[2]을 취해야 한다.

(2) 熱病에서 발생하는 神昏 및 中風에 의한 神昏口噤에 쓰인다.

처방 예: 十二井穴, 水溝, 風府, 百會, 啞門, 前頂, 素髎, 湧泉, 崑崙

(3) 咽喉腫痛에 쓰인다.

처방 예: 喉風에는 合谷, 少商(刺出血), 尺澤, 豊隆, 關衝, 外關, 風府, 商陽, 天容에 자침한다.

- **牛黃 임상응용**

(4) 溫病이 心包로 逆傳하여 발생하는 神昏譫語, 壯熱驚癎, 抽搐實熱 등 증상에 쓰인다.

처방 예: 牛黃[1], 黃連[2], 黃芩[3], 梔子[4], 朱砂[5], 鬱金香[6] (萬氏의 牛黃淸心丸)

(5) 熱病에서 발생하는 神昏 및 中風에 의한 神昏口噤 등의 증상에 쓰인다.

처방 예: 생 烏犀屑 가루(대체약물 사용), 생 玳瑁屑 가루, 琥珀 가루, 朱砂 가루(水飛), 雄黃 가루(水飛), 金箔 중 반은 약에 넣고 반은 환재를 감

싼다, 銀箔 가루, 龍腦 가루, 麝香 가루, **牛黃** 가루, 安息香 가루를 약한 불(慢火)로 膏가 될 때까지 오래 끓인다. 위 약재를 모아 환약으로 만들어 위급할 때 사용한다(『太平惠民和劑局方』의 至寶丹).

(6) 인후의 腫痛, 腐爛 및 각종 癰毒瘡瘍에 쓰인다.

처방 예: **牛黃**, 珍珠를 모두 가루로 갈아 咽喉 안으로 불어넣어 준다(『太平惠民劑局方』의 珠黃散).

3) 해설

(4)에 제시한 牛黃淸心丸을 분석해 보면, ①牛黃은 淸心解毒하고 心包로 뚫고 들어가는 효능이 있다. ②~④黃連, 黃芩, 梔子는 淸熱瀉火하고, ⑥鬱金은 心氣를 통하게 하여 開竅시키며 ⑤朱砂는 鎭心작용을 하여 安神시켜 준다.

이상의 약재가 함께 쓰이면 邪氣를 뚫어 주고 열을 빼 주며, 開竅安神시켜 주게 되어 壯熱驚癎이나 抽搐實熱 등의 증상을 치료하게 된다.

(1)은 熱이 極하여 생기는 驚癎抽搐을 치료하는 경혈처방으로, [1]手足의 모든 井穴과 [2]十宣穴을 취하라고 하였다. 手足의 모든 井穴이라 함은 手太陰肺經의 井穴인 少商, 手少陰心經의 井穴인 少衝, 手厥陰心包經의 井穴인 中衝, 手陽明大腸經의 井穴인 商陽, 手太陽小腸經의 井穴인 少澤, 手少陽三焦經의 井穴인 關衝, 足太陰脾經의 井穴인 隱白, 足少陰腎經의 井穴인 湧泉, 足厥陰肝經의 井穴인 大敦, 足太陽膀胱經의 井穴인 至陰, 足少陽膽經의 井穴인 足竅陰, 足陽明胃經의 井穴인 厲兌를 말한다.

위에서 언급된 手足의 井穴 중 손에 위치한 少商, 商陽, 中衝, 關衝, 少衝, 少澤, 좌우 총합 12개의 井穴은 (4)의 ①牛黃과 마찬가지로 淸熱解毒작용을 하게 되는데, 이 중 手厥陰心包經의 井穴인 中衝은 직접적으로 心包를 뚫고 들어가는 역할을 하며, 나머지 井穴 또한 (4)의 ②~④黃連, 黃芩, 梔子와 유사한 淸熱瀉火작용을 한다. 그리고 [2]十宣穴은 (4)의 ⑤⑥鬱金, 朱砂와 같이 心氣를 통하게 하고, 開竅하며 鎭心安神시킨다. 특히 十宣穴은 양 손의 손가락 끝에 위치하는데, 예로부터 "열 손가락은 심장과 연결된다(十指連心)"라는 말이 있듯이, 十宣穴을 刺出血시키면 모든 급성질환의 응급혈로 쓸 수 있다.

熱이 極하여 風이 생기거나, 驚癎抽搐, 神昏譫語 등의 증상은 임상에서 흔히 볼 수 있는 일종의 급성질환인데, 한의사가 임상에서 이러한 증상이 발생한 환자를 마주쳤을 때 먼저 침구치료를 하여 응급처치를 하고 탕약으로 내부를 다스리면 이상적인 치료효과를 얻을 수 있을 것이다.

3. 大陵(瀉) + 曲泉(瀉) — 鮮地黃

1) 穴性, 藥性

大陵은 心包의 熱을 없애 주고, 또한 心胸의 熱邪를 없애 주며, 曲泉은 清血, 凉血, 養血, 生血의 효능이 있다. 이 두 穴을 배합하면 鮮地黃과 유사하게 清熱凉血生津의 효능이 있다. 歸經을 살펴보면 大陵과 曲泉은 각각 心包經과 肝經에 속하고 鮮地黃은 心, 肝, 胃經에 들어간다. 效能分類를 살펴보면 大陵에 曲泉을 배합하면 清血凉血類의 경혈에 속하고, 鮮地黃 또한 清熱凉血類의 본초에 속한다.

2) 臨床應用

- **大陵(瀉)+曲泉(瀉) 임상응용**

(1) 血熱에 의해 발생한 衄血, 吐血, 下血에 쓰인다.

처방 예: 隱白[1], **大陵**[2], **曲泉**[3], 神門[4], 太谿[5], 大椎[6], 膻中[7], 上脘[8], 中脘[9], 氣海[10], 關元[11], 여기에 足三里[12]를 배합하거나 혹은 大陵[2]에 뜸을 뜬다.

(2) 生血凉血 작용이 있다. **曲泉**이 이 작용을 한다.

- **鮮地黃 임상응용**

(3) 熱病 중 熱邪가 營分에 들어가서 舌絳口渴 증상이 발생하거나, 水氣가 고갈되고 火가 亢盛되어 생기는 吐血, 衄血 등의 증상, 陰虛內熱 및 消渴 등의 증상에 쓰인다. 만약 鮮地黃 單味를 즙을 내어 복용하면 骨蒸勞熱을 치료할 수 있고, 咳血을 겸했을 시에는 흰 죽과 같이 먹으면 된다. 黃連丸은 黃連에 **地黃汁**을 배합한 것으로 消渴을 치료하게 된다.

(4) 乾地黃의 효능은 鮮地黃과 거의 유사하나 清熱하는 작용이 약간 약하고 養陰하는 효능이 더욱 강하다. 이와 관련해서 『千金方』의 犀角地黃湯은 熱이 營血로 들어가 발생하는 舌絳하고 舌에 芒刺가 생기는 증상, 熱이 甚하여 血을 動하게 하여 발생하는 吐血, 衄血, 便血을 치료한다.

처방 예: **生地黃**[1], 犀角[2](대체약물 사용), 芍藥[3], 牧丹皮[4]

3) 해설

(4) 地黃을 수확한 후 약한 불에 말리기 전 상태를 鮮地黃이라 하고, 약한 불에 말린 후를 生地黃이라 한다. ①生地黃은 犀角地黃湯에서 主藥으로 쓰였으며 養陰淸熱凉血止血의 작용을 하게 된다. ②犀角은 淸熱凉血하고 解毒작용을 겸하고 있으며, ③芍藥은 合營泄熱하고 ④牧丹皮는 血中에 잠복되어 있는 熱을 꺼 주는 동시에 凉血散瘀한다.

傷寒의 溫熱이 血分에 들어가서 陽絡이 손상되면 血이 밖으로 넘쳐나고, 陰絡이 손상되면 血이 안으로 넘쳐나기 때문에 吐血, 衄血, 便血이 발생하거나, 血이 肌膚에 넘쳐 반점이 나타나거나 蓄血에 의해 狂證이 나타나게 된다.

(1)은 衄血, 吐血, 下血을 치료하는 경혈처방으로, [2]大陵은 生地黃의 淸熱작용을 돕고, [3]曲泉은 生地黃의 凉血, 止血養陰, 生血작용을 돕는다. [6]大椎는 手足三陽과 督脈이 만나는 곳으로 純陽에 속하며 表를 主하기 때문에 이 穴에 刺鍼하면 營衛를 宣하고 裏를 淸하여 表에 達하므로 (4)의 ③芍藥이 가진 合營泄熱의 효능과 매우 흡사하다. [7]膻中은 氣會穴이며, [8]上脘은 足陽明胃經과 手太陽小腸經, 任脈이 만나는 곳이고, [9]中脘은 六腑의 會穴이다. [10]氣海는 氣가 생성되는 바다로서 이곳을 刺鍼하면 振陽의 효과를 얻을 수 있고, 또한 [11]關元은 足三陰과 任脈이 만나는 곳으로 이곳에 刺鍼하면 滋陰할 수 있다. 특히 위에 언급한 각 穴이 지닌 기운을 [12]足三里가 인도하게 되는데, 즉 膻中의 氣와 上脘이 지닌 胃와 小腸의 氣, 中脘이 지닌 六腑의 氣를 위에서부터 아래로 끌어내려서 氣海와 關元에서 陰陽相合을 이룬 氣血을 얻게 된다. 이와 같이 氣가 흐르면 血은 자동으로 흐르게 되며, 血이 흐르면 瘀는 스스로 흩어지게 되고, 瘀가 흩어지면 血熱이 저절로 식게 되는 것이다. 마지막으로 [2]大陵에 뜸을 떠 心包의 瘀血을 따뜻하게 하여 흩어지게 한다(溫而散之). 이와 같은 穴들의 배합은 (4)의 ③芍藥을 도와 泄熱하고 (4)의 ④牧丹皮를 도와 血中의 伏熱을 瀉하므로 효과적으로 凉血散瘀 할 수 있다.

참고

水氣가 고갈되고 熱이 盛하여 血을 動하게 하여 발생하는 吐血, 衄血, 便血 등의 증상에는 먼저 적절한 穴에 瀉法을 사용하여 上亢한 陽氣와 胃氣가 아래로 내려가도록 해야 하며, 그 후 탕약으로 내부를 다스리면 좋은 효과를 얻을 수 있다.

4. 金津·玉液(刺出血) — 玄參

1) 穴性, 藥性

金津과 玉液은 혀 아래에 위치한 系帶 양 옆의 설하정맥 위에 위치해 있으며, 혀를 말아 올린 후 자침하도록 해야 한다. 이 중 좌측에 있는 穴을 金津이라 하고 우측에 있는 穴을 玉液이라 하는데, 三稜鍼으로 이들을 刺出血하면 玄參과 유사한 養陰生津, 瀉火解毒의 효능을 나타내게 된다. 歸經을 살펴보면 金津, 玉液은 經外奇穴에 속하고, 玄參은 肺, 胃, 腎經에 들어가며, 效能分類를 살펴보면 金津玉液과 玄參 모두 淸熱凉血類에 속한다.

2) 臨床應用

- 金津 · 玉液(刺出血) 임상응용

(1) 熱이 營分으로 들어가 陰液을 傷하게 하여 발생하는 煩渴神昏에 쓰인다.

처방 예: 水溝[1], 承漿[2], **金津, 玉液**[3], 曲池[4], 勞宮[5], 太衝[6], 行間[7], 商丘[8], 隱白[9], 然谷[10]

(2) 咽喉腫痛, 口乾, 편도선염(乳蛾)에 쓰인다.

처방 예: **金津, 玉液(刺出血)**[1], 少商[2], 合谷[3]

- 玄參 임상응용

(3) 溫熱病에 걸려 熱이 營分에 들어가 陰液을 傷하게 하여 발생하는 口渴煩熱, 夜寐不安, 神昏 등의 증상에 쓰인다.

처방 예: **玄參**[1], 麥門冬[2], 生地黃[3] (『溫病條辨』의 增液湯)

(4) 咽喉腫痛에도 쓰인다.

처방 예: 『聖惠方』에서는 咽喉腫痛의 치료에 **玄參**[1]에 牛蒡子[2]를 배합하라고 하였다.

3) 해설

(3) 玄參과 麥門冬, 生地黃으로 구성된 增液湯은 溫病에 의한 津液의 부족을 치료하는 데 탁월한 효능이 있다. 이 처방을 더욱 자세히 분석해 보면 ①玄參은 性味가 鹹寒하고 潤下하는 작용이 있기 때문에 養陰生津, 瀉火解毒하며, ②麥門冬은 滋陰潤燥하고, ③地黃은 養陰淸熱하여 이들이 합쳐져 효과적으로 滋潤養液, 淸熱潤腸하게 된다.

(1)은 熱病에 熱이 營分으로 들어가 陰液을 손상시켜 발생하는 煩渴神昏 등의 증상을 치료하는 경혈처방으로, 먼저 [1]水溝에 자침하여 막힌 곳을 뚫어 주고, 그 다음에 [2]承漿에 자침하여 祛風淸熱하며 生津하도록 한다. 承漿은 大腸經, 胃經, 督脈과 任脈이 만나는 곳으로 腸胃를 통하게 하고 陰陽을 조화롭게 하여 祛風淸熱하고 生津해 주기 때문에 [3]金津, 玉液이 지닌 養陰生津, 瀉火解毒 효능을 보조하는 작용을 하게 된다. 특히 金津, 玉液의 효능은 (3)의 增液湯 중 ①玄參이 지닌 散寒潤下, 養陰生津, 瀉火解毒의 효능과 매우 흡사하다. 또한 [4]曲池는 大腸經에 속하는데 성질이 한 곳에 머물지 못하고 돌아다니는 특징이 있어서 通導하고 淸熱搜風하기 때문에 (3)의 ①玄參의 養陰生津 작용을 도와주고 肺胃에 뭉친 熱을 腸을 통해 아래로 배출한다. [5]勞宮은 心包絡에 속하는데, 이 穴은 心과 胸膈에 뭉친 熱을 꺼 주는 작용이 매우 우수하며 火를 아래로 이끌어 내리는 효능 또한 뛰어나다. 특히 金津, 玉液은 혀 아래에 위치하고, 心의 別絡 또한 혀 아래에 系하기 때문에 勞宮을 刺鍼하면 金津, 玉液의 養陰生津, 瀉火解毒 작용을 효과적으로 도울 수 있다. [6][7]太衝과 行間은 肝經에 속하여 養血작용이 있으며, 특히 이 두 穴에 刺鍼하면 行血逐瘀의 효능이 뛰어난다. 이와 유사하게 (3)의 ③生地黃 또한 肝經에 들어가기 때문에, 太衝과 行間을 生地黃과 함께 배합하면 血分의 熱을 꺼 주고, 瀉火凉血, 行血通血, 逐瘀消瘀의 효과를 기대할 수 있다. 商丘와 隱白은 脾經에 속하는데, 脾가 實할 때 [8]商丘를 瀉해 주면 脾의 기운을 움직여 導積해 주고 淸熱行滯해 주며, [9]隱白은 脾經의 井穴로 太陰의 根源이 되는데, 脾臟은 運化를 주관하고 脾胃는 서로 연결되어 있기 때문에 이 穴에 刺鍼하면 滋陰健脾해 주고 下陷된 胃陽을 올려 주게 되어 津液이 전신에 골고루 잘 퍼질 수 있게 한다. 이는 (3)의 ②麥門冬이 가지는 작용과 매우 흡사한데, 麥門冬 또한 胃經에 들어가고 滋陰潤燥의 작용을 해 주기 때문이다. 또한 脾經은 그 流注가 舌本에 絡하고 舌

下에서 散하기 때문에, 혀 밑에 위치하는 ③⑧⑨金津, 玉液을 취하면서 商丘와 隱白을 배합해 주면 金津, 玉液의 養陰生津작용을 효과적으로 도와줄 수 있다. 끝으로 ⑩然谷에 자침하도록 하는데, 然谷은 腎經에 속하기 때문에 이 穴에 刺鍼하면 淸熱凉血, 滋陰益腎 및 滋陰養液의 효과를 얻을 수 있다. 또한 腎經은 그 流注가 舌本을 끼고 있기 때문에 然谷을 통해 혀 밑에 위치한 金津, 玉液에 腎의 水氣를 제공하여 養陰生津하고 百脈을 윤택하게 할 수 있다.

(2)는 咽喉腫痛을 치료하는 경혈처방으로, ①②③金津, 玉液에 少商과 合谷을 배합하였는데, ②少商은 肺經의 井穴로서 疏風利咽消腫의 효능이 있으며, 또한 五臟의 熱을 없애 주기도 한다. ③合谷은 陽에 속하고 氣를 主하기 때문에 合谷에 刺鍼하면 輕淸한 氣가 表로 올라와서 發表작용을 통해 邪氣를 밖으로 내보내 주며, 少商을 보좌하여 太陰陽明에 있는 熱毒을 제거한다. 肺는 皮毛를 主하므로 ②③이 두 穴에 刺鍼하면 肺胃의 風毒熱邪가 皮毛를 통해 밖으로 배출되며, 이를 통해 咽喉의 붓기와 통증을 효과적으로 없앨 수 있다.

(4) 『聖惠方』에서는 ①玄參을 통해 瀉火解毒, 滋陰降火, 利咽喉의 효능을 얻고자 하였다. 또한 여기에 ②牛蒡子를 배합하였는데, 牛蒡子는 肺, 胃經에 들어가는 본초로서 疏散風熱하고 利咽散結하며 解毒透疹의 효능이 뛰어나다. 따라서 이 두 약재가 합쳐지면 매우 효과적으로 咽喉腫痛을 치료할 수 있다.

참고

일반적인 咽喉腫痛은 모두 붉게 붓고 통증이 있으며, 비교적 급성으로 나타난다. 증상은 일반적으로 갑자기 咽喉의 편측 혹은 양측이 부어서 아프고 음식물을 삼키기 어려운 것으로 시작하며, 이와 동시에 전신의 무력감과 惡寒發熱이 나타난다. 또한 몇 시간 내에 腫痛이 극렬해지고 咽喉의 전체로 파급되기도 하며, 痰涎이 발생하거나 대소변이 秘澁해지고 脈은 洪數하거나 滑數하다. 대개 이러한 咽喉腫痛은 肺胃의 積熱 및 風邪의 감촉, 火動痰生에 의해 발생하며, 대다수가 喉風의 범주에 속한다.

咽喉腫痛이 급작스럽게 발생하면 음식물을 삼키기 어려운 증상이 흔히 병발하기 때문에 복약에 상당한 차질을 빚을 수 있다. 이럴 때에 침구치료를 먼저 진행하여 急證을 없애 준 다음, 그 후 한약을 복용하게 하여 서서히 치료해 나가면 좋은 효과를 얻을 수 있을 것이다.

5. 間使(瀉) — 牧丹皮

1) 穴性, 藥性

間使를 瀉하면 淸熱凉血, 破血結의 효능이 있으며, 이와 유사하게 牧丹皮 또한 淸熱凉血하고 活血行瘀하는 효능을 지니고 있다. 歸經을 살펴보면 間使는 心包絡에 속하고 牧丹皮는 心經, 肝經, 腎經에 入한다. 效能分類는 間使와 牧丹皮 모두 淸熱凉血類에 속한다.

2) 臨床應用

- **間使(瀉) 임상응용**

  (1) 瘧疾에 의한 熱多寒少에 쓰인다.

  처방 예: **間使**[1], 足三里(鍼 혹은 뜸)[2], 大椎[3], 陶道[4], 然谷[5]에 모두 자침한다.

  (2) 血滯에 의한 經閉에 쓰인다.

  처방 예: 內關, 三陰交, **間使**, 關元, 大腸兪, 曲池, 血海, 行間, 腎兪, 八髎, 長强.

- **牧丹皮 임상응용**

  (3) 瘧疾에 걸려 발생하는 暮熱早凉, 脈左弦의 증상에 쓰인다.

  처방 예: 靑蒿[1], 鱉甲[2], 知母[3], 生地黃[4], **牧丹皮**[5], 花粉[6], 桑葉[7] (『溫病條辨』의 靑蒿鱉甲湯)

  (4) 血滯에 의한 經閉에도 쓰인다(『太平惠民和劑局方』의 溫經湯, 처방 예: **牧丹皮**, 川芎, 牛膝, 莪朮, 當歸, 桂枝 등).

3) 해설

(3) 瘧疾에 걸려 저녁에 熱하고 아침에 凉하면 靑蒿鱉甲湯을 사용한다. 靑蒿鱉甲湯에서 ②鱉甲은 滋陰退熱하며 絡脈에 들어가 邪氣를 찾는(搜邪) 역할을 하며, ①靑蒿

는 芳香性이 있어서 열을 없애 주고 絡脈을 뚫어 주어(清熱透絡) 邪氣를 밖으로 내보낸다. 그 밖에 ③知母는 清熱滋陰 작용을 하고, ④生地黃은 清熱凉血하고 養陰작용을 하며, ⑤牧丹皮는 凉血하여 열을 없애고, 活血하여 瘀滯를 없앤다.

이와 같은 본초들이 함께 쓰이면 養陰透熱의 효능을 갖추게 되어 瘧疾에 의한 寒熱의 증상을 치료하게 된다.

(1)은 瘧疾에 의한 熱多寒少證을 치료하는 경혈처방으로, 먼저 1間使는 (3)의 ⑤牧丹皮의 清熱凉血, 破血行瘀의 효능을 돕는다. 間使는 心包經의 經穴로 陰에 속하는데, 2足三里는 胃經의 經穴로 陽에 속하기 때문에 1 2足三里를 같이 刺鍼하거나 뜸을 떠주면 間使를 도와 陰分에 있는 邪氣를 따뜻하게 해서 邪氣를 이끌고(溫而引之) 陽分을 뚫고 나오게 하여 邪氣가 사라지도록 한다. 여기에 3大椎를 배합하는데, 大椎는 手足三陽과 督脈이 만나는 곳으로 純陽에 속하며 表를 主하기 때문에 大椎를 補하게 되면 透陽解表의 작용을 얻게 되어 (3)의 ①青蒿의 清熱透絡하고 邪氣를 이끌어 밖으로 내보내는 작용과 매우 적절히 어울리게 된다. 4陶道는 足太陽과 督脈이 만나는 곳으로 瘧疾에 의한 寒熱을 치료하는 동시에 發汗을 시켜 주며, 5然谷은 瘧疾에 의한 寒熱을 치료하며 滋陰해 주기 때문에 4 5이 두 穴이 相合하면 (3)의 ③④知母와 生地黃의 益陰清熱 작용을 효과적으로 도와주게 된다.

참고

瘧疾에 걸려 저녁에 熱하고 아침에 凉하며, 熱이 물러가도 땀이 나지 않는 것은 邪熱이 陰分에 잠복하여 나타나는 증상이다. 邪氣가 陰分에 잠복했을 때 주의할 것은 오로지 滋陰藥만 쓰거나 오직 苦寒藥으로 직접 공략하려 하면 안 되는데, 이는 위와 같은 상황에서 滋陰을 했을 시 약성이 쉽게 邪氣를 키울 수 있으며, 苦寒한 약을 썼을 시에는 쉽게 약성이 燥하게 변하여 陰을 상하기 때문에 이와 같은 治法은 전혀 알맞지 않다. 青蒿鱉甲湯은 한편으론 養陰시켜 주고 한편으론 透熱하여 陰氣가 다시 돌아와 火를 제압하게 해 주기 때문에 火邪가 사라지면 熱은 스스로 사라지게 된다.

瘧疾은 그 종류가 매우 다양한데, 예를 들어 熱多寒少한 것은 溫瘧이라 칭하고, 오직 熱만 나고 오한이 없으면 癉瘧이라 하며, 대다수 증상이 오한이거나 오직 오한만 있으면 牝瘧이라 칭하고, 瘴毒에 의해 발생하는 학질을 瘴瘧이라 하며, 오랫동안 瘧疾을 앓았으나 치료가 되지 않고 몸이 점점 말라가며 과도하게 일을 하면 재발하는 것을 癆瘧이라 한다. 또한 오랫동안 치료되지 않고 반복적으로 발작하며 옆구리 아래에 腫塊가 생기는 것은 瘧母라고 부른다.

침구치료와 한약치료를 결합하여 瘧疾을 치료할 때에는 患者가 앓고 있는 瘧疾유형과 발작시 兼發하는 증상에 따라 주의 깊게 辨證施治를 해야 한다.

6. 行間(瀉)＋中極 — 赤芍藥

1) 穴性, 藥性

行間은 肝經이 溜하는 滎穴이기 때문에 肝이 實할 때 이 穴을 瀉하면 血熱을 없애주고 血滯를 行하게 하는 효능이 있다. 行間에 中極을 배합하면 赤芍藥과 마찬가지로 活血行瘀, 破血散結한다. 歸經을 살펴보면, 行間은 肝經에 속하고 赤芍藥 또한 肝經에 入한다. 效能分類를 살펴보면, 行間에 中極을 배합하면 赤芍藥과 마찬가지로 淸熱凉血類에 속한다.

2) 臨床應用

- **行間(瀉)＋中極 임상응용**

  (1) 行間은 血滯經閉에 쓰인다.

  처방 예: 內關[1], 三陰交[2], 關元[3], 大腸兪[4], 間使[5], 曲池[6], **行間**[7], **中極**[8], 腎兪[9], 八髎[10], 長强[11], 氣海[12], 天樞[13]

- **赤芍藥 임상응용**

  (2) 氣滯에 의해 유발되는 血滯經閉에 상용된다.

  처방 예: 吳茱萸[1], **赤芍藥**[2], 三稜[3], 莪朮[4], 紅花[5], 蘇木[6], 桃仁[7], 續斷[8], 益母草[9], 黨蔘[10], 香附子[11] (이 처방은 羅元愷의 理血通經湯이다.)

3) 해설

血滯經閉의 증상은 일반적으로 氣滯에 의해 발생하는데, 몇 달 동안 생리가 없고, 아울러 精神抑鬱, 煩躁易怒, 胸脇脹滿 등과 小腹에 脹痛이 있고 누르기를 거부하거나, 舌質은 紫暗 혹은 瘀點이 있고 脈은 沈弦 혹은 沈澁하다.

(2)의 본초처방 중 ①吳茱萸는 性味가 辛苦熱하고 肝, 脾, 腎經에 들어가기 때문에 肝을 따뜻하게 해 주고 氣를 흐르게 하여 통증을 없애 주는 효능이 있다. ③④三稜과

莪朮은 血 속의 뭉쳐 있는 氣를 뚫어 주어 血 속의 瘀滯를 쫓아내기 때문에 매우 우수한 破積攻堅止痛의 효과가 있다. 또한 ⑤⑦紅花와 桃仁은 血分에 효과적으로 작용하여 瘀血을 흩어지게 하고 죽은 피(死血)를 살려 주며 經脈을 통하게 하고 破結해 주기 때문에 行血破血하는 要藥이 된다. ②赤芍藥은 活血凉血散瘀시키는 동시에 消癰散腫의 효능 또한 겸비하고 있다. ⑨益母草는 心肝의 瘀血을 行하게 하며, 脾에 울체된 기운을 풀어 주고 瘀滯를 쫓아내는 동시에 새로운 피(新血)를 만들어 주기 때문에 瘀滯를 行하게 하면서도 正氣를 손상시키지 않고, 新血이 생기게 하면서도 正氣를 손상시키지 않아 부인과의 要藥으로 쓰인다. ⑪香附子는 走하는 성질과 守하는 성질을 모두 갖추고 있으며, 氣分에 들어가기도 하고 血分에 들어가기도 하여 合血氣, 化凝血, 祛舊血, 生新血의 작용을 하기 때문에 氣病의 總司, 부인과의 主師라 칭할 수 있다. ⑩黨蔘은 補中益氣하며 養血生津하는데, 氣味가 모두 厚重하여 血分에도 들어갈 수 있으며 氣를 흐르게 하는 동시에 멈추게도 할 수 있기 때문에 行하면서도 破氣하지 않고 멈추게 하면서도 滯하지 않은 성질을 지니고 있다. 마지막으로 ⑧續斷은 肝腎을 補益하고 氣血을 調理하며 衝任脈을 공고히 하는 효능이 뛰어나기 때문에 위에 나열한 본초와 함께 매우 효과적으로 行氣散瘀, 活血通經하게 된다.

(1)은 血滯經閉에 쓰이는 경혈처방으로, [1][2]內關과 三陰交의 조합을 처방의 서두에 배치하였다. [1]內關은 手厥陰心包經의 絡穴이며 이곳에서 手少陽三焦經으로 別走하는데, 氣는 三焦로 들어가고 血은 包絡으로 돌아가기 때문에 內關은 行氣活血의 작용이 있다. [2]三陰交는 肝, 脾, 腎經이 만나는 곳으로 이 穴을 補하면 中焦의 脾를 補해 줄 뿐만 아니라 간접적으로 肝腎의 陽을 溫補해 주는 효과도 얻을 수 있다. 따라서 胞宮(자궁)이 寒冷하여 발생하는 血滯經閉에 [1][2]이 둘을 취하면 氣血을 모두 行하게 하고 따뜻하게 하여, 氣血이 通하고 經閉가 사라진다. [3]關元은 任脈에 속하여 血을 다스리는 주요 경혈로, 특히 월경이 오지 않는 증상에 사용하면 化瘀生新하는 효능이 있다. [4]大腸兪는 行氣止痛의 작용이 있으며, 中焦를 調理해 주며 燥濕하는 주요 穴이다. 그러므로 [3][4]이 두 穴을 함께 사용하면 (2)의 ⑨益母草의 行瘀血, 化瘀生新 작용을 크게 도와줄 수 있다. [5]間使는 心包經에 속하는데 血은 心包로 돌아가기 때문에 穴의 기운이 血分에 쉽게 들어간다. 그렇기 때문에 月經不調 및 血이 뭉쳐 腫塊가 된 증상에 적용하면 破血行血, 活血散瘀의 작용을 나타내게 된다. 이 경혈처방

에서는 5 6 間使와 曲池를 배합하였는데, 曲池는 大腸經에 속하여 陽의 기운을 가지고 있기 때문에 一陰과 一陽이 배합되어 큰 효과를 나타내게 된다. 특히 6 曲池는 血分의 熱을 없애 주기 때문에 瘀滯가 스스로 行하게 되고 血이 스스로 통하게 되어 血滯經閉가 자연적으로 치유되며, 5 6 이 두 穴이 서로 배합하면 (2)의 ③④三稜과 莪朮의 破血逐瘀작용과 ⑤⑦紅花, 桃仁의 散瘀通經작용을 도와주게 된다. 7 行間은 肝經에 속하여 活血行瘀하고 血結을 破해 주는 효능이 있는데, 7 8 여기에 다시 中極을 배합하면 (2)의 ②赤芍藥의 活血凉血하고 止痛消腫하는 작용과 매우 좋은 궁합을 띄게 된다. 9 腎兪는 補虛益腎한다. 10 八髎는 氣血를 조율하고 通經해 주는 要穴이고, 11 長强은 足少陰腎經, 足少陽膽經이 만나는 곳이며 督脈과 絡하고 任脈으로 別走한다. 그러므로 5 10 11 八髎, 長强에 間使를 배합하면 陰陽을 和合하고 益氣血, 固衝任하기 때문에 (2)의 본초처방 중 ⑧⑩黨參, 續斷의 補中益氣, 養血生津, 調氣血, 固衝任의 효능과 매우 좋은 시너지 효과를 나타낸다. 12 氣海는 氣血이 모이는 곳이며 氣가 생성되는 바다이고 下焦의 중요한 穴로서 腎陽을 補하는 효능이 있고, 補法을 사용하면 膀胱의 水氣를 위로 올려 전신으로 분포시켜 준다. 여기에 12 13 天樞를 배합하는데, 氣海로써 下焦의 陽氣를 올려 주고 陰氣를 전신에 분포시켜 주며, 天樞로써 胃氣를 調理하여 氣의 운행을 이롭게 하면, 陰陽이 相合하고 氣血이 새로 생성되며 生新祛舊하여 凝血을 없애 通經시켜 준다. 이 氣海와 天樞의 조합은 (2)의 ⑪香附子의 작용과 매우 흡사하다.

經閉는 임상에서 매우 다양한 유형으로 나타나기 때문에 매우 신중히 변증시치를 해야만 이상적인 치료효과를 얻을 수 있다.

7. 魚際(瀉) + 太谿(補) — 地骨皮

1) 穴性, 藥性

魚際는 金 중의 火를 瀉하며, 逐邪하고 扶正하는 효능이 있다. 또한 太谿는 水중의 土를 補해 주고, 潤燥하여 金氣를 생성시킨다. 따라서 魚際와 太谿가 서로 조합되면 淸熱凉血하고 기침을 멎게 하며 骨蒸勞熱을 없애 주는 효능이 있다. 이는 淸熱凉血하고 骨蒸勞熱을 없애 주는 地骨皮와 그 효능이 매우 흡사하다. 歸經을 살펴보면 魚際와 太谿는 각각 肺, 腎經에 속하며, 地骨皮 또한 肺, 腎經에 入한다. 效能分類를 살펴보면 魚際와 地骨皮 모두 淸熱凉血類에 속한다.

2) 臨床應用

- **魚際(瀉)+太谿(補) 임상응용**

  (1) 肺熱咳嗽의 증상에 쓴다.

  처방 예: 肺兪[1], 尺澤[2], **魚際**[3], **太谿**[4], 足三里[5], 天突[6]에 모두 刺鍼하고 膻中[7]을 피부를 따라 淺刺한다.

  (2) 虛勞에 의해 발생한 骨蒸에 쓰인다.

  처방 예: **魚際**, **太谿**

- **地骨皮 임상응용**

  (3) 肺熱에 의해 발생한 咳嗽나 氣急과 같은 증상에 쓰인다.

  처방 예: **地骨皮**[1], 桑白皮[2], 甘草[3], 粳米[4] (錢乙瀉白散)

  (4) 虛勞에 의해 발생한 骨蒸에 쓰인다.

  처방 예: 예를 들어『千金方』에서는 **地骨皮**에 麥門冬, 小麥을 배합하였다.

3) 해설

肺熱에 의해 발생하는 咳嗽의 발병기전을 살펴보면, 肺는 皮毛를 主하므로 肺에 잠복된 열(伏熱)이 있다면 으슬으슬 오한이 생기고 皮膚에 蒸熱이 발생한다. 또한 만약 肺氣가 上逆하고 肺에 熱이 있다면 肺의 氣를 맑게 하여 肅降하는 기능이 제대로 작동하지 않기 때문에 咳嗽 및 喘急 증상이 나타나게 된다.

(3)은 肺熱咳嗽를 치료하는 본초처방으로, ②桑白皮는 瀉肺清熱, 化痰平喘하며 ①地骨皮는 肺에 잠복되어 있는 火를 꺼 주고 退虛熱하며, ③④甘草와 粳米는 和中健脾 한다.

(1)은 肺熱咳嗽를 치료하는 경혈처방으로, 1肺兪는 만성 소모성 질환으로 인해 발생하는 열(勞熱)이나 上氣證, 肺痿, 肺熱, 寒喘, 脹滿 등 증상에 쓰이기 때문에 이 穴에 자침하면 (3)의 ②桑白皮의 瀉肺清熱, 化痰平喘 작용과 매우 유사한 효능을 보이게 된다. 또한 이 경혈처방에서는 止咳의 효능을 증강시키기 위해 2尺澤을 배합하였는데, 尺澤은 肺經의 合穴로서 咳嗽唾濁과 勞熱, 喘滿 등의 증상에 적용할 수 있으며, 특히 肺經이 實할 경우 이 穴을 瀉하면 그 효과가 매우 좋다. 12肺兪에 尺澤을 배합하면 (3)의 ②桑白皮의 瀉肺清熱, 化痰平喘의 작용을 효과적으로 도울 수 있다. 5足三里는 胃經에 속하는데 胃는 五行 중 土에 속하기 때문에 足三里를 土中眞土라 부르기도 한다. 肺는 五行 중 金에 속하여, 五行相生의 원리에서 金은 土에 의해 生하므로, 肺經에 虛熱이 있을 때는 "虛則補其母"의 원리에 따라 胃를 補해야 한다. 胃는 또한 五臟六腑의 바다가 되므로, 足三里를 통해 升清降濁, 導痰行滯할 수 있으며, 여기에 567天突과 膻中을 배합하면 上氣咳逆, 喘滿咳嗽등의 증상이 母가 實해짐에 따라 자연적으로 사라지게 된다. 특히 膻中은 氣가 모이는 곳으로 足三里, 天突과 같이 배합되면 (3)의 ③④甘草, 粳米의 和中하고 健脾胃하는 작용과 유사한 효능을 나타낸다.

<표 4-2> 淸熱涼血類에 속한 經穴과 本草의 효능 비교

	經穴/本草	분류	歸經	효능	性味/해설	임상응용
1	犀角(대체약물 사용)	淸熱涼血	心, 肝, 胃	淸熱涼血, 解毒定驚	苦, 寒	①溫熱病에 의한 熱盛火熾, 神昏譫語, 壯熱이 없어지지 않거나 溫邪가 營分에 들어가서 발생하는 夜寐不安, 煩熱譫語, 小兒驚風, 壯熱 등의 증상에 쓰인다. ②濕熱病에 의한 熱盛火熾, 斑疹에 쓰인다. ③內熱이 亢盛해 血이 妄行하여 발생하는 吐血, 衄血 등의 증상에 쓰인다.
	神門(瀉) + 太衝(瀉)		心, 肝		瀉法을 사용	①小兒驚風: 百會, 風府, 神門, 印堂, 委中, 曲池, 合谷, 太衝. ②熱風에 의한 癮疹: 曲池, 曲澤, 合谷, 列缺, 肺兪, 魚際, 神門, 內關. ③血熱妄行에 의한 吐血, 衄血, 下血: 隱白, 大陵, 神門, 太谿.
2	牛黃	淸熱	心, 肝	淸熱解毒, 熄風定驚, 開竅豁痰	苦, 甘, 凉	①邪熱이 逆으로 心包에 傳해져서 발생하는 神昏譫語, 壯熱驚病, 抽搐 등의 實證 ②熱病에 의한 神昏 및 中風에 의한 神昏, 口噤 등 ③咽喉腫痛, 腐爛 및 각 종 癰毒瘡瘍에 쓰임.
	十二井穴(刺出血)		經外奇穴		十二井穴을 刺出血해 주면 三陰三陽 의 經氣를 통하게 해 준다. 點刺出血해 주는 것은 壅熱을 泄하여 氣가 통하고 단힌 것을 열어 주는 것이다	①熱極生風에 의해 발생하는 驚癎, 抽搐, 口噤 등의 증상에 手足의 모든 井穴 및 十宣穴을 취한다. ②熱病에 의한 神昏과 中風에 의한 神昏, 口噤: 水溝, 風府, 百會, 啞門, 前頂, 素髎, 湧泉, 崑崙 등. ③咽喉腫痛에 쓰인다(예를 들어 喉風): 合谷, 少商을 刺出血, 尺澤, 豊隆, 關衝, 外關, 風府, 商陽, 天容.

	經穴/本草	분류	歸經	효능	性味/해설	임상응용
3	鮮地黃	淸熱涼血	肝, 腎	淸熱, 涼血, 生津	甘, 苦, 寒	①血熱에 의해 발생하는 衄血, 吐血, 下血 및 陰虛內熱, 消渴 등의 증상. ②乾地黃은 鮮地黃과 효능이 유사하나 淸熱力이 비교적 약하고 養陰滋燥의 효능이 강하다. 乾咳, 虛勞 등의 증상을 치료한다.
	大陵(瀉) + 曲泉(瀉)		心包, 肝		大陵(瀉)은 心胸의 熱邪를 없애주고, 曲泉은 淸營, 涼血, 養血, 生血해 준다.	①血熱에 의해 발생한 衄血, 吐血, 下血: 隱白, 大陵, 神門, 太谿, 大椎, 膻中, 上脘, 中脘, 氣海, 關元, 足三里에 자침하거나 太谿에 뜸을 뜬다. ②生血, 涼血: 曲泉.
4	玄蔘	淸熱涼血	肺, 胃, 腎	養陰生津, 瀉火解毒	甘, 苦, 寒	①溫熱病에 의해 熱이 營分에 들어가서 陰液이 손상된 것을 치료한다. 口渴煩熱, 夜寢不安神昏 등의 증상을 치료한다. ②咽喉腫痛, 口乾 및 溫病에 의한 발생하는 반점을 치료한다.
	金津, 玉液 (刺出血)		經外奇穴		三稜鍼으로 이 두 穴을 刺出血시킨다. 이 穴은 혀 아래 系帶의 양 옆 정맥 위에 있다. 자침하여 消渴除煩 하고 인후의 종통을 치료한다.	①熱이 營分에 들어가 陰液이 손상되어 발생한 煩渴神昏을 치료한다: 水溝, 承漿, 金津, 玉液, 曲池, 勞宮, 太衝, 行間, 商丘, 隱白, 然谷. ②咽喉腫痛, 口乾, 乳蛾 증상을 치료한다: 少商, 合谷, 金津, 玉液을 刺出血 시킨다.
5	牧丹皮	淸熱涼血	心, 肝, 腎	淸熱涼血, 活血行瘀	辛, 苦, 微寒	①熱邪가 血分에 의해 발생하는 夜熱早涼, 吐血, 衄血, 發疹, 舌絳赤 및 發熱 등의 증상에 쓰인다. ②血滯에 의해 발생한 經閉 및 惡血이 積聚하여 아픈 증상, 創傷跌損, 瘀血阻滯 등의 증상에 쓰인다.
	間使(瀉)		心包	淸熱涼血, 破血結	瀉法을 사용	①瘧疾에 의해 발생한 熱多寒少: 間使, 足三里(刺鍼 혹은 뜸), 大椎, 陶道, 後谿. ②血滯經閉: 內關, 三陰交, 間使, 關元, 大腸兪, 曲池, 血海, 行間, 腎兪, 八髎, 長强.

	經穴/本草	분류	歸經	효능	性味/해설	임상응용
6	赤芍藥	清熱涼血	肝	凉血活血, 消癰散結	苦, 微寒	清血熱의 작용이 있어서 癰腫疼痛을 치료하며 行血滯하여 經閉를 치료하거나 疼痛을 경감시켜 준다. 출산 후 瘀血疼痛에 쓰인다.
	行間(瀉) + 中極		肝	活血行瘀, 破血結	瀉法을 사용한다. 行間은 肝經의 滎穴이기 때문에 肝이 實하면 이 穴을 瀉해야 하며, 清血熱, 行血滯의 효능이 있다.	①血滯經閉: 內關, 三陰交, 關元, 大腸兪, 間使, 曲池, 行間, 中極, 腎兪, 八髎, 長强. ②산후 血滯에 의한 惡露, 瘀凝疼痛: 關元, 中極, 氣海, 三陰交, 腎兪.
7	地骨皮	清熱涼血	肺, 腎	清熱凉血, 骨蒸勞熱을 없앰	甘, 淡, 寒	①肺熱에 의한 咳嗽, 喘息 등의 증상. ②虛熱에 의한 骨蒸, 虛勞에 의한 骨節煩熱에 쓰인다.
	魚際(瀉) + 太谿(補)		肺, 腎	清熱凉血, 止咳, 骨蒸勞熱을 없앰	太谿는 水中의 土를 補하여 潤燥하고 生金해 준다. 魚際는 金中의 火를 瀉하여 逐邪하고 扶正해 준다.	①肺熱咳嗽: 肺兪, 尺澤, 魚際, 太谿, 足三里, 天突, 膻中을 피부에 따라 刺鍼한다. ②虛勞에 의한 骨蒸을 치료한다: 魚際, 太谿 위주로 刺鍼.

제3절 清熱燥濕類

清熱燥濕類의 경혈과 본초는 溫熱이 內蘊하거나 濕邪가 熱로 변화하여 발생하는 증상에 쓰이며, 구체적으로는 心煩口燥, 小便이 澁하고 黃赤한 증상, 下痢, 泄瀉, 痔瘡, 黃疸, 關節腫痛 등의 증상에 쓰인다.

清熱燥濕類의 경혈과 본초는 일반적으로 津液이 虧耗되어 있거나 脾胃가 허약한 환자에게는 쓰지 않는다. 만약 부득이하게 이 분류에 속한 경혈과 본초를 사용해야 할 경우에는 養津하거나 益胃해 주는 경혈과 본초를 함께 배합해야 한다.

본 절에서는 清熱燥濕類에 속한 일부 경혈과 본초를 穴性과 藥性에 따라 비교 대조하고, 경혈과 본초의 공통적인 효능에 따라 처방과 운용방법을 설명하였다.

또한, 본 절에서 논의한 내용을 본 절의 맨 뒤 〈표 4-3〉에 요약 정리하여 제시하였다.

1. 合谷(瀉) — 黃芩

1) 穴性, 藥性

合谷(瀉)은 淸熱止血하고 安胎하는 효능이 있으며, 黃芩 또한 淸熱, 燥濕, 止血, 安胎의 효능이 있다. 歸經을 살펴보면 合谷은 大腸經에 속하고, 黃芩은 大腸經 뿐만 아니라, 心經, 肺經, 膽經, 小腸經에도 入한다. 效能分類를 살펴보면 合谷과 黃芩 모두 淸熱類에 속한다.

2) 臨床應用

- **合谷(瀉) 임상응용**

(1) 肺熱에 의한 咳嗽에 쓰인다.

처방 예: 風門, 大杼, 肺兪, 合谷, 尺澤, 太淵, 大椎

(2) 熱이 盛해 迫血外溢하여 발생하는 吐血, 衄血, 咳血에 쓰인다.

처방 예: 巨骨, 神門, 郄門, 曲池, 合谷, 足三里, 魚際, 太谿, 列缺, 上星, 迎香, 二間

(3) 胎熱에 의한 胎不安에도 쓰인다.

처방 예: 合谷(瀉)[1], 三陰交(補)[2]

- **黃芩 임상응용**

(4) 熱病에서 壯熱이 사라지지 않거나, 肺熱에 의한 咳嗽 등의 증상에 쓰인다.

처방 예: 柴胡, 黃芩, 人參, 甘草, 半夏, 大棗, 生薑 (小柴胡湯). 黃芩 單味를 사용하여 肺熱咳嗽를 치료할 수도 있으며(『證治准繩』의 黃芩散), 혹은 半夏, 天南星과 함께 熱嗽痰壅을 치료할 수도 있다(張潔古小黃丸).

(5) 熱이 盛해 迫血外溢하여 발생하는 吐血, 衄血, 咳血 등 증상에 쓰인다.

처방 예: 大黃, 黃連, 黃芩 (張仲景의 瀉心湯)

(6) 胎熱不安에도 쓰인다. 朱丹溪는 胎熱不安을 치료할 때 白朮[1]과 黃芩[2]을 같이

사용해야 한다고 하였다.

3) 해설

合谷과 黃芩의 應用에 대해 예로부터 여러 鍼灸文獻에 "合谷은 黃芩과 매우 유사하며, 三陰交는 白朮과 매우 유사하다(合谷猶如黃芩也, 三陰交猶如白朮也)."와 같은 기록이 남아 있다.

(3)은 胎熱不安을 치료하는 경혈처방으로, [1]合谷은 瀉法을 쓰고 [2]三陰交에는 補法을 사용하였는데, 이는 三陰交가 임신의 要穴 중 하나로, 三陰交를 補하면 脾를 補해 주어 養血시켜 줄 수 있기 때문이다. 더욱 주목해야 할 것은 三陰交의 安胎작용이 合谷을 瀉하여 생기는 淸熱작용과 서로 뗄 수 없는 관계라고 한 것인데, 그 이유는 무엇일까? 徐靈胎는 이에 대해 "여자가 임신을 하면 그 속에 있는 眞陽이 매일 아이의 血을 흡수하여 점점 커지기 때문에 날이 갈수록 陽은 왕성해지고 陰은 衰退한다. 따라서 半産 이나 滑胎(유산)는 모두 火가 盛한데 반해 陰은 衰弱하여 아이의 形態를 완전히 하지 못해 발생하는 것이다(婦人懷孕中一點眞陽, 日吸因血以養, 此陽日旺而陰日衰, 凡半産滑胎, 皆火盛陰衰不能全其形體站也)."라고 하였으며, 葉天士 또한 "태아는 凉氣를 얻으면 안정된다(胎得凉而安)."라고 하였다. 이와 같이 安胎를 하려 하면 반드시 旺盛한 火를 꺼 줘야 하기 때문에 三陰交에 合谷(瀉)을 배합하는 것이다.

(6) 胎熱不安을 치료하는 본초처방에서 朱丹溪는 ①②白朮과 黃芩을 같이 사용하였는데, 이는 ②黃芩의 淸熱작용을 위주로 사용하되, 脾는 後天之氣의 生化를 주관하므로 ①白朮을 배합하여 補脾養胎하는 것이다.

위에 언급한 胎熱不安을 치료하는 경혈처방과 약물처방은 어느 정도 연구해 볼 가치가 있는 것으로 생각된다.

2. 神門(瀉) + 曲池(瀉) — 黃連

1) 穴性, 藥性

神門은 心胃의 熱을 없애는 효능이 있다. 神門에 曲池를 배합하면 黃連과 마찬가지로 淸熱燥濕, 淸心除煩, 瀉火解毒의 효능을 지니게 된다. 歸經을 살펴보면 神門은 心經에 속하고 曲池는 大腸經에 속하며, 黃連은 心, 肝, 膽, 胃, 大腸經에 入한다. 效能分類를 살펴보면 神門과 曲池의 조합은 黃連과 마찬가지로 淸熱類에 속한다.

2) 臨床應用

- **神門(瀉)+曲池(瀉) 임상응용**

(1) 心火亢盛에 의한 虛煩不眠에 쓰인다.

처방 예: 肩髃, **神門**, **曲池**를 모두 瀉하고 足三里를 補한다.

(2) 눈의 腫痛에도 쓰인다.

처방 예: 睛明, 太陽, 合谷, **曲池**, 上星

(3) 血熱妄行에 의한 吐血, 衄血에도 쓰인다.

처방 예: 巨骨[1], **神門**[2], 郄門[3], **曲池**[4], 合谷[5], 足三里[6]

- **黃連 임상응용**

(4) 心火亢盛에 의한 煩躁不眠에 주로 쓰인다.

처방 예: **黃連**, 黃芩, 阿膠, 芍藥, 雞子黃 (黃連阿膠湯)

(5) 火가 盛하여 발생하는 目赤腫痛에도 쓰인다.

처방 예: 계란 흰자에 **黃連**을 담근 후 눈에 떨어뜨린다.

(6) 血熱妄行에 의한 吐血, 衄血證에도 쓰인다.

처방 예: 大黃[1], **黃連**[2], 黃芩[3] (『金匱要略』의 瀉心湯)

3) 해설

吐血, 衄血을 치료할 때에는 주로 清熱降火작용을 통해 지혈시킨다. 血은 氣를 따라 흐르고, 氣의 火가 줄어들면 血이 점점 평정을 되찾기 때문에 옛 사람들은 "瀉心하는 것이 바로 瀉火하는 것이며, 瀉火하는 것이 바로 지혈하는 것이다(瀉心即是瀉火, 瀉火即是止血)."라고 하였다. 특히 李時珍은 "瀉心湯을 사용하는 것은 心을 瀉하는 것이 아니라 脾의 濕熱을 제거하는 것이다(用瀉心湯亦即瀉脾之濕熱, 非瀉心也)."라고 주장하였다. 나아가 『血證論』에서는 "血은 비록 胃가 주관하지는 않지만 吐證이라면 胃를 고려하지 않을 수 없다! 血이 돌아가서 머무는 곳은 血海이고, 血海는 또한 衝脈이기도 하며, 衝脈은 陽明과 연결되므로 衝脈의 기운이 上逆하지 않는데 血이 逆上하는 경우는 없다. …… 陽明의 氣는 아래로 내려가는 것이 올바른데, 만약 이 기운이 逆行하여 구토를 한다면 氣가 下行하는 작용이 실조된 것을 의미하므로, 급히 胃를 다스려 氣가 올바르게 흘러가게 하면(氣順) 구토는 멈추게 된다. 또한 血이 급히 내달리거나 허탈해지지(奔脫) 않게 된다(血雖非胃所主, 然同是吐證, 安得不責於胃! 況血之歸宿, 在於血海; 衝爲血海, 其脈而於陽明, 未有衝氣不逆上而血逆上者也. …… 陽明之氣, 下行爲順, 今乃逆吐, 失其下行之合, 急調其胃, 使氣順吐止, 則血不致奔脫矣)."라고 하였다. 이와 같이 역대 의가들은 피를 토하는 것과 陽明의 氣가 逆上하는 것이 관련이 있음을 특히 강조하였다.

(6) 血熱妄行에 의해 발생하는 吐血, 衄血의 치료에 쓰이는 瀉心湯 중 ①大黃은 脾經, 胃經, 大腸經, 心經, 肝經에 들어가는데, 이 처방에서 大黃은 주로 "아래로 氣를 끌어내려 血分의 實熱을 瀉하는 작용"을 하게 된다.

(3)의 경혈처방에서 [1]巨骨은 手陽明大腸經에 속하고 성질이 주로 沈降하기 때문에 매우 강력한 開胸鎭逆 효과를 지니고 있어서 가슴 부위의 모든 瘀滯나 모든 上逆하는 邪氣를 아래로 밀어 내려 준다. 그러므로 氣가 上逆하여 발생하는 吐血, 衄血에 이 穴을 應急穴로 자침하면 좋은 효과를 얻을 수 있다. 또한 巨骨은 手陽明과 陽蹻脈이 서로 만나는 穴로 가슴 부위의 瘀血 및 吐血 증상에 매우 좋은 치료효과를 보여 준다. 여기에 [3][6]郄門과 足三里를 배합해 주는데, [3]郄門은 心包絡에 속하고 血은 包絡으로 돌아가기 때문에 이 穴은 嘔血, 衄血에 모두 효과가 있다. [6]足三里는 胃經의

기운을 조절하는 중추로서 맑은 기운을 올려 주고 탁한 기운을 내려 주는 힘을 지니고 있다. 그렇기 때문에 [1][3][6]足三里에 巨骨, 郄門이 배합되어 위에서부터 아래쪽으로 心胃의 火를 크게 꺼 주어 上逆하는 기운을 꺾어 주고, 肺胃와 陽明에서 逆上한 氣를 아래로 내려 주며, 급히 胃氣를 다스려 주기 때문에 吐血, 衄血이 자연스럽게 사라지게 된다. 이 세 穴이 같이 조합되면 (6)瀉心湯 중 ①大黃의 효능과 매우 유사해진다. 경혈처방 중 [2][4]神門과 曲池의 배합은 清熱燥濕, 清心除煩, 瀉火解毒 작용을 하여 (6)의 ②黃連의 효능과 일치하게 된다. 또한 [5]合谷의 清熱燥濕하고 止血하는 효능은 (6)의 ③黃芩의 효능과 일치한다.

이상의 내용은 血熱妄行에 의한 吐血衄血證에 쓰이는 경혈처방과 본초처방을 비교 분석한 것으로, 임상에서 변증시치를 할 때 참고하기 바란다.

참고

吐血은 대부분 熱에 의해 발생하는데 그 중에도 胃熱과 肝火의 구별이 있으며, 이에 따라 止血할 때에도 肝과 胃를 구별하여 치료해야 하므로 이 점을 주의 깊게 판별해야 한다. 또한 吐血의 양이 많거나 오랫동안 吐血이 멈추지 않을 때는 일반적으로 병이 實證에서 虛證으로 변한 것으로 氣虛나 陰虛의 증상이 나타나는 경우가 많기 때문에 자세한 변증이 요구된다.

3. 委中(刺出血) — 黃柏

1) 穴性, 藥性

委中은 오금 횡문 중앙의 동맥이 뛰는 곳으로, 이곳을 刺鍼하여 출혈시키면 暑濕風熱邪 및 毒穢를 없앨 수 있다. 따라서 委中은 黃柏과 흡사한 淸熱燥濕, 瀉火解毒의 효능을 지니고 있다. 歸經을 살펴보면 委中은 膀胱經에 속하고 黃柏은 膀胱經과 腎經, 大腸經에 入한다. 效能分類를 살펴보면 委中과 黃柏 모두 淸熱類에 속한다.

2) 臨床應用

- 委中(刺出血) 임상응용

(1) 濕熱에 의한 下痢에 쓰인다.

처방 예: 內關[1], **委中**[2], 太谿[3], 上廉[4]을 모두 瀉한다.

(2) 陰이 虛하여 熱이 나고 骨蒸, 盜汗 등의 증상에 쓰인다.

처방 예: 魚際, 太谿, **委中**

(3) 문둥병(大風瘡)에 쓰인다.

처방 예: 三稜鍼으로 **委中** 부위의 동맥을 찔러 출혈시킨다.

- 黃柏 임상응용

(4) 濕熱이 蘊結되어 발생하는 下痢에 쓰인다.

처방 예: 白頭翁[1], 秦皮[2], 黃連[3], **黃柏**[4] (『傷寒論』의 白頭翁湯)

(5) 陰이 虛하여 발생하는 發熱, 骨蒸盜汗에 쓰인다.

처방 예: 知母, **黃柏**, 熟地黃, 龜板, 豬脊髓를 꿀에 넣고 丸으로 만든다(『丹溪心法』의 大補陰丸).

(6) 熱이 盛하여 발생하는 癰腫瘡瘍에도 쓰인다.

처방 예: 『梅師方』에서는 젖멍울(乳癰)이 생기거나, 등의 부스럼(發背瘡)이 막 생겨서 약간 붉게 변했을 때 **黃柏**가루와 계란 흰자를 섞은 것을 바

르라고 하였다.

3) 해설

濕熱에 의해 발생하는 下痢는 濕熱이 腸 속에서 뭉쳐서 氣血이 막히기 때문에 傳導 기능이 상실되어 생긴다. 그리하여 배가 아프고 裏急後重 증상이 나타나며, 濕熱邪가 가진 독성이 신체를 熏灼하게 되면 氣血을 손상시켜 끈적끈적하게 만들어 준다. 그렇기 때문에 赤白下痢(피와 고름이 섞여서 나오는 下痢)가 생기고 肛門이 타는 것 같이 뜨거우며 小便은 短赤하게 된다. 舌苔가 膩하면 濕이 盛한 것이며, 黃色이면 熱이 盛한 것이고, 脈이 滑하면 實證, 數한 것은 熱이 盛한 것이다.

(1)의 경혈처방에서 1內關은 手厥陰心包經에 속하는데, 血은 包絡으로 돌아가기 때문에 이 穴은 血分의 熱을 꺼 줄 수 있다. 또한 이 穴은 手厥陰心包의 絡穴로 少陽으로 갈라져 가기 때문에 肝膽의 熱도 또한 꺼 줄 수 있다. 여기에 2委中을 배합하여 清熱燥濕, 瀉火解毒한다. 3太谿는 水 중의 土氣를 補해 주며, 4上廉은 手陽明經에 속하여, 34이 둘을 배합하면 邪氣를 제거하면서도 扶正하고, 묵은 것을 없애면서 새로운 것을 만들어 주기 때문에 水火相濟의 원리가 녹아 있다.

(4) 濕熱下痢에 쓰이는 白頭翁湯에서 ①白頭翁은 血分의 熱을 없애 주기 때문에 熱毒赤痢를 치료하는 중요한 약이다. 또한 ③④黃連과 黃柏은 清熱解毒, 堅陰止痢하며, ②秦皮는 肝熱을 없애 주어 熱痢를 멈추게 한다.

이상에서 濕熱下痢에 사용할 수 있는 경혈처방과 본초처방을 제시하였다.

참고

임상에서는 濕熱下痢 뿐만 아니라 "疫毒痢", "虛寒痢", "休息痢" 등 여러 종류의 下痢 유형이 있으므로, 증상을 자세히 살피고 적절하게 치료해야 한다. 예를 들어 疫毒에 의한 이질은 凉血解毒을 위주로 해야 하며, 虛寒이 몸 안에서 盛하면 溫下固脫을 해야 하고, 休息痢는 補氣溫中 해야 한다.

4. 行間(瀉) — 龍膽草

1) 穴性, 藥性

肝經이 實할 때에는 行間을 瀉해야 함을 역대 의가들은 모두 강조하고 있는데, 行間과 龍膽草는 모두 肝膽의 熱을 꺼 주는 효능이 있다. 歸經을 살펴보면 行間은 肝經에 속하고 龍膽草 또한 肝經에 들어가며, 效能分類는 둘 다 清熱類에 속한다.

2) 臨床應用

- 行間(瀉) 임상응용

(1) 肝經의 鬱火에 의해 발생한 흉부의 찌르는 듯한 통증에 쓰인다.

처방 예: 支溝[1], 間使[2], <u>**行間**</u>[3], 阿是穴[4]

(2) 肝經에 鬱熱이 있는데, 이 熱이 盛하여 風이 되어 발생하는 急性抽搐에도 쓰인다.

처방 예: 百會, 風府, 印堂, 委中, 曲池, <u>**行間**</u>, 太衝

- 龍膽草 임상응용

(3) 肝經의 濕熱에 의해 발생하는 눈이 붉게 변하고 붓고 아픈 증상, 흉부의 찌르는 듯한 통증에 쓰인다.

처방 예: <u>**龍膽草**</u>[1], 黃芩[2], 梔子[3], 澤瀉[4], 木通[5], 車前子[6], 當歸[7], 柴胡[8], 甘草[9], 生地黃[10] (『醫宗金鑒』의 龍膽瀉肝湯)

(4) 肝經의 熱이 盛하여 風으로 변해 발생한 사라지지 않는 고열, 급성 抽搐 등에 쓰인다.

처방 예: <u>**龍膽草**</u>, 黃連, 牛黃, 鉤藤, 青黛, 麝香, 冰片 (『小兒藥證直訣』에서 急驚風을 치료한다고 하였다.)

3) 해설

(1)은 肝經鬱火에 의해 발생한 胸部의 刺痛을 치료하는 경혈처방으로, [3]行間은 (3)의 ①龍膽草와 함께 肝膽의 實火를 꺼 주고 肝膽의 熱을 없애며 疏肝理氣의 작용도 하게 된다. [1]支溝는 三焦經의 經火穴로, 이 穴에 자침하면 상, 중, 하 三焦의 熱을 꺼 줄 수 있다. [2]間使는 心包絡에 속하여 그 기운이 血分에 들어가기 때문에 血 속의 熱을 꺼 주는 데 효과적이고, 또한 血 중의 氣를 다스려 주기도 한다. 경혈처방 중 마지막에는 [4]阿是穴을 배합하였는데, 阿是穴은 통증 부위 및 경중 등에 따라 穴位를 정하게 되며, 또한 환자의 상태에 따라 阿是穴에 자침하거나 뜸을 떠 줄 수도 있다.

(3) 龍膽瀉肝湯 중에서 ①龍膽草는 肝經의 實火와 下焦의 濕熱을 없애 주며, ②③黃芩과 梔子는 性味가 苦寒하기 때문에 火를 꺼 주는 작용을 한다. 또한 ④⑤⑥木通, 車前子, 澤瀉는 濕熱을 淸利하는 작용을 한다. 火가 盛하면 陰液이 어쩔 수 없이 핍박받기 때문에 ⑦⑩生地黃과 當歸를 써서 肝血을 滋養시켜 주면 사기를 쫓아내도 正氣가 傷하지 않게 된다. 또한 ⑧柴胡는 肝氣를 條達하며, ⑨甘草는 和中解毒하고 모든 약을 어우러지게 하여 결과적으로 肝經濕熱과 鬱火에 의해 발생하는 가슴의 찌르는 듯한 통증을 효과적으로 치료해 준다.

이상의 내용은 肝經鬱火에 의해 발생한 胸刺痛을 치료하는 경혈처방과 본초처방이다.

참고

肝經에 鬱火가 있을 경우 胸刺痛이 발생하는 동시에 때때로 目赤腫痛, 陰囊腫痛 및 耳聾이 나타나기도 한다. 그러므로 상황에 맞추어 적절한 경혈과 본초를 가감해야 하며, 정확한 변증시치를 해야 한다.

5. 上廉(瀉) — 苦參

1) 穴性, 藥性

上廉에 瀉法을 사용하면 腸胃의 熱을 없애 주고 祛風行濕하는 효능이 있다. 이와 같이 上廉은 清熱除濕, 祛風利水의 효능이 있으며, 苦參은 清熱除濕, 祛風殺蟲의 효능이 있다. 歸經을 살펴보면 上廉은 大腸經에 속하고, 苦參은 大腸經, 心, 肝, 小腸과 胃經에 入한다. 效能分類를 살펴보면 上廉과 苦參 모두 清熱除濕類에 속한다.

2) 臨床應用

- 上廉(瀉) 임상응용

(1) 濕熱痢疾에 쓰인다.

처방 예: 內關[1], 委中[2], 太谿[3], 上廉[4]을 모두 瀉한다.

(2) 濕熱이 蘊結되어 발생하는 小便不利의 증상에 쓰인다.

처방 예: 足三里, 上廉, 曲泉, 陰陵泉

- 苦參 임상응용

(3) 濕熱痢疾과 黃疸 등의 증상에 쓰인다.

처방 예: 木香[1], 甘草[2], 苦參[3] (『沈氏尊生書』의 香參丸). 복통이 있고 裏急後重이 있으면 黃連을 첨가한다.

(4) 강력한 清熱利尿 작용이 있어서 濕熱蘊結에 의해 발생하는 小便不利 증상에 쓰인다.

처방 예: 當歸, 貝母, 苦參 (『金匱要略』의 當歸貝母苦參丸)

3) 해설

濕熱痢疾을 치료하는 (1)의 경혈처방에서 [4]上廉은 腸胃의 熱을 꺼 주고 祛風行濕하는 효능이 있으므로 濕熱痢疾을 치료하는 (3)의 본초처방 중 ③苦參과 부합한다.

(1)의 경혈처방 중 [1][2]內關과 委中의 배합은 하나는 위에 위치해 있고 하나는 아래에 위치해 있어 함께 清熱除濕하는 효능이 있으며, [3]太谿는 腎水를 이롭게 하여 濕을 제거하고, 水 중의 土氣를 補하여 (3)의 본초처방 중 ①木香과 부합한다. 木香은 脾經에 入하여 補脾益氣하기 때문에 水 중의 脾土를 補하는 太谿와 매우 유사하다.

<표 4-3> 清熱燥濕類에 속한 經穴과 本草의 효능 비교

	經穴/本草	분류	歸經	효능	性味/해설	임상응용
1	黃芩	清熱	心, 肺, 膽, 大腸, 小腸	清熱利濕, 止血安胎	苦, 寒	①熱病에 의한 壯熱不退, 肺熱咳嗽, 濕熱下痢, 咽喉腫痛에 쓰인다. ②熱이 盛해 迫血外溢하여 발생하는 吐血, 衄血, 便血, 血崩 등의 증상에 쓰인다. 熱이 사라지면 血이 더 이상 妄行하지 않는다. ③朱丹溪는 白朮과 黃芩으로 胎熱不安을 치료하였다.
	合谷(瀉)		大腸	清熱, 止血, 安胎	瀉法을 사용. 合谷은 上下焦의 열을 꺼 주며 三陰交는 脾를 補해주고 中下焦의 陰을 補해 준다. 두 穴이 같이 清熱安胎해 준다.	①肺熱咳嗽: 風門, 大杼, 肺兪, 合谷, 尺澤, 太淵, 大椎. ②熱이 盛해 迫血外溢하여 발생한 吐血, 衄血, 咳血: 巨骨, 神門, 郄門, 曲池, 合谷, 足三里, 魚際, 太谿, 列缺, 上星, 迎香, 二間. ③胎熱不安: 合谷(瀉), 三陰交(補).
2	黃連	清熱	心, 肝, 膽, 胃, 大腸, 小腸	清熱燥濕, 清心除煩, 瀉火解毒	苦, 寒	①腸胃에 濕熱이 있어 발생한 嘔吐, 瀉痢, 痔瘡 등의 증상을 치료한다. ②心火亢盛, 煩躁不眠 및 熱病에 의한 心熱神煩, 神昏譫語 등의 증상을 치료한다. ③火毒에 의한 癰瘍, 耳目腫痛, 口舌生瘡 등의 증상에 쓰인다. 또한 血의 熱때문에 妄行하여 발생하는 吐血, 衄血 등의 증상에 쓰인다.
	曲池(瀉) + 神門(瀉)		大腸, 心		曲池를 瀉하면 血氣와 모든 구멍(竅)의 熱을 없애 준다. 神門을 瀉하면 心胃의 熱을 없애 준다.	①心火亢盛, 虛煩不眠: 肩髃, 曲池, 神門, 足三里. ②目腫痛: 睛明, 太陽, 合谷, 曲池, 上星. ③熱血妄行에 의해 발생하는 吐血, 衄血: 巨骨, 神門, 郄門, 曲池, 合谷, 足三里 등.

	經穴/本草	분류	歸經	효능	性味/해설	임상응용
3	黃柏	淸熱	腎, 膀胱, 大腸	淸熱燥濕, 瀉火解毒	苦, 寒	①濕熱蘊結에 의해 발생하는 下痢, 黃疸, 帶下, 足腫痛. ②陰虛發熱, 骨蒸盜汗 및 相火亢盛에 의한 遺精 증상. ③熱盛에 의해 발생한 癰腫瘡瘍.
	委中(刺出血)		膀胱, 腎		委中은 동맥 위에 위치하여 刺出血 시키면 暑濕風熱邪 및 毒穢를 없앤다	①濕熱下痢: 內溪, 委中, 太谿, 上廉을 모두 瀉한다. ②陰虛에 의한 發熱, 骨蒸, 盜汗: 魚際, 太谿, 委中.
4	龍膽草	淸熱	肝	肝膽濕熱을 없앤다	苦, 寒	①肝經濕熱과 鬱火에 의해 발생하는 目赤腫痛, 胸刺痛, 陰囊腫痛, 耳聾腫痛. ②肝經의 熱이 極해 風이 발생하여 생기는 高熱不退, 急驚抽搐 등의 증상.
	行間(瀉)		肝		瀉法을 사용한다. 肝經에 實邪가 있을 시 行間을 瀉한다.	①肝經鬱火에 의한 胸刺痛: 支溝, 間使, 行間, 阿是穴. ②肝經鬱熱 및 熱極生風에 의한 急驚抽搐: 百會, 風府, 印堂, 委中, 曲池, 行間, 太衝.
5	苦蔘	淸熱祛濕	心, 肝, 小腸, 大腸, 胃	淸熱除濕, 祛風利濕, 殺蟲	苦, 寒	①濕熱痢疾 및 黃疸 등의 증상에 쓰인다.
	上廉(瀉)		大腸	淸熱除濕, 祛風利濕	瀉法을 사용한다. 이 穴은 腸胃의 열을 없애 주고 祛風行濕의 효능이 있다.	①濕熱痢疾: 內關, 委中, 太谿, 上廉을 모두 瀉한다. ②濕熱蘊結: 足三里, 上廉.

제4절 清熱解毒類

毒이란 단어가 가지는 뜻은 매우 다양한데, 여기에서의 毒은 火熱이 壅盛하여 유발된 것을 뜻하며 일반적으로 熱毒 혹은 火毒이라 칭한다. 그러므로 熱邪나 火邪를 없애 주거나 熱毒 혹은 火毒을 풀어 줄 수 있는 경혈과 약물은 모두 清熱解毒類에 속한다.

熱毒은 신체에서 毒邪가 위치한 臟腑와 經絡部位에 따라 여러 가지 증상이 나타난다. 본 절에 속한 경혈과 약물은 清熱解毒 작용 외에 각각의 특징을 지니고 있어서 丹毒, 斑疹, 瘡癰 및 痢疾 등 여러 증상에 쓰일 수 있다. 특히 변증에 따라 경혈 및 본초를 적절히 선택해야 하는데, 만약 熱毒이 血分에 있으면 涼血하는 경혈과 본초를 배합해야 하며, 火熱熾烈하면 瀉火藥을 배합해야 하고, 濕邪가 겸하여 있을 경우에는 燥濕藥을 넣어 줘야 한다. 그 밖에, 痢疾에 의해 裏急後重이 있을 경우에는 利氣하거나 調氣하는 경혈과 본초를 배합해야 하며, 瘡癰이 있는데 虛證이 있는 자는 氣血을 補하는 경혈과 본초를 배합해야 한다. 그러나 發斑, 瘡癰, 喉痺, 痢疾 등의 증상이 있으면서 陰證에 속한 자는 清熱解毒類에 속한 경혈과 본초의 사용을 삼가야 한다.

본 절에서는 清熱解毒類에 속한 일부 경혈과 본초를 穴性과 藥性에 따라 비교 대조하고, 경혈과 본초의 공통적인 효능에 따라 처방과 운용방법을 설명하였다.

또한, 본 절에서 논의한 내용을 본 절의 맨 뒤 〈표 4-4〉에 요약 정리하여 제시하였다.

1. 足臨泣(瀉) — 連翹

1) 穴性, 藥性

足臨泣을 瀉하면 눈의 바깥쪽 눈꼬리의 통증, 현기증 및 젖멍울(乳癰) 등의 증상을 치료할 수 있다. 足臨泣과 連翹는 모두 淸熱解毒, 消癰散結의 효능이 있으며, 歸經을 살펴보면 足臨泣은 膽經에 속하고, 連翹는 膽經, 心經에 入한다. 效能分類를 살펴보면 足臨泣과 連翹는 모두 淸熱解毒類에 속한다.

2) 臨床應用

- **足臨泣(瀉) 임상응용**

  (1) 瘰癧을 치료한다.

  처방 예: 百勞(灸), 肩井, 翳風, 天井, 曲池, 肘尖, 太衝, 丘墟, **足臨泣**

  (2) 젖멍울(乳癰)에도 쓰인다.

  처방 예: 行間[1], **足臨泣**[2], 魚際[3], 下巨虛[4], 足三里[5], 少澤[6], 大陵[7]

- **連翹 임상응용**

  (3) 瘰癧의 치료에 쓰이는데, 『簡便方』에서는 **連翹**와 芝麻(참깨)를 배합하여 아직 화농되지 않은 각종 瘡毒에 쓴다고 하였다.

  (4) 젖멍울(乳癰)에 쓰인다.

  처방 예: **連翹**[1], 梔子[2], 黃芩[3], 花粉[4], 玄參[5], 赤芍藥[6] 등 (『醫宗金鑑』의 連翹淸毒飮)

3) 해설

젖멍울(乳癰)은 임상에서 일반적으로 두 가지 유형으로 나눌 수 있다. 하나는 산모의 수유기 중 유방에 딱딱한 腫塊가 생기는 것으로 유방이 붓고 통증이 있으며 유즙이 잘 나오지 않고, 寒熱頭痛이 함께 나타나는데, 이는 영아가 젖을 빨면서 기운을 불어 넣어

(吹氣) 乳絡이 壅滯되거나, 유즙이 많이 생산되는데 영아가 충분히 흡입하지 않아서 유즙이 積滯되어 발생하는 것으로, "外吹乳癰"이라고 한다. 다른 하나는 임신 6~7개월에 胎氣가 旺盛하거나 胃熱이 壅滯되면 농(膿)이 結하여 멍울(癰)이 생기는 것으로 "內吹乳癰"이라고 한다. 足臨泣(瀉)과 連翹는 젖멍울 중에서도 "內吹乳癰"을 주로 치료하게 된다.

乳癰을 치료하는 본초처방인 (4)連翹淸毒飮에서 ①連翹는 淸熱解毒, 消癰散結하는데, (2)의 경혈처방 중 [2]足臨泣 또한 連翹와 마찬가지로 淸熱解毒, 消癰散結 작용을 한다. (4)의 ②梔子는 淸熱利濕하는데, (2)의 [5][7]大陵과 足三里의 조합이 이와 유사한 작용을 한다. [7]大陵은 淸心通絡하고 活血消腫의 효능이 있어 예로부터 心胸에 병이 있으면 大陵이 이를 쫓아낸다고 하였다. 또한 [5]足三里는 瀉火利濕의 작용을 한다. (4)의 ③⑤黃芩, 玄參은 淸熱養陰하여 生津하는데, (2)의 [3][6]魚際와 少澤 또한 淸熱生津, 養陰消癰하면서 通絡하기도 한다. (4)의 ④⑥赤芍藥, 花粉은 淸熱活血, 消癰排膿하면서 生肌하며, (2)의 [1][4]行間과 下巨虛는 淸熱涼血, 活血하며 胃熱을 꺼 줌으로써 乳癰을 흩어지게 한다.

이와 같이 본초와 침구 경혈이 같이 배합되면 매우 효과적으로 乳癰證을 치료해 주기 때문에 임상에서 참고해 볼 만하다.

2. 少衝(刺出血) — 山豆根

1) 穴性, 藥性

少衝을 三稜鍼으로 點刺出血하면 山豆根과 마찬가지로 心熱을 꺼 주고 해독시켜 주며 咽喉를 이롭게 하는 효능이 있다. 歸經을 살펴보면 少衝은 心經에 속하고 山豆根은 心經과 肺經에 入한다. 效能分類를 살펴보면 少衝과 山豆根 모두 淸熱解毒類에 속한다.

2) 臨床應用

- **少衝(刺出血) 임상응용**

  (1) 咽喉腫痛이나 喉痺를 치료할 때 쓰인다.

  처방 예: 少商[1], 商陽[2], 合谷[3], 關衝[4], **少衝**[5], 少澤[6]

- **山豆根 임상응용**

  (2) 인후의 질환을 치료하는 주요 약재이다. 주로 熱毒에 의해 발생하는 咽喉腫痛을 치료한다.

  처방 예: **山豆根**[1], 射干[2], 玄參[3], 桔梗[4], 板藍根[5]

3) 해설

咽喉腫痛, 喉痺는 대다수가 風熱이나 계절에 따라 돌아다니는 邪毒(時毒)이 침입하는 것과 같은 외적인 요인과, 肺胃의 熱, 肝膽의 火, 瘀滯와 痰, 맵고 자극적인 음식의 과도한 섭취, 지나친 피로나 五志化火 등 내부의 요인으로 인해 유발된다. 발병 초기에는 잠시 동안 衛分 증후가 나타날 수 있으며, 그 후 심한 열과 심한 갈증, 인후의 통증, 아래턱의 부종, 편도가 붉게 변하고 붓고 커지는 증상이 나타나는데 이는 氣分에 심한 熱이 있어서 발생하는 것이다. 심할 때에는 斑疹이 발생하거나 양쪽 편도가 전부 붓고 커진다. 이 병을 치료할 때에는 원칙적으로 淸熱解毒, 消腫止痛해야 한다.

(1)은 咽喉腫痛을 치료하는 경혈처방으로, 먼저 [1][2][3]少商, 商陽, 合谷을 배합하였는데, 역대 의가들은 인후질환을 치료하는 要穴로서 이 세 穴을 刺出血하였으며, 이 중 특히 [1]少商을 으뜸으로 여겼다. 肺는 皮毛를 주관하므로 風熱外邪와 時毒이 인체에 침입하면 먼저 皮毛를 통해 들어오며, 肺는 연약한 장부(嬌臟)이고 咽喉는 肺胃와 연결되어 입으로 통하기 때문에 咽喉腫痛의 증상이 나타난다. 少商은 手太陰肺經의 井穴로, 少商을 三稜鍼으로 刺出血하여 瀉하면 각 장기에 있는 熱邪를 없애는 매우 특별한 효능이 있으며, 또한 喉閉와 喉腫을 치료하고 清咽解毒하는 중요한 穴이 된다. [2]商陽은 大腸經의 井穴로서 喉痺를 치료하고 邪熱을 없애 주며, 여기에 [3]合谷을 瀉하면 氣分의 熱을 크게 빼 주어 熱病에 의한 喉痺와 頭面部의 모든 질환을 치료한다. 이에 대하여 예로부터 얼굴과 입 주변의 질환은 合谷으로 치료한다(面口合谷收)고 하였다. [4]關衝은 三焦經의 井穴로서 心中의 邪熱을 清하기 때문에 喉痺를 치료하는 주요 穴이 되며, [5]少衝은 心熱을 없애 煩滿을 제거해 주고, 祛風止痛하며, [6]少澤은 小腸經의 井穴로서 喉痺를 치료하고 經絡을 통하게 한다.

위에 언급된 모든 井穴이 合谷과 배합되면 모든 臟器와 氣分의 熱을 강력하게 빼 주며, 解毒, 消腫, 止痛한다.

(2)는 咽喉腫痛을 치료하는 본초처방으로, ①山豆根이 君藥으로 쓰였는데, 山豆根은 清熱解毒, 利咽消腫의 효능이 있어 咽喉紅腫 및 疼痛에 매우 효과적이다. 여기에 ②射干을 배합하여 疏風散熱하고 化痰利咽한다. ④桔梗은 宣肺利咽하고 手太陰肺經의 引經藥으로서 약 기운을 肺經으로 이끌어 준다. 특히 咽喉는 肺와 胃와 연계되어 입으로 향하기 때문에 桔梗의 宣肺升揚하는 힘을 통해 여러 약의 기운을 病所까지 이끌어 주게 된다. 또한 板藍根과 玄參을 배합하였는데, ③板藍根은 清熱涼血해 주면서 解毒작용을 해 주며, ⑤玄參은 熱을 꺼 주는 동시에 益陰해 주기 때문에 함께 咽喉腫痛을 효과적으로 치료하게 된다.

지금까지 咽喉腫痛을 치료하는 경혈처방과 약물처방을 살펴보았으며, 임상에서 유용하게 사용할 수 있을 것이다.

참고

咽喉腫痛은 여러 다른 증상과 동반되어 나타날 수 있는데, 일반적으로 추위를 두려워하며 열이 나거나(畏寒發熱), 咽喉가 심하게 붓고 붉게 변하거나, 대변이 마르고 시원하게 잘 안 나오기도 한다. 따라서 辨證施治할 때 경혈처방이나 약물처방을 적절하게 가감해서 사용해야 한다.

<표 4-4> 清熱解毒類에 속한 經穴과 本草의 효능 비교

	經穴/本草	歸經	효능	性味/해설	임상응용
1	連翹	心, 膽	清熱解毒, 消癰散結	苦, 微寒	①上焦에 있는 모든 熱을 잘 빼 주며, 風熱發斑 및 표증에 자주 쓰인다. ②清熱解毒하며 또한 癰腫과 結核을 풀어 주기 때문에 화농성 감염에 많이 쓰인다.
	足臨泣(瀉)	膽		瀉法을 사용한다. 清熱 효능이 있기 때문에 눈의 바깥쪽 눈모서리의 통증, 어지러움 및 乳癰 등의 증상에 쓰인다.	①瘰癧을 치료한다: 百勞(灸), 肩井, 翳風, 天井, 曲池, 射尖, 太衝, 丘墟, 足臨泣. ②乳癰을 치료한다: 行間, 足臨泣, 魚際, 下巨虛, 足三里, 少澤, 大陵.
2	山豆根	心, 肺	清利咽喉	苦, 寒	인후의 증상을 치료하는 주요 본초이다. 특히 熱證과 熱毒에 의해 발생하는 咽喉의 腫痛에 특효약이다.
	少衝(刺出血)	心	清心熱, 解毒, 清利咽喉	三稜鍼으로 刺出血	咽喉腫痛, 喉痺를 치료한다: 少商, 商陽, 合谷, 關衝, 少衝, 少澤.

제5장

化濕類

생리적으로 脾는 濕을 싫어한다. 化濕類에 속하는 대부분의 경혈과 본초는 체내의 濕을 없애 주기 때문에 脾의 기능을 증강시키는 효능을 겸하게 되며, 따라서 降濁化濕하는 동시에 脾의 기능을 증강시키는 경혈과 본초를 化濕類로 분류한다.

이 분류에 속한 경혈과 본초는 주로 濕濁이 內阻하거나 脾가 濕에 의해 시달려 脾臟의 運化기능이 失調되어 발생하는 胸腹痞滿, 嘔吐泛酸, 大便溏瀉, 少食體倦, 口乾多涎, 舌苔白滑 등의 증상에 쓰인다. 또한 化濕類의 경혈과 본초는 사계절의 부정한 기(四時不正之氣)를 없애 주기 때문에 暑濕, 濕溫 및 霍亂 등의 증상에 사용할 수 있다.

陰虛 증상이 있어서 血燥하거나 氣가 虛한 자는 신중하게 사용해야 한다.

본 장에서는 化濕類에 속한 일부 경혈과 본초를 穴性과 藥性에 따라 비교 대조하고, 경혈과 본초의 공통적인 효능에 따라 처방과 운용방법을 설명하였다.

또한, 본 장에서 논의한 내용을 본 장의 맨 뒤 〈표 5〉에 요약 정리하여 제시하였다.

1. 胃兪(灸) — 藿香

1) 穴性, 藥性

胃兪에 뜸을 뜨면 和中止嘔, 化濕解暑, 辟濁의 효능이 있고, 藿香도 이와 유사하게 和中止嘔, 芳香化濕, 解暑辟濁의 효능이 있다. 胃兪는 膀胱經에 속하며, 胃寒胃弱에 의한 反胃嘔吐 및 식욕이 없을 때 매우 좋은 치료효과가 있다. 藿香은 脾, 胃經에 入한다. 效能分類를 살펴보면 胃兪와 藿香 모두 化濕類에 속한다.

2) 臨床應用

- **胃兪(灸) 임상응용**

(1) 胃가 寒하여 痰飮이 中焦에 停滯되어 있거나 消化不良에 의해 유발되는 구토 증상에 쓰인다.

처방 예: 中脘[1], 氣海[2], **胃兪**[3], 膻中[4], 內關[5], 三陰交[6], 中魁(陽谿)[7], 膽兪[8], 天鼎[9], 合谷[10]에 모두 뜸을 뜬다.

(2) 脾濕鬱滯나 中氣가 잘 움직이지 않는 증상, 脘痞懶食 등의 증상에 쓰인다.

처방 예: 中脘, 足三里, 脾兪, **胃兪**, 梁門, 氣海, 不容, 三陰交

(3) 寒邪에 의한 吐瀉 증상에 쓰인다.

처방 예: 神闕(隔鹽灸), 天樞(灸), 關元(灸), 中脘(자침 후 灸), 合谷(刺鍼), 足三里(刺鍼 혹은 灸), 脾兪, **胃兪**, 大腸兪, 陰陵泉에 모두 灸

- **藿香 임상응용**

(4) 胃가 寒하여 痰飮이 정체되어 발생하는 嘔吐에 상용된다.

처방 예: 丁香[1], **藿香**[2], 半夏[3] (『局方』의 藿香半夏湯)

(5) 脾濕鬱結이나 中氣의 부족, 脘痞懶食 등의 증상에 쓰인다.

처방 예: 人參, 茯苓, 白朮, **藿香**, 木香, 甘草, 葛根 (錢氏白朮散)

(6) 中惡 혹은 痧脹에 의한 心腹攪痛, 구토와 설사가 교대로 발생하는 증상에 쓰

인다.

처방 예: **藿香**, 大腹皮, 白芷, 茯苓, 紫蘇, 陳皮, 白朮, 厚朴, 桔梗, 半夏, 甘草 (『太平惠民和劑局方』의 藿香正氣散)

3) 해설

胃가 寒하여 痰飮이 中焦에 停滯되면 구토가 발생한다. 이는 대개 濕이 中焦를 가로막거나 胃氣의 下降기능이 실조하여 발생한 것이다.

(1)의 경혈처방을 살펴보면, 먼저 ①中脘을 취하였는데, 이 穴은 八會穴 중 腑會이며 胃의 募穴이기 때문에 여기에 뜸을 뜨면 胃를 안정시켜 준다. 따라서 胃가 虛寒하여 음식이 아래로 내려가지 않고 脹痛積聚하거나 停痰蓄飮이 있다면 中脘에 뜸을 떠 胃氣를 튼실하게 하고 寒邪를 흩트려 주며 중초를 따뜻하게 하여 구토를 멈추게 할 수 있다. ②氣海에 뜸을 뜨면 陽氣를 깨우쳐 줄 수 있으며, ③胃兪에 뜸을 뜨면 胃氣를 조화롭게 해 주는 동시에 濕氣를 없애 줄 수 있다. ④膻中은 行氣降氣 작용을 해 준다. 또한 ⑤⑥內關과 三陰交를 서로 배합하였는데, 먼저 ⑤內關은 心包經의 絡穴로서 手少陽三焦로 別走하기 때문에 水道를 이롭게 하여 氣를 아래로 내려 주고 降逆하여 구토를 멈추게 해 준다. 여기에 ⑥三陰交를 배합하면 脾를 이롭게 하고 胃氣를 조화롭게 하는 동시에 肝陰과 腎陽을 補해 주게 된다. ⑦中魁는 降逆散寒의 효능이 있어서 구토를 멈추게 하고, ⑧天鼎 또한 逆上한 氣를 내려 주며, ⑨膽兪는 구토를 멈추게 하는 동시에 정체되어 있는 음식을 아래로 내려 준다. 끝으로 ⑩合谷을 배합하는데, 合谷은 大腸經의 原穴로서 大腸의 기운을 펴서 통하게 하는 동시에 陽氣를 통하게 하고 濁氣를 내려 주기 때문에 기타 穴과 함께 배합되어 腸胃의 氣를 통하게 하고 하행시켜 濕濁이 정체된 것을 아래로 내려 주고 中宮의 逆上한 氣를 바르게 한다. 氣가 通暢하고 濕이 化하여 濁氣가 사라지면 구토는 스스로 멈춘다. 이 경혈처방은 각 穴에 뜸을 떠서 寒한 증상을 "따뜻하게 하여 병을 치료(溫而化之)"하는 것을 구체적으로 논한 것이다.

(4) ①丁香皮는 肺經과 胃經, 脾經, 腎經에 들어가는데, 이 본초는 中焦를 따뜻하게 하여 逆上하는 기운을 내려 주며, 腎臟을 따뜻하게 하여 陽氣를 도와주기 때문에 胃가

寒하여 발생하는 嘔逆을 치료하는 주요 본초가 된다. ②藿香은 脾經과 胃經에 동시에 들어가므로 胃氣를 조화롭게 하여 구토를 멈추게 하고, 芳香化濕한 기능이 속을 편안하게 하고 快氣해 주기 때문에 또한 구토를 멈추게 한다. 藿香은 性味가 辛溫하기 때문에 특히 胃가 寒하여 痰飮이 停滯되어 발생하는 구토에 더욱 효과가 좋다. ③半夏는 脾, 胃經에 들어가며, 降逆止嘔, 燥濕化痰의 효능뿐만 아니라 寬中消痞, 下氣散結의 효능도 지니고 있다. 그러므로 ②③藿香은 半夏의 도움을 받아 止嘔의 효능을 크게 증강시킬 수 있다. ①②③丁香과 藿香, 半夏가 같이 조합되면 중초를 따뜻하게 하고, 胃氣를 조화롭게 하며, 또한 寬中, 降逆下氣해 주기 때문에 매우 효과적으로 구토를 멈추게 할 수 있다.

2. 足三里(瀉)+三陰交(補) — 蒼朮

1) 穴性, 藥性

胃氣가 濁한데 脾氣가 弱하면 陰을 補하는 동시에 필히 行, 淸, 導 등의 치료를 겸해야 한다. 陽이 虛하고 氣가 부족한데 風濕과 같은 邪氣가 체내로 들어와 風痺가 생기거나 다리가 마비되면 足三里를 瀉하고 三陰交을 補해야 한다. 이 두 穴을 배합하면 蒼朮과 유사하게 燥濕健脾, 祛風行濕의 효능을 지니게 된다. 歸經을 살펴보면 足三里는 胃經에 속하고 三陰交는 脾經에 속하며, 蒼朮은 胃經과 脾經에 모두 들어간다. 效能分類를 살펴보면, 足三里와 三陰交의 배합은 蒼朮과 마찬가지로 化濕類에 속한다.

2) 臨床應用

- 足三里(瀉)+三陰交(補) 임상응용

(1) 일반적인 설사, 혹은 寒邪에 의한 설사 등에 쓰인다.

처방 예: <u>三陰交</u>[1], <u>足三里</u>[2], 天樞[3], 氣海[4], 關元[5], 大腸兪[6]에 모두 뜸을 뜬다.

(2) 관절과 사지의 통증이 동반된 痺證을 치료한다.

처방 예: 肩髃, 曲池, 環跳, 陽陵泉, 委中, 下廉, 合谷, 太衝, <u>足三里</u>를 모두 瀉하고, <u>三陰交</u>, 復溜, 懸鍾을 모두 補한다.

- 蒼朮 임상응용

(3) 蒼朮은 性味가 따뜻하면서 燥하기 때문에 脾가 濕에 의해 가로막혀 運化기능이 제대로 되지 않아서 발생하는 식욕부진, 소화불량, 腹脹泄瀉 등의 증상에 쓰인다.

처방 예: <u>蒼朮</u>[1], 厚朴[2], 陳皮[3], 甘草[4] (『太平惠民和劑局方』의 平胃散)

(4) 관절과 사지의 통증에 쓰인다.

처방 예: <u>蒼朮</u>, 黃柏, 牛膝, 薏苡仁 (朱丹溪의 四妙丸)

3) 해설

(3)은 泄瀉를 치료하는 본초처방으로, ①蒼朮은 燥濕健脾하며, ②厚朴은 除滿寬胸하며, ③陳皮는 理氣化濕하고, ④甘草는 모든 약을 어우르고 脾胃를 다스린다. 泄瀉는 주로 脾胃에 濕이 넘치거나 積滯가 있어 胃가 제 기능을 못하고 미련해져서(呆) 발생하기 때문에 辛燥한 약을 써서 脾胃를 따뜻하게 하고 濕滯를 없애 주며 脾胃를 다스리면 中焦의 運化기능이 회복되어 설사가 스스로 멈추게 된다.

(1)은 泄瀉 중에서 寒瀉를 치료하는 경혈처방의 예이다. 차가운 것은 따뜻하게 하여 풀어 줘야 하므로(寒以溫之) 모든 穴에 灸法을 사용한다. 먼저 [1][2]三陰交와 足三里에 뜸을 뜨면 (3)의 본초처방 중 ①蒼朮의 辛溫한 성질과 유사한 효능을 나타내게 된다. 足三里는 升陽益胃의 효능이 있고 三陰交는 滋陰健脾의 효능이 있어 陰陽相配의 원리에 따라 脾胃가 虛寒하여 발생하는 설사를 효과적으로 치료하게 된다. [3]天樞에 뜸을 뜨면 升陽益胃하여 寒邪를 제거해 주며, [4]氣海에 뜸을 뜨면 下焦의 陽을 깨워 뭉쳐 있는 陰을 흩트려 주기 때문에 膀胱의 水가 氣로 변하여 위로 올라와 전신에 퍼지게 되고, 이를 통해 升氣益氣 작용을 하고 化濕하게 된다. [5]關元은 三陰과 任脈이 만나는 穴이며 小腸의 募穴이기 때문에 이곳에 뜸을 뜨면 체 내의 虛함과 冷氣를 없애 주고 寒氣를 풀어 주어 설사를 멈추게 한다. 또한 [6]大腸兪에 뜸을 뜨면 설사를 멈추게 하고 음식물을 소화시켜 주며 氣脹을 없애 주게 된다.

위에 언급한 穴들에 뜸을 떠 주면 차가운 것을 따뜻하게 하고 濕을 없애 주며 脾胃를 補해 주기 때문에 설사가 스스로 멈추게 된다.

이상으로 泄瀉를 치료하는 경혈처방과 본초처방을 제시하였으니 임상에서 참고하기 바란다.

참고

설사의 원인은 비교적 복잡한데, 대개 脾胃기능의 장애로 인해 나타나게 된다. 胃는 水穀의 바다이며 脾는 精微한 기운을 運化시키는 역할을 하기 때문에 脾胃가 피곤하면 음식의 소화와 흡수에 장애가 생기게 되고, 淸濁을 분별해 내지 못해 서로 섞여서 대장으로 내려가 설사가 유발된다. 泄瀉를 유발하는 원인은 대체적으로 外邪에 감촉되거나, 濕熱에 감촉되거나, 잘못된 飮食을 먹었거나, 脾胃가 虛弱하거나, 命門火가 약하거나, 肝氣가 脾의 기능에 장애를 준 것으로, 자세히 변증을 해야 할 것이다.

3. 足三里(瀉) — 厚朴

1) 穴性, 藥性

足三里는 土中眞土로, 이 穴을 補하면 氣를 補해 주고 맑은 기운을 올려 줄 수 있고, 이 穴을 瀉하면 陽氣를 通하게 하고 濁氣를 아래로 내려 줄 수 있다[※]. 만약 濕熱이 壅塞하거나 濁氣가 中宮에 머물러 있거나 蓄食停飮이 있어 腹脹噫噦한 경우에 足三里를 瀉하면 導滯降逆하여 中宮을 이롭게 해 준다.

足三里는 化濕祛濕, 行濕導滯, 行氣降氣, 平喘의 효능을 지니고 있으며, 이와 유사한 본초인 厚朴 또한 化濕導滯, 行氣平喘의 효능을 지니고 있다. 歸經을 살펴보면 足三里는 胃經에 속하고, 厚朴은 胃經에 入하며 동시에 脾經과 肺經, 大腸經에도 入한다. 效能分類를 살펴보면 足三里와 厚朴 모두 化濕類에 속한다.

2) 臨床應用

- 足三里(瀉) 임상응용
  - (1) 脘悶腹脹에 상용된다.
    처방 예: 中脘, <u>足三里</u>, 內關, 胃兪, 章門, 建里, 氣海, 公孫, 內庭
  - (2) 咳喘과 氣逆하여 발생하는 딸꾹질(噦)에 쓰인다.
    처방 예: 膻中[1], 中脘[2], 肺兪[3], <u>足三里</u>[4], 行間[5] (刺鍼하거나 뜸을 뜬다.)

- 厚朴 임상응용
  - (3) 濕이 中焦를 막고 氣滯不利하여 발생하는 脘悶腹脹 혹은 복통에 쓰인다.
    처방 예: <u>厚朴</u>, 枳實, 大黃 (『金匱要略』의 厚朴三物湯)

※ 足三里는 土經의 土穴로 足陽明胃經의 自性穴이며 下合穴이다. 標本中氣, 陰陽表裏相合, 開闔樞 이론에 따라 足太陰脾經과 足陽明胃經은 表裏相合하며, 陽明은 闔으로 降收하고 太陰은 開로 升散하여 상호 균형과 조화를 이룬다. 따라서 陽明은 下降을 順으로 삼는데, "足三里를 補하면 上升하고 瀉하면 下降한다"는 저자의 주장은 기존의 논리와 서로 부합하지 않는 면이 있다. 독자들의 깊은 연구를 기대한다. (역자 주)

(4) 氣를 아래로 내려 주고 降逆해 주기 때문에 천식에도 쓰인다.

처방 예: 桂枝[1], 芍藥[2], 甘草[3], 生薑[4], 大棗[5], **厚朴**[6], 杏仁[7] (『傷寒論』의 桂枝加厚朴杏仁湯)

3) 해설

(2)는 咳喘氣逆을 치료하는 경혈처방으로, 먼저 1膻中을 자침하라고 하였다. 膻中은 足太陰脾經, 足少陰腎經, 手太陽小腸經, 手少陽三焦經과 任脈이 만나는 곳이며, 八會穴 중 氣會이기 때문에 모든 上氣短氣, 咳喘氣逆 증상에 이 穴을 취하면 매우 좋은 치료효과를 얻을 수 있다. 2中脘은 手太陽小腸經, 手少陽三焦經, 足陽明胃經과 任脈이 만나는 곳이며 胃의 募穴이다. 또한 八會穴 중 腑會이기 때문에 모든 腑病에 이 穴을 취하면 또한 매우 좋은 치료효과를 얻을 수 있다. 아울러 中脘은 喘息을 치료하는 중요한 穴이기도 한다. 3肺兪는 膀胱經에 속하며 背部에 위치해 있는데, 이 穴은 주로 肺中風과 喘滿을 치료하고 上逆하는 氣를 멈추게 한다. 背部는 陽에 속하고 腹部는 陰에 속하며, 陰은 營血을 주관하고 陽은 衛氣를 주관하므로 위에 언급한 123세 穴을 배합하게 되면 營衛가 서로 만나 결합하는 의미를 갖는다. 여기에 다시 45足三里와 行間을 배합하는데, 4足三里는 신체의 아래부위에 위치해 있어서 이 穴을 瀉하면 行氣降氣하여 平喘의 효능을 얻을 수 있으며, 5行間도 신체의 아래부위에 위치해 있어서 足三里를 도와 咳逆하는 氣를 크게 내려 주게 된다.

이상의 穴들에 침과 뜸을 적절히 병행하게 되면 經脈을 따뜻하게 하여 寒氣를 흩어지게 하고, 表邪를 풀어 주어 營衛를 조화롭게 하기 때문에 기침과 천식이 멈추게 된다.

(4)는 氣의 逆上과 喘息을 치료하는 본초처방으로, ①桂枝는 經脈을 따뜻하게 하여 寒氣를 흩트려 주기 때문에 君藥으로 쓰이며, ②芍藥은 血脈을 조화롭게 하고 陰氣를 수렴시켜 주기 때문에 臣藥이 된다. 또한 ①②桂枝와 芍藥이 같이 배합되면 하나는 발산작용을 하고 하나는 수렴작용을 하며, 營衛가 서로 잘 어울리게 하기 때문에 表邪를 효과적으로 풀어 줄 수가 있다. ④⑤生薑과 大棗는 桂枝와 芍藥을 보좌하여 營衛를 조화롭게 하며, 여기에 ⑥厚朴을 더해 行氣平喘하고 ⑦杏仁을 더해 止咳定

喘하며, ③甘草로써 모든 약을 잘 어울리게 하여 溫經解表, 止咳定喘의 효능을 유도하게 된다.

참고

咳喘은 임상에서 일반적으로 기침(咳嗽)과 천식(喘證)으로 나뉘게 된다. 또한 기침은 外感咳嗽와 內因咳嗽로 나눌 수 있고, 천식 또한 實喘과 虛喘으로 나눌 수 있기 때문에 자세히 변증을 해야 한다.

4. 膻中(灸) — 白豆蔻

1) 穴性, 藥性

膻中은 八會穴 중 氣會로, 氣가 위로 逆上하거나 胃氣가 제대로 순환하지 않는 증상에는 반드시 膻中에 뜸을 떠야 한다. 膻中은 脾氣를 열어 주고 胃氣를 내려 주며, 下氣止嘔, 溫中化濕의 효능을 지니고 있다. 이와 유사하게 白豆蔻도 下氣止嘔, 溫中化濕의 효능이 있다. 歸經을 살펴보면 膻中은 任脈에 속하고 白豆蔻는 肺, 脾, 胃經에 入한다. 效能分類를 살펴보면, 膻中과 白豆蔻 모두 化濕散寒類에 속한다.

2) 臨床應用

- 膻中(灸) 임상응용

(1) 脾胃가 虛寒하거나 음식이 소화되지 않아 발생하는 구토 증상에 쓰인다.
처방 예: 膏肓[1], 膻中[2], 足三里[3], 肩井[4]에 모두 뜸을 뜬다.

(2) 嘔吐反胃의 증상에 쓰인다.
처방 예: 中脘, 氣海, 胃兪, 膻中, 內關, 三陰交에 모두 뜸을 뜬다.

- 白豆蔻 임상응용

(3) 脾胃가 虛寒하거나 氣가 위로 逆上한 증상, 胸腹滿悶 및 식욕부진, 反胃, 嘔吐 등의 증상에 쓰인다.
처방 예: 白豆蔻[1], 砂仁[2], 丁香[3], 陳倉米[4](창고에서 3~5년 동안 묵은 쌀), 生薑[5] 등을 함께 쓴다(『濟生方』).

(4) 白豆蔻는 또한 濕溫病에서 가슴이 답답하여 배가 고프지 않는 증상에 많이 쓰인다.

3) 해설

(1)의 경혈처방 중 [1]膏肓은 補虛하는 중요한 穴 중 하나인데, 이 穴에 뜸을 뜨게 되면 脾胃를 補益하여 降逆止嘔할 수 있다. 이 穴에 뜸을 뜬 직후에는 필히 [3]足三里에도 뜸을 떠서 신체 위쪽에 있는 뭉쳐있는 血을 아래로 내려 주어야 더욱 효과적으로 구토를 멈추게 한다. 또한 [2]膻中에 뜸을 뜨면 脾氣를 깨워 주고 胃氣를 아래로 내려 주며, 中焦를 따뜻하게 하고 濕을 없애 주며, 逆上한 기운을 아래로 내려 주기 때문에 구토가 멎게 된다. [4]肩井에도 뜸을 Em는데, 肩井은 手少陽三焦經, 足少陽膽經, 足陽明胃經과 陽維脈이 서로 만나는 곳으로, 여기에서 交會하는 經脈들은 모두 함께 五臟으로 들어가기 때문에 이 穴에 뜸을 뜨면 매우 강력한 降逆通塞, 下氣止嘔의 효능을 갖게 된다.

이상의 穴들이 함께 작용하여 효과적으로 溫中散寒, 降逆止嘔하게 된다.

(3) 脾胃가 虛寒하거나 氣가 위로 逆上하여 유발되는 구토증상을 치료할 때, ①白豆蔻는 逆上한 氣를 아래로 내려 구토를 멈추게 하고, 中焦를 따뜻하게 하여 濕을 없애 준다. ②砂仁은 中氣를 조절해 주고 氣滯를 通하게 하여 구토를 멈추게 한다. ③④丁香과 陳倉米는 中焦를 따뜻하게 하고 逆上한 氣를 내려 주며, 腎을 따뜻하게 하여 陽氣를 돕고, 虛를 補하여 寒氣를 흩어지게 하고 구토를 멈춘다. ⑤生薑은 辛溫한 본초로 中焦를 따뜻하게 하여 구토를 멈추는 효능이 있으며, 특히 風寒에 의해 발생한 嘔吐에 그 효과가 매우 뛰어나다.

이상의 본초를 함께 사용하면 溫中降逆, 散寒止嘔의 효과를 얻을 수 있다.

脾胃가 虛寒하거나 氣가 위로 逆上하여 발생한 嘔吐를 치료하는 경혈처방과 본초처방을 함께 사용하면, 약물은 내부를 따뜻하게 하고 뜸은 외부를 따뜻하게 하여 함께 강력한 溫中散寒, 降逆止嘔작용을 나타내므로, 경혈-본초 결합치료의 필요성이 강조된다.

5. 三陰交(瀉)+隱白(補) — 砂仁

1) 穴性, 藥性

三陰交는 行氣降氣의 효능이 있다. 隱白은 太陰의 뿌리(根)에 해당하므로 이를 補하면 脾氣를 크게 더해(益) 줄 수 있기 때문에 下陷된 陽氣를 올려 주고 沈痼된 寒氣를 흩트려 준다. 三陰交와 隱白을 같이 취하면 行氣降氣, 益脾升陽의 효능이 있는데, 砂仁 또한 이와 유사하게 調中行氣, 溫脾止瀉의 효능을 지니고 있다. 歸經을 살펴보면 三陰交와 隱白은 모두 脾經에 속하고, 砂仁 또한 脾經에 入하며 동시에 胃經과 腎經에도 入한다. 效能分類를 살펴보면 三陰交와 隱白을 함께 배합하면 砂仁과 같은 行氣類에 속한다.

2) 臨床應用

- 三陰交(瀉)+隱白(補) 임상응용

  (1) 脾胃의 氣滯나 氣虛에 의해 발생한 嘔吐, 소화불량에 쓰인다.

  처방 예: 中脘[1], 氣海[2], 胃兪[3], 膻中[4], 內關[5], <u>三陰交</u>[6], <u>隱白</u>[7]에 모두 뜸을 뜨고 然谷[8]에 자침한다.

  (2) 脾胃가 손상되었거나 脾의 運化기능이 실조되어 淸陽이 下陷하거나 脾陽이 不振하여 발생하는 下痢에 쓰인다.

  처방 예: <u>三陰交</u>, <u>隱白</u>, 大都, 天樞, 氣海, 中膂兪, 三焦兪, 下脘, 公孫

- 砂仁 임상응용

  (3) 脾胃의 氣滯나 氣虛로 인해 발생한 嘔吐, 痞悶 등의 증상에 쓰인다.

  처방 예: <u>砂仁</u>[1], 木香[2], 人參[3], 白朮[4], 茯苓[5], 半夏[6], 陳皮[7], 甘草[8] (『太平惠民和劑局方』의 香砂六君子湯)

  (4) 脾胃가 虛弱해 淸陽이 下陷하고, 이로 인해 冷滑한 下痢가 멈추지 않는 증상에 쓰인다.

처방 예: 砂仁, 乾薑, 羊肝 (『藥性論』)

3) 해설

(1)은 脾胃의 氣滯나 氣虛에 의해 발생한 嘔吐, 소화불량을 치료하는 경혈처방으로, [1]中脘은 八會穴 중 腑會이며 胃의 募穴이기 때문에 中脘을 補해주면 胃氣를 튼실하게 하고, 정체되어 있는 痰飮을 흩어지게 하며, 濁氣를 내리고 滯氣를 풀어 주게 된다. 또한 [2]氣海를 補하면, 五臟의 기운을 더해서 生氣를 돌아오게 하며, 下元을 補해 주고 腎陽을 깨우쳐 주기 때문에 불에 기름을 끼얹는 효과를 주어 膀胱의 水氣를 증발시켜 위로 보내 전신에 퍼지게 한다. [3]胃兪는 溫中燥濕하는 주요 경혈로, 東垣은 이에 대해 "中焦에 濕이 있는 자는 胃兪로 치료해야 한다(中濕者, 治在胃兪)"고 하였다. 또한 이 穴은 嘔吐, 翻胃, 식욕저하에 매우 좋은 치료효과가 있다고 알려져 있다. [4]膻中은 降逆하여 정체되어 있는 음식물을 아래로 내리고 구토를 멈추게 한다. [5]內關은 心包經의 絡穴로서 手少陽三焦經으로 別走하기 때문에 물길을 깨끗하게 해 주어 水道가 잘 통하게 하며, 利水 및 祛濕작용을 한다. [6][7]三陰交와 隱白을 함께 쓰면, 三陰交는 行氣降氣의 효능이 있고, 隱白은 太陰의 근본으로 補하면 脾氣를 크게 더하여(益) 下陷한 陽氣를 끌어올린다. 脾는 運化를 주관하고, 運化작용은 전부 陽氣의 힘에 의해 작동하기 때문에 三陰交와 隱白의 조합은 脾의 작용을 크게 깨우쳐 주게 된다. 또한 三陰交와 隱白은 모두 脾經에 속한 주요 穴로, 脾臟은 신체에서 중앙에 위치하기 때문에 이 두 穴을 취하면 中央을 다스려 주변을 공고히 한다는 의미도 있다. 그리고 [1]~[7]지금까지 언급된 穴들에 뜸을 뜨는 것은 溫燥勝濕의 의미가 있어 燥한 것을 좋아하고 濕한 것을 싫어하는 脾臟을 돕게 된다. 끝으로 [8]然谷에 刺鍼을 하는데, 然谷은 腎經의 滎火穴로 火의 속성을 가지나 또한 腎은 五行 중 水에 속하기 때문에, 이 穴을 취하는 것은 水火相濟의 의미를 갖는다.

이와 같이 모든 穴이 서로 더해져서 脾胃의 滯氣를 行하고 허약한 脾胃를 補하는 목적을 달성하게 된다.

(3)은 脾胃의 氣滯나 氣虛에 의해 발생한 嘔吐, 痞悶을 치료하는 본초처방이다. ①砂仁은 調中行氣하고 ②④木香과 白朮은 行氣補脾 및 益氣함으로써 濕을 말려 주고 利水하며, ⑤茯苓은 利水滲濕, 健脾補中하게 된다. ⑥半夏는 降逆함으로써 嘔吐를

멈추게 하고, 燥濕하는 동시에 또한 祛痰하며 寬中消痞하여 散結한다. ⑦陳皮는 理氣하는 동시에 健脾와 燥濕化痰을 해 주며, 마지막으로 ⑧甘草는 脾氣를 補해 주고 氣가 上逆하여 발생하는 기침을 멈추게 하며, 약재들이 서로 어우러지게 한다.

위와 같은 본초를 사용하여 脾胃에 뭉쳐 있는 氣를 풀어 주고 虛弱한 脾胃를 보충해 주며, 燥濕消痞하게 되면 구토가 스스로 멈추게 된다.

6. 陰陵泉(補) — 草豆蔻

1) 穴性, 藥性

陰陵泉을 補하면 中焦를 따뜻하게 하고 脾氣를 다스려 주며, 草豆蔻는 健運燥濕, 溫中止嘔의 효능이 있다. 歸經을 살펴보면 陰陵泉은 脾經에 속하고, 草豆蔻는 脾經에 들어가고 胃經에도 들어간다. 效能分類를 살펴보면 陰陵泉과 草豆蔻는 모두 化濕類에 속한다.

2) 臨床應用

- **陰陵泉(補) 임상응용**

(1) 脾胃虛弱, 濕鬱寒滯, 식욕부진에 상용한다.

처방 예: 中封, 然谷, 內庭, 厲兌, 隱白, **陰陵泉**, 肺兪, 脾兪, 胃兪, 小腸兪

(2) 胃脘부위의 통증에 쓰인다.

처방 예: 中脘(補)[1], 足三里(補)[2], 上脘(瀉)[3], 通谷(補)[4], 下脘(瀉)[5], 三陰交[6], **陰陵泉**[7], 隱白[8]을 모두 補한다.

- **草豆蔻 임상응용**

(3) 草豆蔻는 성질이 따뜻하여 中焦를 調理하는 효능이 뛰어나며 健運化濕의 효능이 있어 脾胃가 虛弱하거나 寒濕이 鬱滯하여 식욕이 감퇴된 증상에 쓰인다.

처방 예: **草豆蔻**, 木瓜, 烏梅, 砂仁, 益智仁, 甘草

(4) 寒濕이 中焦를 막아 발생한 胃脘痛에 쓰인다.

처방 예: **草豆蔻**[1], 吳茱萸[2], 延胡索[3], 香附子[4]

3) 해설

(2)는 胃脘痛을 치료하는 경혈처방으로, 먼저 [1][2]中脘과 足三里에 補法을 사용하였다. 中脘은 八會穴 중 腑會이며 胃의 募穴이고, 足三里는 中脘과 함께 사용하면 胃

에 강력하게 작용한다. 그러므로 이 두 穴을 함께 배합하면 胃가 虛寒하여 발생하는 胃脘痛 및 소화불량, 脹痛積聚 및 痰飮이 蓄停되어 있는 증상을 조절해 주며, 또한 복부의 모든 질환을 치료할 수 있다. 이에 관해 선현들도 예로부터 "肚腹三里留"라 하여 복부질환에 足三里를 매우 중시하였다. [3]上脘을 瀉하게 되면 脹滿된 氣를 조절해 주기 때문에 위장에 정체되어 있는 음식물을 아래로 내려 준다. [4][5]通谷을 補하면서 下脘을 瀉하면 上厥한 氣를 위에서부터 아래로 끌고 내려오며, 六腑의 寒氣를 없애고 痞塊를 풀어 주게 된다. [6]三陰交를 補하면 益氣升陽하며 中焦를 補하는 동시에 肝腎의 陽氣를 溫補해 주기 때문에 脾胃의 運化작용을 정상으로 되돌려 胃痛을 없앤다. [7][8]陰陵泉과 隱白을 함께 배합하여 補하면 中焦를 따뜻하게 하고 理脾益氣하며, 下陷된 陽氣를 위로 올려 沈痼된 寒氣를 따뜻하게 풀어 주는 효능이 있다.

위에 언급된 穴들을 함께 사용하면 효과적으로 胃脘 부위의 통증을 없앨 수 있다.

(4)는 寒濕이 鬱滯하여 中焦를 막아 발생한 胃脘痛을 치료하는 본초처방이다. 君藥인 ①草豆蔻는 溫中散寒, 燥濕健運의 효능이 있으며, ②吳茱萸는 溫中理氣止痛하고, ③延胡索은 活血利氣하여 통증을 없애 준다. 또한 ④香附子는 理氣하는 동시에 鬱滯된 것을 풀어 주는데, 冷氣가 위로 올라와 뭉쳐서 음식이 소화가 안 되거나, 氣가 逆上하여 불편함을 호소하는 자에게 이를 먹이면 胃氣를 위로 이끌어 올려 주고 散風祛邪하여 효과적으로 消腫止痛하게 된다.

위와 같은 약이 함께 어우러지면 효과적으로 散寒燥濕, 解鬱理逆, 行氣止痛하게 된다.

이상의 내용은 경혈과 본초를 결합하여 胃脘痛을 치료할 수 있는 예를 들어 본 것이다.

참고

胃脘痛이 발생하는 원인과 통증양상은 상황에 따라 매우 다양하다. 예를 들어 肝氣犯胃에 의해 발생한 胃脘痛은 더 구체적으로 氣滯型, 火鬱型, 血瘀型 등으로 세분될 수 있으므로, 임상에서는 정확한 辨證施治를 해야 할 것이다.

<표 5> 化濕類에 속한 經穴과 本草의 효능 비교

	經穴/本草	분류	歸經	효능	性味/해설	임상응용
1	藿香	化濕	腸, 胃	和中止嘔 芳香化濕 解暑辟濁	辛, 微溫	①이 본초는 寬中理氣의 효능이 있기 때문에 구토 증상에 많이 쓰인다. ②脾濕鬱滯, 中氣不運 등의 증상을 치료하기 때문에 脘痞, 식욕부진 등에 쓰이며, 芳香健胃의 효능이 있다. ③暑濕邪를 없애 주고, 三焦에 울체된 濕邪를 풀어 주며 發熱, 倦怠, 脘悶腹脹, 大便不爽 및 嘔吐, 中惡痧脹, 心腹攪痛, 吐瀉交錯 등의 증상을 치료한다.
	胃兪(灸)		膀胱	和中止嘔, 化濕解暑, 辟濁	뜸을 뜬다.	①胃寒停飮 및 소화불량에 인해 발생하는 구토: 中脘, 氣海, 胃兪, 膻中, 內關, 三陰交, 中魁, 膽兪, 天鼎, 合谷에 모두 뜸을 뜬다. ②脾濕鬱滯, 中氣不運: 中脘, 足三里, 脾兪, 胃兪, 梁門, 氣海, 不容, 三陰交. ③寒邪에 의한 吐瀉: 神闕(灸), 天樞(灸), 關元(灸), 中脘(자침 후 뜸), 合谷(자침), 足三里(자침 및 뜸), 脾兪, 胃兪, 大腸兪, 陰陵泉에 모두 뜸.
2	蒼朮	化濕	脾, 胃	燥濕健脾, 祛風濕	苦, 溫, 辛烈	①濕困에 의한 痺證, 運化失司, 식욕부진, 소화불량, 嘔惡腹脹, 泄瀉 등의 증상에 쓰인다. ②모든 관절, 팔다리의 통증에 쓰인다.
	三陰交(補) + 足三里(瀉)		脾, 胃	燥濕健脾, 祛風, 行濕	三陰交는 補法을 쓰고, 足三里는 瀉法을 쓴다. 胃氣가 강하나 脾氣가 약하면 補陰하면서 필히 消導하여야 한다. 陽虛氣滯, 風濕客邪에 의한 痺證, 다리의 麻木에 모두 사용할 수 있다.	①濕瀉, 寒瀉: 三陰交, 足三里, 天樞, 氣海, 關元, 大腸兪에 모두 뜸을 뜬다. ②관절과 사지의 통증을 동반한 痺證: 肩髃, 曲池, 環跳, 陽陵泉, 委中, 下廉, 合谷, 太衝을 모두 瀉하고 三陰交, 復溜, 懸鍾을 모두 補한다. 足三里에 자침한다.

	經穴/本草	분류	歸經	효능	性味/해설	임상응용
3	厚朴	化濕	脾, 胃, 肺, 大腸	化濕導滯 行氣平喘	苦, 辛, 溫	①濕이 中焦를 가로막거나 氣滯不利하여 발생한 脘悶腹脹 및 腹痛 등을 치료한다. ②이 本草는 下氣降逆의 효능이 있기 때문에 기침과 천식을 낫게 한다.
	足三里(瀉)		胃	化濕祛濕, 行濕導滯, 行氣降氣, 平喘	足三里는 土中眞土에 속하기 때문에, 이 穴을 補하면 益氣升淸의 효능을, 瀉하면 通陽降濁의 효능을 얻을 수 있다. 만약 濕熱壅塞하거나 濁滯中宮, 소화불량으로 腹脹, 噫噦한 자는 足三里를 瀉하여 導滯降逆하게 되면 中宮이 편해지게 된다.	①脘悶腹脹: 中脘, 足三里, 內關, 胃兪, 章門, 建里, 氣海, 公孫, 內庭. ②咳喘氣逆, 發噦: 膻中, 中脘, 肺兪, 足三里, 行間에 자침 후 뜸을 뜬다.
4	白豆蔻	化濕散寒	肺, 脾, 胃	下氣止嘔, 溫中化濕	辛, 溫	①脾胃虛寒이나 氣의 逆上, 胸腹滿悶, 식욕저하, 反胃嘔吐 등의 증상에 모두 효과가 좋다. ②健脾和胃化濁 효과가 있어서 濕溫病에 걸려 胸悶不饑, 舌苔濁膩할 때에 白豆蔻를 많이 사용하게 된다.
	膻中(灸)		任脈	升脾氣, 降胃氣, 下氣止嘔, 溫中化濕	膻中은 氣會이기 때문에 氣가 逆上하였거나 胃氣가 不行하는 증상에는 필히 膻中을 취해야 한다.	①脾胃虛寒하여 소화가 안되 발생하는 反胃嘔吐: 中脘, 氣海, 胃兪, 膻中, 內關, 三陰交에 모두 뜸을 뜬다. ②嘔吐反胃: 膏肓(灸), 膻中, 足三里, 肩井(灸).

	經穴/本草	분류	歸經	효능	性味/해설	임상응용
5	砂仁	行氣	脾, 胃, 腎	調中行氣, 溫脾止瀉	辛, 溫, 澁	①芳香이 있고 성질이 溫하며 醒脾調胃, 理氣寬中의 효능이 있기 때문에 脾胃氣滯 혹은 氣虛하여 발생하는 각종 증상에 적용할 수 있다. ②脾胃虛弱, 淸陽下陷, 冷滑下痢 등의 증상을 치료한다.
	三陰交(瀉)＋隱白(補)		脾	行氣降氣, 溫脾升陽	먼저 三陰交를 瀉하고 그 다음에 隱白을 補하도록 한다. 隱白은 太陰의 뿌리로서 이를 補하면 脾氣를 크게 더해 줄 수 있으며 下陷된 陽氣를 올려 주며 沈痼된 寒氣를 따뜻하게 풀어 준다. 三陰交는 行氣, 降氣의 효능이 있다.	①脾胃氣滯 및 氣虛에 의해 발생하는 嘔吐, 소화불량 증상에 쓰인다: 下脘, 氣海, 胃兪, 膻中, 內關, 三陰交, 然谷. ②脾胃가 손상되어 脾가 健運할 수 없거나, 淸陽下瀉, 脾陽不振하여 발생하는 下痢증상에 쓰인다: 隱白, 大都, 天樞, 氣海, 中膂兪, 三焦兪, 下脘, 公孫.
6	草豆蔻	化濕	脾, 胃	健運燥濕, 溫中止嘔	辛, 溫	①이 본초는 성질이 溫하여 調中, 健運化濕의 효능이 있기 때문에 脾胃虛弱, 濕鬱寒滯에 의한 식욕부진 환자에게 효과적이다. ②寒濕이 中焦에 阻滯되어 발생하는 胃脘痛.
	陰陵泉(補)		脾	溫中焦, 理脾氣	補法을 사용한다.	①脾胃虛弱, 濕鬱寒滯, 식욕부진 환자에게 사용한다: 中脘, 然谷, 內庭, 厲兌, 隱白, 陰陵泉, 肺兪, 脾兪, 胃兪, 小腸兪. ②胃脘痛: 中脘, 足三里(모두 補), 上脘(瀉), 通谷(補), 下脘(瀉), 三陰交, 陽陵泉, 隱白.

제6장

利水滲濕類

주로 水道를 通利해 주고 水濕을 없애 주는 경혈과 본초를 利水滲濕類로 분류한다. 여기에 속해 있는 경혈과 본초를 사용하면 小便이 잘 통하게 되어 소변량이 증가하기 때문에 다른 이름으로 利尿類라 부르기도 한다.

이들 경혈과 본초는 水濕이 체내에 停蓄되어 있거나 水濕과 熱이 서로 합해지거나, 水濕과 寒邪가 서로 결합하여 발생하는 각종 질환을 치료하게 되는데, 예를 들어 小便不利, 淋濁, 關節疼痛, 發黃, 濕溫, 皰疹, 痰飮, 水腫 등 질환이 있다. 임상에서는 경혈과 본초의 세부적인 특성에 따라 선택하여 사용해야 하고, 또한 적절하게 配伍하는 것을 잊지 말아야 한다. 또한 여기에 속한 경혈과 본초는 止瀉작용이 있기도 하다.

利水滲濕類의 경혈과 본초는 陰虧津乏에 의해 발생하는 小便不利나 虛證의 水腫, 滑精 및 遺精이 있으나 濕熱이 없는 자에게는 사용을 금해야 한다.

본 장에서는 利水滲濕類에 속한 일부 경혈과 본초를 穴性과 藥性에 따라 비교 대조하고, 경혈과 본초의 공통적인 효능에 따라 처방과 운용방법을 설명하였다.

또한, 본 장에서 논의한 내용을 본 장의 맨 뒤 〈표 6〉에 요약 정리하여 제시하였다.

1. 內關(瀉)+三陰交 — 茯苓

1) 穴性, 藥性

內關은 手厥陰心包의 絡穴로, 여기에서 手厥陰絡脈이 手少陽三焦로 別走하기 때문에, 이 穴은 心胸의 悶熱을 꺼 주고 水濕을 아래로 내려가게 돕는다. 三陰交는 健脾燥濕, 益氣升陽의 효능이 있어 脾陽虛陷이나 運化失司, 心胸脘悶 등에 매우 좋은 치료효과를 나타낸다. 內關과 三陰交를 함께 배합하면 利水滲濕, 宣心陽, 退群陰의 효능이 있고, 茯苓도 이와 비슷한 利水滲濕, 健脾補中, 寧心安神의 효능이 있다. 歸經을 살펴보면, 內關은 心包經에 속하고 三陰交는 脾經에 속하며, 茯苓은 心, 肺, 脾, 胃, 腎經에 入한다. 效能分類를 살펴보면 內關과 三陰交의 배합은 利水滲濕類의 경혈에 속하고, 茯苓 또한 利水滲濕類의 본초에 속한다.

2) 臨床應用

- **內關(瀉)+三陰交 임상응용**

  (1) 水濕停滯 및 水腫에 상용한다.

  처방 예: 肩髃, 曲池, 合谷, 內關을 모두 瀉하거나, 大椎, 內關, **偏歷**을 모두 瀉한다.

  (2) 脾虛濕困, 水飮不化, 心胸脘悶 등에 쓰인다.

  처방 예: **內關**[1], **三陰交**[2]

  (3) 심장이 찌를 듯이 아프고, 가슴이 답답한 증상에 사용하면 淸心安神한다.

  처방 예: 神門, 內關, 曲池, 合谷을 모두 瀉한다.

- **茯苓 임상응용**

  (4) 水濕停滯에 의한 小便不利에 쓰인다.

  처방 예: **茯苓**, 猪苓, 澤瀉, 白朮, 桂枝

(5) 脾虛濕困, 水飮不化, 食少脘悶 등에 쓰인다.

처방 예: <u>茯苓</u>[1], 白朮[2], 人參[3], 枳實[4], 陳皮[5], 生薑[6]

(6) 心悸, 心神不安, 恍惚 등의 증상에 쓰인다.

처방 예: <u>茯苓</u>을 가루로 낸 후 丸으로 만들어 人參湯과 같이 복용한다.

3) 해설

(2)는 脾虛濕困, 水飮不化, 心胸脘悶을 치료하는 경혈처방으로, 內關에 오직 三陰交만을 배합하였다. 이 처방을 분석해 보면, [1]內關은 手厥陰心包經의 絡穴로 手少陽三焦에 別走하기 때문에 心胸의 悶熱을 꺼 주어 水道가 下行할 수 있게 하고, [2]三陰交는 益氣健脾, 滋陰養血하고 脾胃의 陽氣를 위로 올려 주기 때문에 中宮에 뭉쳐있는 濕을 풀어 주게 된다. [1]內關은 몸에서 위쪽에 위치하여 陽氣를 모아 주고 [2]三陰交는 몸에서 아래쪽에 위치하여 陰을 공고히 하기 때문에, [1][2]이 두 혈을 배합하면 陰陽이 和合되어, 脾虛를 능히 補하고, 濕困을 능히 利하고, 水飮을 능히 化하여, 脘悶이 저절로 사라지게 된다.

(5)는 脾虛濕困, 水飮不化, 食少脘悶을 치료하는 본초처방으로, ①茯苓은 健脾補中, 利水滲濕하고 ②白朮을 배합함으로써 강력하게 健脾化濕한다. 또한 ③人參은 大補元氣하고 補脾益氣하며, ④枳實은 破氣行痰, 消積消痞의 작용을 하게 된다. ⑤陳皮는 理氣燥濕, 健脾化痰하며, ⑥生薑과 함께 溫中작용을 하게 된다.

위와 같은 본초들이 합해지면 강력한 補脾化濕, 滲濕利水 작용을 나타내며, 이를 통해 脘悶을 제거하여 음식의 소화가 원활하게 이루어지게 된다.

2. 水分(灸) — 猪苓

1) 穴性, 藥性

水分에 뜸을 뜨면 利水작용이 內關보다 더 강력해진다. 예로부터 이르기를 "水氣를 치료하기 위해 침을 놓으려면 배꼽 바로 위쪽에 水分을 취하라"고 하였다. 이와 같이 水分은 猪苓과 같은 利水滲濕의 효능을 지니고 있다. 水分은 任脈에 속하는데, 이 穴은 泌別淸濁의 효능이 있어서 水氣는 膀胱으로 보내고 渣滓는 大腸으로 보내 준다. 猪苓은 腎經과 膀胱經에 入한다. 效能分類를 살펴보면 水分과 豬苓 모두 利水滲濕類에 속한다.

2) 臨床應用

• 水分(灸) 임상응용

(1) 水腫 및 小便不利에 상용한다.

처방 예: **水分**[1], 氣海[2]에 모두 뜸을 뜬다. 合谷[3], 偏歷[4], 陰陵泉[5], 足三里[6], 三陰交[7].

• 猪苓 임상응용

(2) 猪苓은 性味가 淡하여 滲濕하는 데에 탁월한 효과가 있다. 猪苓의 利水滲濕 작용은 茯苓보다 뛰어나 水腫 중에서도 小便不利가 있는 증상에 많이 쓰인다.

처방 예: **猪苓**[1], 茯苓[2], 澤瀉[3], 滑石[4], 阿膠[5]

3) 해설

水腫에 의해 발생한 小便不利란 水濕浸漬에 의해 나타나는 증후로서, 증상은 肢體에 浮腫이 생기고 손가락으로 부은 곳을 누르면 흔적이 빨리 사라지지 않으며(按之沒指), 小便이 短少하게 된다. 이 병은 水濕邪가 肌膚에 浸漬하여 길을 막고 정체되어서 발생하는 것으로 肢體에 浮腫이 생기며, 水濕이 안으로 들어가면 三焦의 決瀆작용이

失調되고 膀胱의 氣化작용이 원활하지 않게 되어 小便不利가 함께 발생한다. 水濕이 날이 갈수록 증가하는데 배출되는 길이 계속 막혀 있으면 浮腫이 점점 심해지고, 또한 몸이 무거워지고 쉽게 피로감에 휩싸이며, 脈은 沈緩해지고 苔는 白膩하게 된다. 이는 水濕內停, 陽氣不運한 현상을 나타내는 것이다.

(2)의 본초처방에서 ①猪苓이 君藥으로 쓰이는데, 이 본초는 腎經과 膀胱經으로 들어가서 작용한다. 腎은 五行 중 水에 속하기 때문에 이 본초는 利水滲濕 작용이 매우 강하며, ②茯苓을 배합하면 利水滲濕 작용이 더더욱 강해지고, 健脾補中의 효과까지 기대할 수 있다. 또한 ③澤瀉를 배합하면 利水滲濕의 효능이 강해지는 동시에 腎經에 있는 火氣와 膀胱의 熱을 꺼 주거나 빼 줄 수 있다. ④滑石은 利水通淋하고 暑濕한 熱을 淸解해 주며, 마지막으로 ⑤阿膠를 佐藥으로 넣어 위에 언급된 淸利하는 본초를 도와주고 補血滋陰하여 전체적으로 消水腫, 利小便, 祛邪扶正의 효과를 얻을 수 있다.

(1)의 경혈처방에서 [1]水分에 뜸을 뜨는 것은 이 穴을 통해 分泌淸濁하는 효능을 증가시키기 위한 것으로, 이 穴은 水氣가 膀胱으로 들어가게 하는 효능이 있다. [2]氣海에 뜸을 뜨는 것은, 水分에 뜸을 뜸으로써 膀胱으로 들어간 水氣를 다시 새롭게 蒸發시켜 氣로 化하게 한 후 위로 올려 보내 전신에 퍼지게 하며, 또한 祛濕작용을 통해 濕氣를 없애 주기도 하는 것이다. [3]合谷은 降逆利氣를 통해 水腫을 없애 주며, [4]偏歷은 通導 및 利小便 작용을 하고, [5]陰陵泉은 中焦를 따뜻하게 하고 脾氣를 이롭게 하여 祛濕작용을 한다. [6][7]足三里와 三陰交를 서로 배합하였는데, 足三里는 升陽益胃를 통해 扶正작용을 하고, 三陰交는 滋陰健脾를 통해 祛濕작용을 하여, 陰陽이 서로 조화롭게 융합되기 때문에 脾胃虛寒, 氣血虧虛, 水腫脹滿, 小便不利의 증상에 절대 빠질 수 없는 배합 중 하나가 된다. 특히 陽亢陰虧와 같은 증상에서는 補陰하면서 반드시 淸導도 같이 해야 하므로, 三陰交는 補하고 足三里는 瀉하는 것을 원칙으로 한다.

이상의 경혈들을 함께 사용하면 효과적으로 水腫을 없애고 利小便할 수 있다.

위에 언급한 본초처방과 경혈처방은 水腫으로 발생한 小便不利를 치료하는 처방이다.

참고

水腫에 의해 小便不利가 발생하면, 임상에서는 陽水와 陰水로 구분할 수 있다. 또한 陽水는 다시 風水泛濫型, 水濕浸漬型(위에 언급한 처방이 主治하는 분류) 및 濕熱壅盛型으로 나눌 수 있고, 陰水는 脾陽不運型과 腎陽衰弱型으로 나눌 수 있다. 경혈-본초 결합치료를 할 때에는 정확히 辨證施治를 해야만 이상적인 치료효과를 얻을 수 있을 것이다.

3. 湧泉(瀉) — 澤瀉

1) 穴性, 藥性

여기에서 湧泉은 瀉法을 적용하는데, 腎經에 實證이 있을 때에는 湧泉을 瀉해야 하기 때문이다. 湧泉은 澤瀉와 마찬가지로 利水滲濕泄熱의 효능이 있다. 歸經을 살펴보면 湧泉은 腎經에 속하고, 澤瀉은 腎經에 入하는 동시에 膀胱經에도 入한다. 效能分類를 살펴보면 湧泉과 澤瀉는 모두 利水滲濕泄熱類에 속한다.

2) 臨床應用

- **湧泉(瀉) 임상응용**

(1) 熱結膀胱, 濕熱煎熬에 의해 발생한 石淋證에 쓰인다.

처방 예: 關元(針灸)[1], 大敦(灸)[2], 腎兪[3], 膀胱兪[4], **湧泉**[5], 委中[6]

- **澤瀉 임상응용**

(2) 熱結膀胱 및 水濕腫脹에 의한 五淋證에 利尿退腫을 하기 위해 쓰인다.

처방 예: **澤瀉**[1], 白朮[2]을 丸으로 만든 다음 茯苓湯[3]과 함께 복용한다. 또한『金匱要略』의 澤瀉湯에서 澤瀉는 白朮과 함께 心下에 支飮이 있어 어지럽고 눈이 흐려지는 증상을 치료한다고 하였다.

3) 해설

(1)은 熱結膀胱, 濕熱煎熬에 의해 발생한 石淋을 치료하는 경혈처방으로, 먼저 [1] 關元에 자침 한 후 이곳에 다시 뜸을 뜨라고 하였다. 이는 關元이 任脈에 속하고 小腸의 募穴이며 足三陰과 任脈이 서로 만나는 곳이기 때문에 이 穴에 자침하면 通陽하여 滋陰시켜 주며, 막힌 곳을 뚫어 주는 효과가 매우 강하므로 五淋을 치료하고 소변이 잘 나오도록 도와주게 된다. 또한 이 穴에 뜸을 뜨게 되면 寒濕熱이 서로 섞여 있는(錯雜) 증상을 치료하거나 腹中에 뭉쳐 있는 寒濕積冷한 기운을 풀어 주는 효과를 얻을

수 있다. 다음으로 [2]大敦에 뜸을 뜨는데, 大敦은 足厥陰肝經의 井穴로서 陰器가 小腹 안으로 말려 올라가거나 小腹이 拘急하여 통증이 배꼽까지 오는 증상, 尿道가 잘 통하지 못하여 淋病으로 발전한 증상을 치료해 준다. 특히 大敦은 五淋을 치료하는 매우 중요한 경혈로서, 이 穴에 뜸을 뜨게 되면 肝經에 鬱滯되어 있는 氣를 풀어 주고 膀胱의 기화작용을 촉진하게 된다. [3][4]腎兪와 膀胱兪는 小便이 잘 나오게 하고, 脹熱을 제거해 주며 淋濁을 멈추게 한다. 마지막으로 [5][6]湧泉에 委中을 배합하였는데, 먼저 湧泉은 腎經에 속하여 陰의 속성을 지니고 있고, 委中은 반대로 膀胱經에 속하여 陽의 속성을 지니고 있다. 또한 湧泉은 利水滲濕하면서 泄熱해 주고, 委中은 신체의 아래쪽에 속하며 膀胱經 大經의 동맥 위에 위치하기 때문에 利濕邪, 祛暑穢하면서 막힌 곳을 뚫어 주고 血毒을 없애 주어, 湧泉과 함께 陰陽相合의 효과를 얻을 수 있다.

위에 언급된 穴들을 통해 膀胱의 濕熱을 없애 주고 淋病을 매우 효과적으로 치료할 수 있다.

(2)는 熱結膀胱證이나 水濕淋證을 치료하는 본초처방으로, ①澤瀉를 이용하여 利水滲濕泄熱을 하게 되는데, 澤瀉는 腎經에 들어가서 利小便시키고 腫脹을 없애는 효능이 뛰어나 消渴에 의해 발생하는 小便淋瀝을 치료하고 膀胱과 三焦에 정체되어 있는 水濕을 쫓아내어 五淋을 치료하며 水道를 宣通시켜 준다. 여기에 佐藥으로 ②白朮을 배합하면, 白朮의 補脾益氣, 燥濕효능에 의해 더욱 효과적으로 利水할 수 있게 된다. 淋證은 만성질환에 속하기 때문에 치료에 임할 때에는 빠른 효과를 보려고 하는 것 보다는 중장기적인 관리가 더욱 중요하다고 할 수 있다. 특히 ①②澤瀉를 白朮과 함께 丸으로 복용하면 완만하게 補해 주기 때문에 특히 淋證에 적합하다고 할 수 있다. 이 丸을 ③茯苓湯과 함께 복용하는데, 이는 茯苓이 利水滲濕하는 동시에 健脾補中 하기 때문이다.

이 처방은 熱結膀胱, 水濕淋證을 치료하는 매우 효과적인 처방으로서 淸利하는 동시에 補益해 주고 祛邪하는 동시에 扶正해 주기 때문에 緩急을 효과적으로 조절하여 淋證을 치료한다.

이상의 내용은 경혈과 본초를 결합하여 淋證을 치료할 수 있는 방법인데, 이 방법은 5가지 淋證 분류 중 특히 石淋에 매우 효과적인 처방이다. 이 외 淋證에 속하는 氣淋, 血淋, 膏淋, 勞淋은 위 방법에서 각각의 상황에 맞게 약간의 변화를 줘야 할 것이다.

4. 大敦(灸) — 車前子

1) 穴性, 藥性

大敦에 뜸을 뜨면 利水通淋하고 止瀉하는 효능이 있다. 이는 車前子가 가지고 있는 利水, 通淋, 止瀉의 효능과 매우 유사하다고 할 수 있다. 歸經을 살펴보면 大敦은 肝經에 속하며, 車前子는 肝經에 入하는 동시에 腎, 小腸, 肺經에도 入한다. 效能分類를 살펴보면 大敦은 利水滲濕類의 경혈에 속하며, 車前子 또한 利水滲濕類의 본초에 속한다.

2) 臨床應用

- 大敦(灸) 임상응용

(1) 石淋證에 사용한다.

처방 예: 關元(針灸)[1], 大敦(灸)[2], 腎兪[3], 膀胱兪[4], 涌泉[5], 委中[6]

- 車前子 임상응용

(2) 熱淋에 의해 尿가 澁한 증상에 쓰인다.

처방 예: 木通[1], 瞿麥[2], 萹蓄[3], 車前子[4], 滑石[5], 梔子[6], 大黃[7], 甘草梢[8] (『太平惠民和劑局方』의 八正散)

3) 해설

(1)은 石淋을 치료하는 경혈처방으로, 1關元에 먼저 자침한 후 뜸을 떠서 瀉熱通利하는 동시에 滋陰散結한다. 2大敦에 뜸을 뜨면 따뜻한 기운을 통해 水道를 通利시켜 줄 수 있다. 3腎兪는 通淋 및 利小便 작용을 하고, 4膀胱兪는 膀胱의 火를 꺼줘서 水道를 이롭게 하며 소변을 아래로 내려 보낸다. 5여기에 腎經의 實熱證에 빠질 수 없는 涌泉을 배합한다. 마지막으로 자침하는 6委中은 신체의 아랫부분에 위치해 있고, 膀胱經의 주요 穴로서, 이 穴에 자침하면 暑濕風熱을 제거할 수 있을 뿐만

아니라 濕熱을 아래로 빼고 淸熱利水하게 된다.

이상의 穴들을 통해 水道를 통하게 하고 利小便시키면 淋證은 자연스럽게 사라진다.

(2)의 八正散에서 ①④木通과 車前子는 降火利水작용을 하는데, 특히 ②③萹蓄, 瞿麥과 함께 배합하면 通淋의 효능이 더욱 강력해진다. ⑤滑石은 利竅散結하며, ⑥梔子는 引火下行하는 동시에 ⑦大黃의 苦寒下達작용을 보좌한다. ⑧甘草는 中氣를 다스려 효능이 과도하게 苦寒해지는 것을 방지해 주는데, 특히 甘草의 끝가지(梢)를 사용한 것은 陰部에 직접적으로 작용하여 통증을 줄이게 하기 위함이다.

이 처방은 利水通淋하는 처방으로, 주로 淋病 중에서 濕熱下注가 매우 심한 증상을 치료한다. 濕熱이 아래로 내려가 膀胱에 축적되면 水道(소변)가 통하지 않고, 소변이 熱澁淋痛하거나 막혀서 배출이 안 되기도 한다. 따라서 淸熱하면서 利水하는 처방을 사용하여 邪氣가 아래로 나가게 하면 淋閉는 자연스럽게 사라지는 것이다.

5. 膽兪(瀉) — 茵蔯蒿

1) 穴性, 藥性

膽兪를 瀉하면 茵蔯蒿와 흡사한 除濕淸熱, 退黃의 효능을 나타낸다. 膽兪는 膀胱經에 속하나 이 穴은 특히 肝膽經의 질환에 매우 탁월한 효과를 나타내고 있다. 茵蔯蒿는 肝膽經과 脾, 胃經에 入한다. 效能分類를 살펴보면, 膽兪는 淸熱利濕類의 경혈에 속하며, 茵蔯蒿 또한 淸熱利濕類의 본초에 속한다.

2) 臨床應用

- 膽兪(瀉) 임상응용

(1) 陽黃證에 쓰인다.

처방 예: 中脘[1], 內關[2], 足三里[3], **膽兪**[4], 陰陵泉[5], 百勞[6], 建里[7], 陽綱[8]

- 茵蔯蒿 임상응용

(2) 陽黃證에 쓰인다.

처방 예: **茵蔯蒿**를 單品으로 대용량 복용하면 효과가 좋다.

(3) 임상에서는 『金匱要略』의 茵蔯湯이 자주 쓰인다. 이 처방에서는 **茵蔯蒿**[1]가 君藥이며, 여기에 梔子[2], 大黃[3]이 들어가 黃疸 및 濕熱發黃에 의한 大小便不利, 腹滿發熱 등의 증상을 치료한다.

(4) 그 외 『證治準繩』의 三物茵蔯湯이 있다.

처방 예: **茵蔯蒿**[1], 梔子[2], 黃連[3]. 이 처방은 濕熱이 盛하나 변비가 없는 증상에 쓰인다.

3) 해설

(1)은 陽黃을 치료하는 경혈처방이다. [1]中脘은 胃의 募穴이고 八會穴 중 腑會이기 때문에 黃疸 중에서 특히 陽黃 및 面色痿黃을 치료하는 주요 경혈이 된다. [2]內關은

清濕熱, 利水道하면서 氣를 下行시켜 주며, 2 3 足三里와 함께 배합하면 心胃의 火를 크게 꺼 주고 水道를 이롭게 하여 濕熱을 아래로 내려 瀉下시킬 수 있다. 또한 이를 통해 4 膽兪의 除濕淸熱, 退黃작용을 돕고, 5 6 陰陵泉과 百勞는 利水道, 淸邪熱한다. 마지막으로 7 8 建里와 陽綱을 취하는데, 이 두 穴을 취하면 위에 언급된 穴位를 도와 瀉下除黃의 힘을 증강시켜 주기 때문에 결론적으로 陽黃을 매우 효과적으로 치료할 수 있다.

(3)의 茵蔯蒿湯 중 ①茵蔯蒿는 淸熱利濕除黃하는 매우 효과적인 본초이며 ②③梔子, 大黃을 佐藥으로 넣어 淸熱瀉下 작용을 하도록 한다. 특히 ①②③이 세 가지 본초가 함께 쓰이면 黃疸 및 陽黃을 치료하는 주요 처방이 된다.

여기에 추가적으로 茯苓, 豬苓 등 滲濕해 주는 본초를 넣으면 濕熱邪가 대소변을 통해 배출되기 때문에 陽黃을 더욱 효과적으로 치료할 수 있다.

(4) ①茵蔯蒿는 肝膽에 있는 熱을 잘 꺼 주며 肝膽에 鬱結된 기운을 잘 풀어 주는데, 熱을 끄고 울체된 것을 열어주면 담즙을 분비하는 담도가 깨끗해져 담즙분비가 원활하게 된다. 여기에 ②③梔子와 黃連을 배합하면 陽黃證을 매우 효과적으로 치료할 수 있다.

참고

黃疸은 임상에서 陽黃과 陰黃 두 종류로 나뉘며, 이 외에 虛黃도 黃疸로 포함시켜야 한다는 의견이 있다. 임상에서는 각 부류에 따라서 적절하게 加減해야 하며, 정확하게 辨證施治를 하면 원하는 이상적인 치료효과를 얻을 수 있을 것이다.

6. 膀胱兪(瀉)+委中(瀉) — 滑石

1) 穴性, 藥性

膀胱兪와 委中을 瀉하면, 膀胱兪는 淸熱利水하면서 通淋시켜 주며, 委中은 淸熱解暑하면서 利濕작용을 하게 된다. 이와 같이, 이 두 穴이 합쳐지면 滑石과 유사하게 利水通淋, 淸熱解暑의 효능을 나타낸다. 歸經을 살펴보면, 膀胱兪와 委中은 모두 膀胱經에 속하며, 滑石은 膀胱經에 入하는 동시에 胃經에도 入한다. 效能分類를 살펴보면, 膀胱兪와 委中의 배합은 滑石과 마찬가지로 淸熱利濕類에 속한다.

2) 臨床應用

- **膀胱兪(瀉)+委中(瀉) 임상응용**

  (1) 膀胱熱結에 의해 발생한 淋證에 쓰인다.

  처방 예: 關元[1], 大敦[2], 腎兪[3], **膀胱兪**[4], 湧泉[5], **委中**[6]

  (2) 小兒暑厥證에도 쓰인다.

  처방 예: 少商, 中衝, 尺澤, **委中**, 湧泉, 中脘

- **滑石 임상응용**

  (3) 滑石은 성질이 寒하여 淸熱하며, 또한 성질이 滑하여 利竅하므로, 膀胱熱結을 瀉하고 水道를 通利하여 小便不利나 淋漓熱痛 등의 증상에 사용한다.

  처방 예: **滑石**[1], 冬葵子[2], 車前子[3], 通草[4] (『千金方』의 滑石散으로서 이 처방은 淋證 및 産後熱淋을 치료한다.)

  (4) 中暑 및 濕溫에 의한 身熱, 小便不利 등의 증상을 치료한다.

  처방 예: **滑石**, 杏仁, 黃連, 黃芩, 鬱金, 通草, 化橘紅, 厚朴, 半夏

3) 해설

(1)은 膀胱熱結에 의해 발생한 淋證을 치료하는 경혈처방이다. [1]關元은 예로부터

五淋과 小便不利를 치료하는 주요 경혈로 흔히 사용되었다. [2]大敦은 肝經의 井穴로서 매우 효과적으로 五淋 및 小便數, 遺尿, 尿不禁을 치료한다. [3][5]腎兪와 湧泉은 膀胱熱結을 풀어 주게 되는데, 특히 湧泉은 신체에서 아래쪽에 위치하여 淸熱하는 동시에 熱을 이끌어 아래로 내려 보낸다.

이상의 穴들이 서로 합쳐져서 利水通淋, 淸熱解暑하며, 膀胱의 熱結을 흩어지게 하는 치료목적을 효과적으로 달성할 수 있게 된다.

(3)의 滑石散에서 ①滑石은 君藥으로서 利水通淋, 淸熱解暑하여 小便不利 및 淋瀝熱痛의 증상을 치료한다. 여기에 ②冬葵子를 배합하여 利水通淋작용을 더욱 증강시킨다. ③車前子는 성질이 寒하여 滑利작용이 강하며, 또한 膀胱에 뭉친 熱을 쉽게 풀어주고 利水通淋해 주기 때문에 熱淋을 치료하는 중요 본초가 된다. ④通草는 淸熱利水하고 熱을 아래로 이끌고 내려간다.

이상의 본초가 합쳐져서 효과적으로 膀胱에 뭉쳐있는 熱을 꺼 주고 小便이 잘 나오게 한다.

7. 脾兪(灸) — 薏苡仁

1) 穴性, 藥性

脾兪에 뜸을 뜨면 利水滲濕 및 利濕의 작용을 한다. 薏苡仁 또한 利水滲濕, 除痺의 효능이 있으며, 淸熱排膿, 健脾止瀉의 효능 또한 지니고 있다. 歸經을 살펴보면 脾兪는 膀胱經에 속하며, 薏苡仁은 脾經, 腎經, 肺經에 入한다. 效能分類를 살펴보면 脾兪와 薏苡仁 모두 利水滲濕類에 속한다.

2) 臨床應用

- 脾兪(灸) 임상응용

(1) 脾陽不運, 運化失調에 의해 발생한 水腫이 虛證에 속할 때 사용한다.

처방 예: **脾兪**[1], 氣海兪[2], 膀胱兪[3], 腎兪[4], 足三里[5], 三陰交[6]에 모두 뜸을 뜬다.

(2) 泄瀉, 五更瀉에 쓰인다.

처방 예: 百會, 天樞, 關元, **脾兪**, 腎兪에 모두 뜸을 뜨고, 足三里에는 자침 후 뜸을 뜬다.

- 薏苡仁 임상응용

(3) 薏苡仁은 甘味가 있어 益脾작용을 하는데, 土가 實한 경우에는 능히 水濕을 제거한다. 그러므로 水腫喘急을 치료하는 데 효과가 매우 좋다.

처방 예: 郁李仁[1] 즙을 이용해서 **薏苡仁**[2]으로 밥을 지어 먹으면 즉시 효과가 있다(『獨行方』).

(4) 薏苡仁은 健脾止瀉하는 작용이 있다. 특히 이 본초는 성미가 甘淡하여 補益脾胃의 작용이 강하기 때문에 炒熟하여 사용하면 脾虛하면서 濕이 있는 泄瀉證에 매우 큰 효과가 있다.

3) 해설

(1) [1]脾兪는 脾陽不運, 運化失調로 인해 발생한 水腫이 虛證에 속하는 경우 쓰이는데, 특히 脾兪는 利水滲濕止瀉작용이 강하기 때문에 이 경혈처방의 주요 혈이 된다. 여기에 [2][3][4]氣海兪, 膀胱兪, 腎兪를 배합하여 滲濕止瀉, 除脹消腫의 작용을 증폭시킨다. 마지막으로 [5][6]足三里와 三陰交를 배합하였는데, 足三里는 升陽益胃작용을 하고 三陰交는 滋陰健脾 작용을 하여 陰陽이 서로 조화롭게 융합되기 때문에 脾胃虛寒, 氣血虧薄, 虛損의 증상에 절대 빠질 수 없는 배합 중 하나가 된다. 특히 濕濁脹滿 같은 경우에는 足三里에 뜸을 떠서 따뜻하게 하면 강한 化濕작용을 하게 된다. 또한 三陰交는 肝, 脾, 腎 三陰經이 만나는 穴로서, 이 穴에 뜸을 뜨면 補脾를 하는 동시에 간접적으로 肝陰과 腎陰을 補해 줄 수 있기 때문에 氣血兩補의 효능이 있어 虛證에 속한 水腫을 치료할 때에는 매우 중요한 경혈이라 할 수 있다.

이상의 穴位에 뜸을 뜨면, 따뜻하게 하여 化濕하는 원리로써 水腫을 효과적으로 제거할 수 있다.

(3)은 『獨行方』에서 제시한 본초처방으로 水腫喘急을 치료한다. ①郁李仁은 通腸行水, 通小便, 消水腫, 除脹滿의 작용을 얻기 위해 사용하였는데, 특히 郁李仁 즙을 이용하여 ②薏苡仁 밥을 지어먹으면, 薏苡仁의 利水滲濕, 健脾消腫 작용을 크게 도울 수 있다.

水腫 및 喘急은 발생 원인이 다양한데, 대부분 外感風邪水濕 혹은 內傷飮食勞倦에 의해 水濕의 정상적인 운행에 장애가 생기고, 점점 水濕이 범람하여 부종이 생기게 된다. 체내 水濕의 운행은 肺氣의 通調작용, 脾氣의 傳輸작용, 腎氣의 開闔작용에 의해 조절되며, 특히 三焦의 決瀆작용을 통해 膀胱의 氣化작용이 순조롭게 이루어지면 小便이 원활하게 통하게 되는 것이다. 그러므로 肺, 脾, 腎 세 장부에 기능적인 장애가 있으면 水腫喘急의 발생에 중대한 영향을 미치게 된다. ②薏苡仁은 肺經, 脾經, 腎經에 들어가고 성질 또한 利水滲濕을 주관하기 때문에 『獨行方』에서 이 본초를 중요시한 것이다.

8. 太谿(瀉)+風市 — 防己

1) 穴性, 藥性

太谿에 瀉法을 쓰면서 風市를 함께 배합하면, 太谿는 利水작용을 통해 除濕하게 되고, 風市는 祛風을 통해 止痛하게 된다. 이 두 혈을 배합하면 유사한 본초인 防己와 마찬가지로 利水退腫, 祛風止痛의 효능을 나타내게 된다. 歸經을 살펴보면 太谿는 腎經에 속하며 風市는 膽經에 속하고, 防己는 膀胱經과 肺經에 入한다. 效能分類를 살펴보면, 太谿와 風市를 배합하면 利濕祛風類의 경혈에 속하고, 防己 또한 利濕祛風類의 본초에 속한다.

2) 臨床應用

- **太谿(瀉)+風市 임상응용**

(1) 下消水飮, 小便滯濁의 證에 상용한다.

처방 예: 內關[1], **太谿**[2], 陰陵泉[3], 委中[4]을 모두 瀉하고 **風市**[5]에 뜸을 뜬다.

(2) 하지의 風濕痛에 쓰인다.

처방 예: 腰陽關, 環跳, **風市**, 足三里, 懸鍾, 崑崙, 陽陵泉, 行間, 俠谿

- **防己 임상응용**

(3) 水濕이 停留하는 증상에 利小便하고 부종을 없앤다.

처방 예: **防己**[1], 黃芪[2], 白朮[3], 甘草[4] (『金匱要略』의 防己黃芪湯)

(4) 脈道를 通利시키고 祛風濕하여 止痛하는 효과가 뛰어나, 歷節風의 참을 수 없는 통증에 사용한다.

처방 예: **防己**, 茯苓, 白朮, 肉桂, 生薑, 烏頭, 人參, 甘草 (『千金方』의 防己湯)

3) 해설

(1)은 下消水飮, 小便滯濁을 치료하는 경혈처방으로, 먼저 [1][2]內關에 太谿를 배합한다. 水飮의 邪는 水가 胸膈之間에 머물러 氣道가 壅塞되어 喘咳, 胸滿, 吐逆 등의 증상을 나타내는 것으로, 水停胸膈의 원인은 三焦와 관련이 있다. 三焦는 決瀆之官으로서 水道出焉하므로, 三焦는 물(水氣)의 통로가 된다. 三焦의 決瀆작용이 정상인 경우 물을 마시면 三焦를 통해 膀胱으로 내려가고 水氣가 스스로 멈추는 현상은 발생하지 않는다. 그러나 만약 三焦가 不利하면 水道가 閉塞되고 氣가 水를 化하지 못하기 때문에 飮證이 발생하게 되는 것이다. [1]內關은 手厥陰心包의 絡穴로서 手少陽三焦로 別走하기 때문에 內關을 취하면 心陽을 풀어 주고(宣心陽) 뭉쳐 있는 陰氣를 물리치며(退群陰) 瘀塞된 부위를 通하게 하여 決瀆작용이 원활하게 이루어지고 飮證 또한 자연적으로 소실된다. 따라서 內關은 [2]太谿의 利水除濕 작용을 돕게 된다. [3]陰陵泉은 除水脹, 利小便, 療淋濁 작용을 하며, [4]委中은 疏風하여 利濕하고, [5]風市에 뜸을 뜨면 祛風을 통해 滲濕하게 된다.

위에 언급된 穴位를 함께 사용하면 효과적으로 水飮을 치료하고 利小便, 除滯濁 하게 된다.

(3)『金匱要略』의 防己黃芪湯 중에서 ①防己는 祛風利水하고 ②黃芪는 益氣固表하며, ③④白朮과 甘草는 培土勝濕한다. ①③防己는 白朮과 함께 배합되면 利水 효능이 더욱 증강된다. 여기에 生薑과 大棗를 引經藥으로 더하면 營衛를 調和롭게 하고, ②黃芪는 生薑, 大棗와 함께 衛氣를 진작시킨다.

이 본초처방으로 치료하는 風水와 風濕은 사실 表濕에 속하는 것으로, 脈이 浮한 것은 病이 肌表에 있음이고, 身重한 것은 濕이 經絡에 있음이며, 汗出惡風은 衛氣가 虛하여 表를 공고하게 잡아주지 못함이고, 小便不利는 氣가 虛해서 제대로 배출이 안 되는 것이니(虛無祛路), 즉 表虛濕勝은 風水와 風濕의 공통적인 病機인 셈이다. 위에 언급한 본초가 함께 어우러지면 강력한 利小便, 消水腫 작용을 하므로 風水를 효과적으로 치료할 수 있다.

참고

水腫에 대해 『內經』에서는 증상(證候)에 따라 風水, 石水, 湧水로 분류하였고, 『金匱要略』에서는 風水, 皮水, 正水, 石水로 분류하였다. 이 외 五臟의 증상(證候)에 따라 心水, 肝水, 肺水, 脾水, 腎水로 나누기도 하며, 근대 의가들은 先賢들의 이론을 총정리하여 水腫을 陰水와 陽水 두 가지 큰 부류로 나누기도 한다. 경혈-본초 결합치료를 통해 水腫을 치료할 때에는 자세한 辨證施治를 해야 이상적인 치료효과를 얻을 수 있을 것이다.

9. 少澤(瀉) — 木通

1) 穴性, 藥性

少澤(瀉法 사용)과 木通은 모두 降火利水의 효능이 있다. 歸經을 살펴보면 少澤은 小腸經에 속하고, 木通은 小腸經에 入하며 동시에 心經, 肺經, 膀胱經에 入한다. 效能分類를 살펴보면, 少澤은 淸熱利水類의 경혈에 속하며, 木通 또한 淸熱利水類의 本草에 속한다.

2) 臨床應用

- **少澤(瀉) 임상응용**

(1) 虛熱로 인해 乳汁이 잘 나오지 않는 증상에 상용한다.
처방 예: 膏肓[1], 膈兪[2], **少澤**[3], 合谷[4], 氣海[5], 關元[6], 足三里[7], 行間[8]

- **木通 임상응용**

(2) 木通은 通氣, 行血利竅의 효능이 있어 氣血虛弱에 의한 乳汁不通證에 쓰인다.
처방 예: 黨參[1], 黃芪[2], 當歸[3], 酸棗仁[4], **木通**[5], 桔梗[6], 豬蹄[7]

3) 해설

(1)은 출산 후 虛熱에 의해 乳汁이 분비되지 않는 증상을 치료하는 경혈처방이다. 먼저 [1]膏肓은 예로부터 虛損을 치료하는 주요 穴이다. [2]膈兪는 八會穴 중 血會이기 때문에 産後 血虛에 膈兪를 취하면 補益하면서 活血작용까지 함께 얻을 수 있는데, 이는 膈兪의 바로 위에 위치한 穴이 心兪로 心은 血을 生하며, 바로 아래에 위치한 穴이 肝兪로 肝은 血을 저장하기 때문이다. 또한 [3]少澤에 자침하면 宣散작용을 통해 通乳의 효과를 얻을 수 있다. [4]合谷은 氣를 主管하여 補氣하고, [5]氣海는 氣가 생성되는 바다로(生氣之海) 이 穴에 자침하면 振陽의 효과를 얻을 수 있다. [6]關元은 三陰과 任脈이 만나는 곳으로 강한 滋陰효과를 얻을 수 있으며, 여기에 다시 [7][8]足三里

와 行間을 배합하면 胃火를 아래로 내려 주고 肝氣를 풀어 준다(疏肝氣).

위에 언급된 穴들이 서로 어우러지면 益氣血, 和陰陽, 降火理氣작용을 하여 乳汁을 원활하게 분비할 수 있게 된다.

(2)는 氣血虛弱으로 인해 발생하는 출산 후 無乳症을 치료하는 본초처방이다. ①黨參은 補脾益胃, 健運中氣하며, ②③黃芪와 當歸는 補氣升陽, 補血和血하여 출산 후 氣血을 크게 補해 주는 주요 약재가 된다. ④酸棗仁은 養肝寧心하고 부족한 氣血을 補해 주며, ⑤木通은 降火利水하고, ⑥桔梗은 肺氣를 올려 주고 散泄利竅하여 胸膈에 울체되어 있는 氣를 풀어 줌으로써 乳汁이 원활하게 분비되게 한다. 마지막으로 ⑦豬蹄는 그 性이 通降을 主하여 민간요법에서 乳汁분비를 위해 많이 사용하고 있다.

위와 같은 약이 함께 어우러지면 補脾胃, 益氣血, 宣降通利 작용을 하게 되어 출산 후 氣血虛弱에 의해 乳汁이 나오지 않는 증상을 치료하는 매우 효과적인 처방이 된다.

참고

乳汁不通 증상은 임상에서 대략적으로 氣血虛弱, 氣結乳絡不暢으로 나눌 수 있다. 氣血虛弱型은 출산 후 유즙이 소량 분비되거나 전혀 분비되지 않는 것으로, 乳房이 붓거나 아프지는 않다. 氣結乳絡不暢型은 乳房을 눌렀을 때 돌과 같이 딱딱하고 乳房이 붓고 아프며, 乳汁이 찔끔찔끔 나오거나 적게 나온다. 후자는 疏利宣散의 治法을 사용해야 하며, 脹痛이 심해 미열이 발생할 때에는 淸泄하는 것도 고려해야 한다. 임상에서는 辨證施治를 하여 상황에 따라 여러 경혈 및 본초를 현명하게 가감해야 할 것이다.

10. 小腸兪(瀉) — 瞿麥

1) 穴性, 藥性

小腸兪와 瞿麥은 둘 다 利水通淋, 淸熱破血의 효능을 지니고 있다. 歸經을 살펴보면 小腸兪는 膀胱經에 속하며, 瞿麥은 小腸經과 心經에 入한다. 效能分類를 살펴보면 小腸兪는 利水淸熱類의 경혈에 속하며, 瞿麥 또한 利水淸熱類의 본초에 속한다.

2) 臨床應用

- **小腸兪(瀉) 임상응용**

(1) 心火가 小腸으로 옮겨졌거나, 溫熱이 血分에 들어가 발생하는 血淋證에 쓰인다.

처방 예: 腎兪[1], **小腸兪**[2], 復溜[3], 中極[4], 太衝[5], 氣海[6], 湧泉[7]

- **瞿麥 임상응용**

(2) 瞿麥은 그 性이 沈降을 主하므로, 心經을 通하게 하고 破血하며 小腸을 이롭게 하여 導熱하고 利水通淋하는 효능이 있어, 淋病에 쓰인다.

처방 예: **瞿麥**[1], 滑石[2], 車前子[3], 冬葵子[4] (『古今錄驗』의 瞿麥散)

3) 해설

(1)은 溫熱邪가 血分에 들어가 발생하는 血淋을 치료하는 경혈처방이다. [1]腎兪는 溺血을 치료하며 脹熱을 없애 주기 때문에 小便淋濁에 쓰이는 매우 중요한 경혈 중 하나이다. 小便淋瀝, 遺溺, 脹滿에는 [2]小腸兪에 자침하면 매우 좋은 효과를 얻을 수 있다. [3]復溜는 五淋을 치료하며, [4]中極은 足三陰과 任脈의 교회혈이며 膀胱의 募穴로서 淸熱散結하는 효능이 있다. [5]太衝은 疏肝通淋하며, [6]氣海는 振陽하고, [7]湧泉은 泄熱한다.

위에 언급한 여러 穴位가 함께 어우러지면 효과적으로 血淋을 치료할 수 있다.

(2)에 언급된 瞿麥散에서 ①瞿麥은 君藥으로서 주로 利水通淋 작용을 한다. ②滑石은 臣藥으로서 利水通淋 작용 뿐 아니라 膀胱의 熱을 꺼 주는 역할도 하게 된다. ③車前子는 佐藥에 속하는데, 車前子 또한 利水通淋의 효능 뿐 아니라 收澁止瀉의 효능도 지니고 있다. ④冬葵子는 使藥인데, 이 본초는 성질이 滑利하기 때문에 淋病에서 특히 水道가 不通한 淋瀉에 효과가 탁월하다.

위에 언급된 각 君臣佐使藥이 서로 어우러지면 매우 효과적으로 熱淋을 치료할 수 있다.

<표 6> 利水滲濕類에 속한 經穴과 本草의 효능 비교

	經穴/本草	분류	歸經	효능	性味/해설	임상응용
1	茯苓	利水滲濕	心, 肺, 脾, 胃, 腎	利水滲濕, 健脾補中, 寧心安神	甘, 淡	①甘味는 능히 和中하고, 淡味는 능히 滲濕하기 때문에 利水滲濕의 효능이 있다. ②脾虛濕困, 水飮不化에 의해 발생한 食少脘悶이나 痰飮停滯 증에 쓰인다. ③茯苓은 또한 寧心安神 효능이 있다.
	內關(瀉) + 三陰交		心包	利水滲濕, 宣心陽, 退群陰	瀉法을 사용한다. 內關은 手厥陰心包의 絡穴로서 手少陽三焦經으로 別走하기 때문에 心胸의 悶熱을 꺼 주며 水氣를 아래로 내려 줄 수 있다.	①水腫이 있을 시 水道를 이롭게 한다: 肩髃, 曲池, 合谷, 內關을 모두 瀉한다, 大椎, 偏歷을 모두 瀉한다. ②脾가 虛해 濕이 뭉쳐서 水飮을 不化하는 증상, 心胸煩悶한 증상: 內關, 三陰交. ③心悸懊憹, 怔忡: 神門, 內關, 曲池, 合谷을 모두 瀉한다.
2	猪苓	利水滲濕	腎, 膀胱	利水滲濕	甘, 平	猪苓은 滲濕 효능이 매우 강력한데, 利水滲濕 하는 힘은 茯苓보다 뛰어나다. 일반적으로 小便不利, 脚氣, 水腫, 淋濁帶下 등의 증상에 쓰인다.
	水分(灸)		任脈		뜸을 뜬다. 利水하는 힘은 內關보다 뛰어나다.	水腫을 치료하고 小便을 이롭게 한다: 水分, 氣海에 모두 뜸을 뜨고, 合谷, 偏歷, 陰陵泉, 足三里, 三陰交에 자침한다.
3	澤瀉	利水滲濕	腎, 膀胱	利水滲濕, 泄熱	甘, 寒	이 본초는 甘味를 통해 능히 利水滲濕할 수 있으며, 성질은 寒하여 능히 熱을 제거할 수 있어 腎經의 火와 膀胱의 熱을 꺼 줄 수 있기 때문에 利水祛濕에 자주 쓰는 본초이다.
	湧泉(瀉)		腎		瀉法을 사용한다. 腎經이 實하면 湧泉을 瀉해야 한다.	熱結膀胱, 濕熱煎熬에 의해 발생한 石淋證을 치료한다: 關元에 자침 후 뜸, 大敦(灸), 腎兪, 膀胱兪, 湧泉, 委中.

	經穴/本草	분류	歸經	효능	性味/해설	임상응용
4	車前子	利水滲濕	肝, 腎, 小腸, 肺	利水, 滲濕, 泄熱	甘, 寒	①이 본초는 성질이 寒하여 滑利하는 성질이 있기 때문에 강한 利水通淋 효능이 있다. 그렇기 때문에 熱淋을 치료하는 데 쓰인다. ②水渴(목마름) 초기, 小便不利에 쓰인다.
4	大敦(灸)	利水滲濕	肝	利水, 通淋, 止瀉	뜸을 뜬다.	石淋: 關元에 자침, 大敦(灸), 腎兪, 膀胱兪, 湧泉, 委中.
5	茵蔯蒿	祛濕	脾, 胃, 肝, 膽	除濕, 淸熱, 退黃	苦, 平, 微寒	除濕退黃의 효능이 있어서 주로 黃疸에 쓰인다. 이 본초는 성미가 苦泄下降하기 때문에 濕熱을 淸利해 주는 효능이 강해 濕熱熏蒸에 의해 발생한 發黃에는 대부분 君藥으로 쓰이며, 陽黃을 치료하게 된다. 陰黃을 치료할 때 쓰려면 溫中하는 본초를 함께 배합하여 化濕하면서 陰寒을 제거할 수 있도록 해야 한다.
5	膽兪(瀉)	祛濕	膀胱	除濕, 淸熱, 退黃	瀉法을 사용한다.	陽黃을 치료한다: 中脘, 內關, 足三里, 膽兪, 陰陵泉, 百勞, 建里, 陽綱.
6	滑石	祛濕淸熱	胃, 膀胱	利水通淋, 淸解暑熱	甘, 寒	①小便不利, 淋漓熱痛 등의 증상에 사용한다. ②中暑로 인해 발생하는 身熱, 煩悶, 小便不利를 치료한다.
6	膀胱兪(瀉) + 委中(瀉)	祛濕淸熱	膀胱	利水通淋, 淸熱解暑	瀉法을 사용한다. 膀胱兪는 淸熱利水 하면서 通淋작용을 하며, 委中은 淸熱解暑하면서 利濕작용을 한다	①膀胱에 熱이 뭉쳐 발생하는 淋證을 치료한다: 關元, 大敦, 腎兪, 膀胱兪, 湧泉, 委中. ②小兒暑厥證을 치료한다: 少商, 中衝, 尺澤, 委中, 湧泉, 中脘.

	經穴/本草	분류	歸經	효능	性味/해설	임상응용
7	薏苡仁	祛濕清熱	脾, 腎, 肺	利水滲濕, 除痺, 清熱排膿, 健脾止瀉	甘, 淡, 微寒	①薏苡仁은 甘味가 있어 능히 益脾 작용을 하며, 土가 實해지면 능히 勝水(水氣를 이기다)하여 濕을 제거할 수 있기 때문에 水腫 및 喘急을 효과적으로 제거한다. ②이 본초는 濕을 아래로 내려주면서 清熱도 해주고, 關節을 通利시켜 주기 때문에 濕滯皮肉, 濕滯筋脈에 의한 痺證을 치료한다.
	脾兪(灸)		膀胱, 膽	利水滲濕, 止瀉	뜸을 뜬다.	①脾陽不振, 運化失調에 의해 발생한 虛證 水腫에 쓰인다: 腎兪, 氣海, 膀胱兪, 脾兪, 足三里, 三陰交에 모두 뜸을 뜬다. ②모든 종류의 痺證: 肩髃, 曲池, 環跳, 陽陵泉. ③泄瀉 및 五更瀉에도 쓰인다: 百會, 天樞, 關元, 脾兪, 腎兪에 모두 뜸을 뜨고 足三里에 자침 후 뜸을 뜬다.
8	防己	祛風除濕	膀胱, 肺	利水退腫(漢防己), 祛風止痛(木防己)	大苦, 辛, 寒	①이 본초는 下行하는 작용이 강하여 濕을 매우 효과적으로 제거해 준다. 그렇기 때문에 水濕이 정체되어 있는 증상에 쓰이며, 효과적으로 소변을 이롭게 하여 부종을 없앤다. ②본 제품은 辛散하기 때문에 濕이 經絡에 옹체되어 있는 것을 풀어 주고, 脈道를 순조롭게 뚫어 주며, 風濕을 없애 줘서 止痛작용을 하게 된다.
	太谿(瀉) + 風市	利水滲濕	腎, 膽	利水退腫, 祛風止痛	瀉法을 사용한다. 太谿는 利水를 통해 降濕(濕을 아래로 내려줌)시켜 주며, 風市는 祛風을 통해 止痛작용을 하게 된다.	①下消水飮, 小便滯濁에 사용한다: 內關, 太谿, 陽陵泉, 委中을 모두 瀉한다. ②下肢의 風濕痛에 사용한다: 腰陽關, 環跳, 風市, 足三里, 懸鍾, 崑崙, 陽陵泉, 行間, 俠谿.

	經穴/本草	분류	歸經	효능	性味/해설	임상응용
9	木通	利水泄熱	心, 肺, 小腸, 膀胱	降火利水	苦, 寒	이 본초는 苦味가 있어 心으로 들어가고, 性質이 寒하여 瀉熱작용을 하기 때문에 강한 降火, 泄火, 通小腸의 효능이 있으며, 매우 탁월하게 泄熱利水하는 본초이다. 주로 小便滯澁, 淋痛 등 熱證에 사용하며, 또한 乳汁의 분비를 원활하게 하는 효능이 있다.
	少澤(瀉)		小腸		瀉法을 사용한다.	熱에 의한 乳汁不通에 사용한다: 膏肓, 膈兪, 少澤, 合谷, 氣海, 關元, 足三里, 行間.
10	瞿麥	利水泄熱	心, 小腸	利水通淋, 清熱破血	苦, 寒	이 본초는 沈降하는 성질이 있어서 心經을 통하게 하고 小腸을 이롭게 하며 熱을 이끌고 아래로 내린다. 그렇기 때문에 熱淋, 石淋, 小便渾濁 및 出血이 있는 증상에 쓰인다.
	小腸兪(瀉)		膀胱		瀉法을 사용한다.	心火가 小腸으로 轉移되거나 濕熱이 血分에 들어가서 발생한 血淋證에 쓰인다: 腎兪, 小腸兪, 復溜, 中極, 太衝, 氣海, 涌泉에 모두 자침한다.

제7장

祛風濕類

祛風濕類의 경혈과 본초는 능히 肌肉과 經絡, 筋骨間의 風濕을 제거하여 痺痛을 없애 주는 經穴과 本草를 뜻하며, 특히 일부분 경혈과 본초는 補肝腎, 壯筋骨의 효능까지 지니고 있다. 이 부류에 속한 경혈과 본초는 대개 祛風, 除濕, 散寒 및 活絡, 行痺, 止痛의 효과를 지니고 있기 때문에 주로 風寒濕痺, 肢體痛, 麻木不仁, 筋絡拘急 등의 증상에 적용한다.

『內經』에서는 "風寒濕 세 기운이 섞여서 들어온 후 합쳐지면 痺證으로 발전한다(風寒濕三氣雜至, 合而爲痺也)"고 하여 痺證의 형성기전을 설명하였다. 즉, 대개 風寒濕 세 氣의 침입을 받아 痺證이 발생하나, 여기에서도 각 氣의 偏勝에 따른 질환의 차이를 중요시하여, 風氣가 우세하면 行痺라 칭하고, 寒氣가 우세하면 痛痺라 칭하며, 濕氣가 우세하면 着痺라 칭하였다. 그러므로 祛風濕類의 경혈과 본초를 사용할 때에도 각각의 차이점을 잘 파악하여 사용해야 한다.

결론적으로 痺病은 邪氣가 經脈에 들어와 脈道가 막히고 經氣의 흐름이 저애되어 肌肉과 筋骨 사이의 순환에 이상이 생겨서 발생하게 된다. 그러므로 이를 치료하는 祛風濕類의 경혈과 본초는 대개 腠理를 충실하게 하고, 肌肉을 따뜻하게 하며, 經絡을 통하게 하고, 筋骨을 풀어 주며, 宣散行滯하게 한다.

임상에서 응용할 때에는 증상에 따라 적절하게 配伍해야 하는데, 만약 病邪가 表에 있으면 解表類의 경혈 및 본초를 배오하고, 邪氣가 筋骨과 關節 사이에 있으면 活血通絡하는 경혈 및 본초를 배오하며, 환자의 氣血이 虛弱하면 氣血을 補養하는 경혈 및 본초를 배오해야 한다.

만약 風濕病을 오래 앓았다면 자침할 때 瀉法은 적게 쓰고 補法을 많이 쓰거나 뜸을 많이 쓰도록 하며, 약은 술로 담가서 항시 복용하도록 하는 것이 좋다. 또한 陰虛하거나 血虛한 환자는 祛風濕類의 경혈과 본초를 신중하게 사용해야 한다.

본 장에서는 祛風濕類에 속한 일부 경혈과 본초를 穴性과 藥性에 따라 비교 대조하고, 경혈과 본초의 공통적인 효능에 따라 처방과 운용방법을 설명하였다.

또한, 본 장에서 논의한 내용을 본 장의 맨 뒤 〈표 7〉에 요약 정리하여 제시하였다.

1. 大敦+陽陵泉 — 五加皮

1) 穴性, 藥性

大敦은 肝經의 井穴로서 이 穴을 취하여 직접적으로 舒經, 調肝, 祛邪하는데, 寒하면 補하고, 熱하면 瀉한다. 陽陵泉은 八會穴 중 筋會에 속하는데, 大敦과 陽陵泉을 배합하면 舒筋, 驅風濕, 强筋骨의 효능을 갖게 되며, 五加皮는 이와 유사한 散風濕, 强筋骨의 효능을 지니고 있다. 歸經을 살펴보면 大敦은 肝經에 속하고 陽陵泉은 膽經에 속하며, 五加皮는 肝經에 入한다. 效能分類를 살펴보면, 大敦과 陽陵泉의 배합은 祛風濕類에 속하며, 五加皮 또한 祛風濕類의 본초에 속한다.

2) 臨床應用

- **大敦+陽陵泉 임상응용**
  - (1) 筋骨痿軟 및 風濕疼痛에 상용한다.

    처방 예: **大敦**[1], **陽陵泉**[2], 大杼(灸)[3], 魂門(자침 후 뜸)[4], 曲池[5], 委中[6], 絶骨[7]

- **五加皮 임상응용**
  - (2) **五加皮**는 散風勝濕하며 또한 强筋健骨의 효과가 있어, 肝腎不足으로 인한 筋骨痿軟 및 風濕疼痛에 상용한다.

    처방 예: 單味로 사용하거나 술로 빚어 복용하거나 술에 담근 후(浸酒) 복용한다.

3) 해설

(1)은 筋骨痿軟, 風濕疼痛을 치료하는 경혈처방으로, [1][2]大敦과 陽陵泉을 배합하면 舒筋, 驅風濕, 强筋骨의 효능을 기대할 수 있다. [3]大杼에는 뜸을 뜨는데, 이는 大杼가 八會穴 중 骨會이기 때문으로, 이 穴에 뜸을 뜨면 溫補健骨한다는 의미를 지닌다. 또한 [4]魂門에 침과 뜸을 병용하여 舒筋健骨하도록 한다. [5][6]曲池와 委中은 風

濕疼痛을 치료하는 데 매우 효과적인 경혈 조합이다. 風濕邪에 의해 병이 발생했을 때 風氣가 濕氣보다 우세하면 風은 遊走하는 성질이 있으므로 이를 行痺라고 부르고, 濕氣가 風氣보다 우세하면 濕은 묵직한 성질이 있으므로 이를 着痺라 부른다. 5曲池는 搜風작용을 통해 行濕시키며, 6委中은 舒風작용을 통해 利濕시킨다. (만약 여기에 寒證이 겸하여 발생하면 下廉을 취해야 하는데, 이는 下廉이 通陽작용을 통해 滲濕하는 효능이 있기 때문이다.) 마지막으로 7絶骨을 取하는데, 絶骨은 八會穴 중 髓會에 속하고 足三陽의 大絡이기 때문에 이 穴을 취하면 강한 舒筋健骨 효과를 얻을 수 있어 능히 걸을 수 있게 되고, 骨髓病에 쓰면 强壯骨髓 효과를 기대할 수 있다.

위에 언급한 경혈을 함께 사용하면 肝腎不足, 筋骨痿軟 및 風濕證에 대하여 어느 정도 효과를 얻을 수 있을 것이다.

(2) 五加皮를 술에 담가(浸酒) 항시 복용하게 되면 肝腎不足, 筋骨痿軟, 風濕疼痛 등을 치료할 수 있는데, 이는 濕邪가 우선적으로 몸의 아래부위에서 비롯하기 때문이다. 이에 대해 『本草經疏』에서 말하기를 "땅의 濕氣에 感觸되면 먼저 사람의 皮肉과 筋脈을 상하게 된다. 肝腎은 몸의 아래쪽에 위치하고 있으며 筋骨을 주관하기 때문에, 風寒濕 邪氣가 대부분 이 두 經絡을 통해 들어오게 된다. 五加皮의 辛味는 능히 散風작용을 하고, 溫한 성질은 능히 寒氣를 없애 주며, 苦味는 능히 燥濕작용을 하는데, 특히 五加皮를 술에 담근 후 복용하면 除寒散風燥濕의 효능을 대폭 증강시킬 수 있어서 筋骨痿軟, 風濕疼痛에 빠질 수 없는 본초가 된다(地之濕氣, 感則害人皮肉筋脈. 肝腎居下而主筋骨, 故風寒濕之邪多自二經先受五加皮辛能散風, 溫能除寒, 苦能 燥濕, 再以酒浸, 更增其除寒散風燥濕之力, 實爲筋骨痿軟, 風濕疼痛之佳品)"고 하였다.

이상의 내용은 肝腎이 不足하여 발생한 筋骨의 痿軟 및 風濕疼痛을 치료하는 본초 및 경혈 처방이다.

참고

筋骨痿軟이란 筋脈이 늘어지고(弛緩), 손발의 근육이 마르고 힘이 없는 것을 말한다. 임상에서는 특히 두 발의 힘이 빠져서 마음대로 운동 및 보행을 할 수 없는 경우를 자주 볼 수 있으며, 병이 발생한 부위는 육안으로도 위축되고 마른 것을 볼 수가 있다. 『素問 · 痿論』에는 痿證에 대한 자세한 기술이 남아 있는데, 특히 痿證의 주요 발생 원인을 五臟으로부터 발생한 것으로 보고 "五臟使人痿"라는 說을 제시하였다. 즉 肺主皮毛, 心主血脈, 肝主筋膜, 脾主肌肉, 腎主骨髓 등 관계를 고려하여 痿證을 痿躄, 脈痿, 筋痿, 肉痿, 骨痿의 5 종류로 구분하여 설명하였으며, 그 病은 모두 熱에 의해 발생하나, 肺熱로 인한 肺陰虛를 주요 원인으로 분석하였다. 후세 醫家는 위 내용을 기초로 하여 점차 이론을 발전시켜 나갔는데, 예를 들어 張景山은 "이는 꼭 전부 다 火證인 것은 아니다. …… 元氣가 손상되어 발생한 것도 또한 있다. 元氣가 손상되면 정기가 허하게 되어 몸을 윤택하게 만들어 주지 못하며, 또한 血虛하여 몸을 영양하지 못하니, 이로 인해 발생하는 것 또한 적지 않다(則又非盡爲火證, ……因此而敗傷元氣者亦有之. 元氣敗傷則精虛不能灌溉, 血虛不能營養者, 亦不少矣.)"고 하였다. 현재는 일반적으로 痿證을 肺熱熏灼, 肝腎虧虛, 濕熱浸淫 등 세 가지 주요 유형으로 분류하고 있다. 이 3종류 이외에 출산 후 氣血虧損이 심하여 筋脈을 營養하지 못하면 또한 痿證이 온다고 알려져 있다. 임상에서는 자세히 변증시치를 해야 할 것이다.

2. 陽陵泉(瀉) + 三陰交(補) — 木瓜

1) 穴性, 藥性

陽陵泉에 瀉法을 사용하면 舒筋利節, 搜風祛濕의 효능이 매우 강력해진다. 三陰交는 三陰의 血分에 들어가기 때문에 이 穴을 補하면 滋陰健脾, 和胃化濕의 효능을 갖는다. 그러므로 陽陵泉에 三陰交를 배합하면 舒筋活絡 및 和胃化濕의 효능을 얻게 된다. 歸經을 살펴보면 陽陵泉은 膽經에 속하고 三陰交는 脾經에 속하며, 木瓜는 肝經과 脾經에 入한다. 效能分類를 살펴보면 陽陵泉에 三陰交를 배합하면 利濕化濕類의 경혈에 속하게 되고, 木瓜 또한 利濕化濕類의 본초에 속한다.

2) 臨床應用

- **陽陵泉(瀉)＋三陰交(補) 임상응용**

(1) 濕痺, 痛痺에 상용한다.

처방 예: 肩髃, 曲池, 環跳, **陽陵泉** (모두 瀉), **三陰交(補)**, 委中, 下廉, 合陽, 太衝 (모두 瀉), 足三里, 復溜, 絶骨 (모두 補)

(2) 霍亂을 치료한다.

처방 예: **陽陵泉**, 三陰交, 承山, 金門, 足三里

(3) 脚氣를 치료한다.

처방 예: **陽陵泉**[1], 陽輔[2], 足三里[3], **三陰交**[4], 陰陵泉[5]

- **木瓜 임상응용**

(4) 木瓜는 酸味가 있어서 肝經에 들어가기 때문에 능히 生津舒筋하며, 性이 溫하여 化濕작용을 하기 때문에 능히 和胃止痛하여 濕痛痺證에 상용한다.

처방 예: **木瓜**, 乳香, 沒藥. 이 약들을 쪄서 膏로 만들고 生地黃즙을 넣은 후 술과 같이 복용한다.

(5) 熱霍亂에 쓰인다.

처방 예: 蠶砂, 木瓜, 薏苡仁, 黃連, 半夏醋炒, 黃芩酒炒, 通草, 吳茱萸, 梔子炒

(6) 脚氣에도 쓰인다.

처방 예: 檳榔[1], 陳皮[2], 木瓜[3], 吳茱萸[4], 紫蘇葉[5], 桔梗[6], 生薑[7] (『朱氏集驗方』의 雞鳴散)

3) 해설

(3)은 脚氣를 치료하는 경혈처방으로, 먼저 [1][4]陽陵泉에 三陰交를 배합하였다. 이는 [1]陽陵泉이 舒筋活絡 작용을 하며, [4]三陰交는 脾經에 속하는데 脾는 濕을 주관하기 때문에 三陰交를 통해 化濕和胃의 효과를 노릴 수 있기 때문이다. [2]陽輔는 舒筋消腫한다. 여기에 [3][5]足三里와 陰陵泉을 배합하는데, [3]足三里는 土中眞土로서 升陽益胃 작용을 통해 化濕하며, [5]陰陵泉은 脾脈의 合穴로서 利脾濕, 除脹滿하고 腿膝의 부종을 치료하여 통증을 없애 준다.

위에 언급된 경혈들을 함께 운용하면 脚氣를 효과적으로 치료할 수 있다.

(6)의 ③木瓜가 치료하는 脚氣는 주로 濕脚氣에 속한다. 이 유형은 정강이가 붓고 무거워지며, 麻木無力하고 행동이 불편하거나 不利하며 舌苔는 白膩하고 脈은 濡緩하다. 이러한 증상을 치료하는 처방인 雞鳴散은 주로 辛溫한 본초를 통해 濕을 쫓아내는 역할을 한다. 처방 중 ⑤紫蘇葉은 辛溫疏泄하며, ①②③④木瓜, 吳茱萸, 陳皮, 檳榔 등은 通絡 및 調氣舒筋작용을 한다. 또한 이 본초처방은 새벽에 닭이 울 때 즈음(雞鳴) 차게 해서 먹는 것이 효과가 제일 좋다고 알려져 있다. 이 병증을 분석해보면 水濕이 바깥에서 들어와 衛氣가 제대로 운행하지 못하고, 邪氣가 經絡까지 침범하여 氣血의 운행을 가로막아 疏通이 되지 않아 발생하는 것이다. 이를 치료하기 위해서는 脾肺의 기능을 고려해야 하는데, 肺는 氣를 主管하므로, 이 처방에서는 ⑥桔梗의 辛散苦泄을 통해 肺氣를 위로 올려 주고 있다. 또한 脾는 濕을 主管하며 특히 이 병은 肺脾의 氣機가 濕에 의해 가로막혀서 생긴 것이므로, 이 처방에서는 ⑦生薑을 활용하고 있는데, 이는 生薑이 肺經과 脾經에 동시에 들어가며, 그 性味가 辛溫하여 發汗解表의 효능이 있고 逐濕 및 泄濕의 효능까지 겸비하여 濕邪가 땀을 통해 배출되도록 하기 때문이다.

위에 언급한 본초를 함께 사용하면 효과적으로 逐濕通絡, 調氣舒筋을 하게 된다.

이상의 내용은 脚氣를 치료하는 본초처방과 경혈처방을 예로 든 것이다. 이는 주로 濕脚氣를 치료하는 방법으로, 脚氣에는 濕脚氣 외에 乾脚氣와 脚氣衝心 등 2가지 유형이 더 있다. 임상에서는 자세히 변증시치를 해야 이상적인 치료효과를 얻을 수 있을 것이다.

3. 足三里(灸)+環跳 — 秦艽

1) 穴性, 藥性

足三里에 環跳를 배합하는데 足三里에는 뜸을 뜨고 環跳는 瀉法을 사용하면 除風濕, 退虛熱의 효과를 얻을 수 있다. 秦艽 또한 이와 마찬가지로 除風濕, 退虛熱의 효능을 지니고 있다. 歸經을 살펴보면 足三里와 環跳는 각각 胃經과 膽經에 속하고, 秦艽는 胃經과 膽經에 入하는 동시에 肝經에도 入한다. 效能分類를 살펴보면 足三里에 環跳를 배합하면 秦艽와 마찬가지로 祛風濕類에 속하게 된다.

2) 臨床應用

- 足三里(灸)+環跳 임상응용

  (1) 風濕性 肢節疼痛에 상용한다.

  처방 예: 肩髃[1], 曲池[2], **環跳**[3], 陽陵泉[4]을 모두 瀉한다. **足三里**[5], 委中(瀉)[6], 復溜[7]와 懸鍾[8]을 補한다.

  (2) 骨蒸潮熱證에 쓰인다.

  처방 예: 陰郄, 足三里, 環跳(자침 후 뜸)

- 秦艽 임상응용

  (3) 風濕性의 肢節疼痛에 상용한다.

  처방 예: 獨活[1], 桑寄生[2], **秦艽**[3], 防風[4], 細辛[5], 當歸[6], 芍藥[7], 川芎[8], 熟地黃[9], 杜仲[10], 牛膝[11], 人參[12], 茯苓[13], 甘草[14], 肉桂[15]

  (4) 虛勞潮熱證에 쓰인다.

  처방 예: **秦艽**, 知母, 地骨皮

3) 해설

(1)은 風濕性의 肢節疼痛을 치료하는 경혈처방이다. 먼저 [1][2]肩髃와 曲池는 手陽

明大腸經에 속하는데, 大腸은 肺의 腑이기 때문에 이 두 穴을 취하면 肺氣를 다스리는 데 특효가 있다. 肩髃는 주로 舒通하는 성질이 있고, 曲池 또한 성질이 走而不守하여 이 두 穴이 배합되면 강하게 宣氣行血, 搜風逐邪하여 모든 經絡의 客邪나 氣血阻滯 증상, 半身不遂 및 風濕痺證에 적용할 수 있다. 또한 이 두 穴은 모두 관절에 위치해 상지 운동을 조절하는 중추로서 舒風利節의 효능도 지니고 있다. 4 6 陽陵泉, 委中 두 穴은 하지에 위치하는데, 먼저 陽陵泉은 八會穴 중 筋會이기 때문에 舒筋活絡, 宣通下降의 힘이 강력하고, 委中은 슬괵동맥의 위에 위치하여 疏風利濕하는 주요 穴 중 하나이다. 다음으로 3 5 環跳에 足三里를 배합하였는데, 3 環跳는 신체에서 중간 부위에 위치하여 전신 四肢百骸의 風邪를 찾아 주는 효능이 있으며, 5 足三里에 뜸을 뜨면 매우 강한 通陽活血, 滲濕散寒의 효과를 기대할 수 있다. 특히 이상의 治法이 搜風祛濕祛邪의 治法으로서 자칫 元氣를 손상시킬 수 있으므로, 足三里에 뜸을 떠 溫補扶正한다. 7 復溜는 腎經의 주요 穴로서 補腎益腎하며, 8 懸鍾은 八會穴 중 髓會에 속하므로, 7 8 이 두 穴에 補法을 사용하여 扶正益腎하고 强筋骨, 生精髓한다.

이 처방은 瀉하는 중에 補가 있어 扶正과 祛邪를 동시에 하는 처방이라 할 수 있다.

(3)은 風濕性의 肢節疼痛을 치료하는 본초처방으로, 먼저 ②⑨⑩⑪熟地黃, 杜仲, 牛膝, 桑寄生으로 補益肝腎, 强筋壯骨하고, ⑥⑦⑧當歸, 芍藥, 川芎으로 和營養血하며, ⑫⑭人參, 甘草를 통해 益氣扶脾 한다. 이와 같이 먼저 扶正을 해 주면 正氣가 왕성하게 되어 邪氣가 스스로 사라지게 된다. 그 다음에 ③④秦艽와 防風으로 風邪를 없애 주고, 약기운이 肌表를 行하게 되어 勝濕의 효과까지 기대할 수 있다. 또한 ①⑤獨活과 細辛은 腎經에 들어가 搜風止痛하며 邪氣를 바깥으로 배출해 주고, ⑮肉桂는 腎經血分에 들어가 祛寒止痛한다.

이와 같이 祛邪하는 본초와 扶正하는 본초가 함께 배합되면 補와 瀉를 동시에 할 수 있기 때문에 扶正祛邪하는 효과적인 처방이 된다.

이상은 風濕性의 肢節疼痛을 치료하는 본초처방과 경혈처방을 예로 든 것이다.

참고

風濕性의 肢節疼痛은 한의학에서 痺證의 범주에 속한다. 痺는 막혀서 통하지 않는다(閉阻不

通)란 뜻을 지니고 있는데, 사람의 肌表와 經絡에 外邪의 침입을 받은 후 氣血이 정상적으로 운행을 하지 못하면 肢節에 疼痛, 酸楚, 重着, 痲木 등의 증상이 나타나게 된다. 한의학에서는 이러한 증상을 모두 痺證이라 부르고 있다.

임상에서는 일반적으로 風寒濕痺와 熱痺 등 2가지 대 분류로 痺證을 분류하고 있는데, 대부분 肢體關節의 통증과 시리고 저림, 운동의 제한 등의 공통적인 증상을 호소하고, 각 증상의 輕重과 기타 兼證에서 약간의 차이가 나게 된다. 風寒濕痺는 침입한 風寒濕 三氣의 특성에 따라 行痺, 痛痺, 着痺 등 3가지 부류로 나눌 수 있는데, 風邪에 의해 발생한 것을 行痺라 부르고, 寒邪에 의해 발생한 것을 痛痺라 부르며, 濕邪에 의해 발생한 것을 着痺라 부른다. 이 세 부류는 대부분 섞여서 발생하기 때문에 임상에서는 필히 辨證施治에 신경을 써야 할 것이다.

4. 環跳(瀉) — 海桐皮

1) 穴性, 藥性

環跳는 足少陽膽經에 속하며, 이 穴은 舒通宣散하는 성질이 있어서 理氣調血, 驅風祛濕에 탁월한 효과를 보인다. 環跳(瀉法을 사용)는 海桐皮와 매우 유사하게 經絡 및 四肢의 風邪를 찾아내는 작용을 한다. 歸經을 살펴보면 環跳는 膽經에 속하며, 海桐皮는 肝經과 腎經에 入한다. 效能分類를 살펴보면, 環跳는 祛風濕類의 경혈에 속하고, 海桐皮 또한 祛風濕類의 본초에 속한다.

2) 臨床應用

- **環跳(瀉) 임상응용**

(1) 風濕痺痛에 상용한다.

처방 예: 肩髃[1], 曲池[2], **環跳**[3], 陽陵泉[4], 委中[5], 下廉[6], 太衝[7]. 腰膝痛이 있으면 風門, 大杼, 曲池, 陰市, 中渚를 추가하고, 어깨 통증이 있으면 肩髃, 巨骨, 肩外兪, 肩中兪를 추가한다.

- **海桐皮 임상응용**

(2) 風濕痺痛, 腰膝疼痛에 상용한다.

처방 예: **海桐皮**[1], 牛膝[2], 川芎[3], 羌活[4], 五加皮[5], 地骨皮[6], 甘草[7], 薏苡仁[8], 生地黃[9]. 불에 쬐어 건조하게 만든 후 술로 빚어 복용한다(『傳信方』).

(3) 氣血凝滯, 經絡不通에 의해 발생한 肩臂痛에 쓰인다.

처방 예: **海桐皮**, 白朮, 當歸, 赤芍

3) 해설

(1)은 風濕痺痛을 치료하는 경혈처방으로, 먼저 [1][2]肩髃와 曲池는 氣血을 宣通시켜 주고 搜風逐邪의 작용을 하게 된다. 여기에 [3][4]環跳와 陽陵泉을 배합하였는데,

이 두 穴은 모두 足少陽膽經에 속하고, 疏通宣散한 성질을 지니고 있기 때문에 모두 理氣調血, 祛風驅濕하게 된다. 또한 陽陵泉은 八會穴 중 筋會이기 때문에 舒筋利節의 효능까지 지니고 있어서 中風으로 인한 偏枯, 半身不遂, 風濕諸痺不仁, 腰膝酸痛 등의 증상에 모두 적용이 가능하다. [1][2][3][4]環跳, 陽陵泉과 위에 언급한 肩髃, 曲池는 각각 신체의 아래위로 위치하고 있으며, 효능 또한 서로 매우 흡사하기 때문에 이 네 穴을 함께 사용하면 효능이 배가 될 수 있다. [5][6]委中과 下廉을 같이 배합하였는데, 委中은 疏風작용을 통해 利濕을 하며, 下廉은 通陽작용을 통해 滲濕을 한다. 예를 들어, 寒氣가 강한 상황일 때 이 두 穴을 적절히 補瀉하면 散寒祛風 및 滲濕을 하는 동시에 또한 經絡을 풀어 주고 뚫어 주기 때문에 邪氣가 사라지고 經絡이 通하여 痺證이 저절로 사라지게 된다.

한의학에서 心은 血을 생성하고, 脾는 血을 통솔하며, 肝은 血을 저장하고, 肺는 氣를 주관한다고 인식한다. 그러므로 足厥陰肝經에 속하는 [7]太衝에 자침하면 行氣活血, 通經逐痺의 작용을 한다. 또한 太衝은 몸의 아래부위에 위치해 있기 때문에 開關利節, 搜風理痺의 작용 및 위에 언급된 穴의 힘을 아래로 끌고 내려오는 역할을 하게 된다.

(2)는 風濕痺痛을 치료하는 본초처방으로, ①海桐皮는 이 처방의 主藥으로서 祛風濕 및 通經絡 작용을 하게 된다. ②牛膝은 關節을 通利시키고 血을 아래로 끌어내려 주며(引血下行), ③川芎은 活血行氣, 祛風止痛 작용을 한다. ④羌活은 表에 작용하여 風寒邪를 흩어 주고 通痺止痛하기 때문에 肢節의 疼痛에 매우 좋은 치료효과가 있다. ⑤五加皮는 散風勝濕할 뿐만 아니라 强筋健骨, 補肝經, 益腎經의 효능 또한 지니고 있다. ⑥地骨皮는 除濕熱, 退骨蒸 작용을 하며, ⑧薏苡仁은 利水滲濕, 健脾除痺하게 된다. ⑨生地黃은 매우 효과적으로 生血凉血, 淸熱生津 하기 때문에 血分에 작용하는 중요 본초 중 하나가 되고, ⑦甘草는 十二經絡에 모두 들어가며 補脾益氣 작용을 하고 위에 언급된 모든 약을 調和시켜서 효과적으로 風濕痺痛을 없애 주게 된다.

이상의 내용은 風濕痺痛을 치료하는 경혈 및 본초 처방이다. 임상에서 경혈-본초 결합치료를 할 때에 꼭 참고하기 바란다.

5. 大杼 — 虎骨

1) 穴性, 藥性

大杼는 八會穴 중 骨會로서 骨軟無力을 치료하며, 모든 骨病에는 이 穴에 마땅히 뜸을 뜬다. 大杼와 虎骨(대체약물 사용)은 둘 다 散風寒, 健筋骨의 효능을 지니고 있다. 歸經을 살펴보면 大杼는 膀胱經에 속하고, 虎骨은 肝經과 腎經으로 들어간다. 效能分類를 살펴보면 大杼와 虎骨은 모두 祛風散寒類에 속한다.

2) 臨床應用

- 大杼 임상응용

(1) 肝腎虛寒에 의해 발생한 足弱痿痺證에 쓰인다.

처방 예: 腰陽關[1], 環跳[2], 陽陵泉[3], 足三里[4], 大杼[5], 絶骨[6], 風市[7], 梁丘[8], 下巨虛[9]

- 虎骨 임상응용

(2) 肝腎不足에 의해 발생한 하지의 痿痺 및 腎虛로 인해 발생한 骨痿, 腰痛, 脚弱 등의 증상에 쓰인다.

처방 예: 虎骨[1], 龜板[2], 熟地黃[3], 牛膝[4], 鎖陽[5], 當歸[6], 白芍[7], 陳皮[8], 黃柏[9], 知母[10], 乾薑[11] (朱丹溪의 虎潛丸)

3) 해설

(1)은 肝腎虛寒에 의해 발생한 足弱痿痺를 치료하는 경혈처방으로, 1 2 3 腰陽關, 環跳, 陽陵泉은 調氣血, 壯元陽 및 益肝腎 작용을 하며, 4 足三里는 溫中작용을 통해 寒氣를 흩어지게 해 준다. 5 大杼는 八會穴 중 骨會로서 散風寒, 健筋骨의 효능을 지니고 있는데, 이 穴에 뜸을 뜨면 모든 骨病에 효과가 있다. 여기에 6 絶骨을 배합하는데, 絶骨은 八會穴 중 髓會이며, 生精益髓하는 데 매우 효과적인 穴이기도 한다. 그리

고 [7]風市는 祛風療痺하는 작용이 강해 腿膝에 힘이 없고 足弱痿痺한 증상을 치료하는 要穴이 된다. 또한 [8]梁丘는 膝脚의 痿痺를 주로 치료하여 驅冷痺, 散足寒하며, [9]下巨虛는 通陽滲濕, 驅風散寒한다.

이상의 경혈을 함께 사용하면 매우 강력한 補虛散寒, 强筋健骨의 효과를 얻을 수 있어서 足弱痿痺를 치료할 수 있게 된다.

(2)의 虎潛丸은 肝腎不足으로 인한 筋骨의 痿軟, 脚足의 瘦弱無力 및 腰痛을 치료하는 본초처방이다. 『素問 · 痿論』에는 "肝氣가 뜨거워지면 膽泄[※] 및 입이 쓰고 筋膜이 건조해진다. 筋膜이 건조해지면 근육이 수축해서 뻣뻣해지고(筋急) 경련이 일어나서 筋痿로 발전하게 된다 ……, 腎이 뜨거워지면 허리가 잘 펴지거나 들리지 않고 뼈가 마르며(骨枯) 골수가 감소하여 骨痿로 발전하게 된다(肝氣熱, 則膽泄口苦筋膜乾, 筋膜乾, 則筋急而攣, 發爲筋痿……腎熱, 則腰脊不擧, 骨枯而髓減, 發爲骨痿)"고 하였다. 즉 이는 肝腎에 熱이 있으면 陰血이 부족하게 되고, 筋骨을 충분히 영양시키지 못하기 때문에 腿足이 瘦弱해지고 걷는 것이 힘들어져서 痿證으로 발전하게 된다는 것이다.

虎潛丸 중에서 ②③⑨⑩知母, 黃柏, 龜板, 熟地黃은 滋陰降火작용을 하며, ⑦芍藥은 柔肝養筋, ①虎骨은 强壯筋骨의 역할을 한다. 또한 陰柔한 성질을 지닌 본초가 과도하게 들어가 체내에서 凝滯되어 소화가 잘 되지 않게 되는 폐단을 방지하기 위해 ⑤鎖陽을 넣어 壯陽益精하도록 하였다. ⑪乾薑은 溫中작용을 하고, ⑧陳皮는 理氣醒脾하며 ④牛膝은 補肝腎, 强腰膝 작용을, ⑥當歸는 補血 및 和血작용을 하게 된다. 전체적으로 살펴봤을 때 이 처방은 어느 한 곳으로 치우친 곳이 없는 매우 훌륭한 처방이라 할 수 있다.

이상의 내용은 筋骨痿軟, 脚足無力을 치료하는 본초처방과 肝腎虛寒에 의해 발생한 足弱痿痺를 치료하는 경혈처방을 예로 든 것이다.

참고 ……………………………………………………………

痿證의 治療에 대해 『素問』에서는, "痿證의 치료에는 오직 陽明을 취해야 한다(治痿獨取陽明)"고 언급하였는데, 역대 의가들은 이에 대해, '오직 陽明을 취해야 한다'는 것은 '後天을 補

※ 膽泄: 膽症으로 인해 설사가 나는 병(역자 주)

하는 것을 치료원칙으로 삼아야 한다'는 의미라고 분석하였다. 肺의 津液은 脾胃로부터 기원하며, 肝腎의 精血 또한 脾胃를 통해 끊임없이 보충되기 때문에, 益胃養陰하면 이와 같은 증상에 큰 효과를 얻을 수 있을 것이다.

<표 7> 祛風濕類에 속한 經穴과 本草의 효능 비교

	經穴/本草	분류	歸經	효능	性味/해설	임상응용
1	五加皮	祛風除濕	肝, 腎	散風濕, 强筋骨	辛, 溫	肝腎不足, 筋骨痿軟 및 風濕疼痛, 拘攣 및 水腫에 의한 小便不利에 쓰인다.
	大敦 + 陽陵泉		肝, 膽	舒筋驅風濕, 强筋骨	肝은 筋을 주관한다. 大敦은 肝經의 井穴로서 이를 통해 직접적으로 舒經調肝, 祛邪작용을 얻을 수 있으며, 寒則補之, 熱則瀉之 해야 한다	筋骨痿軟 및 風濕疼痛에 쓰인다: 大敦, 陽陵泉, 大杼(灸), 魂門(자침 후 뜸), 曲池, 委中, 懸鐘
2	木瓜	除濕	肝, 脾	舒筋活絡, 和胃化濕	酸, 溫	이 본초의 酸味는 肝에 들어가서 生津舒筋해 주며 溫한 성질은 祛濕작용 및 和胃止痛작용을 해 주기 때문에 濕痺, 脚氣, 霍亂 등을 치료한다.
	陽陵泉(瀉) + 三陰交(補)		膽, 脾	舒筋活絡, 和胃化濕. 三陰交는 三陰의 血分을 들어가므로, 이를 補하면 和胃化濕하게 된다.	瀉法을 사용한다. 陽陵泉은 八會穴 중 筋會로서, 舒筋, 利節搜, 風祛濕의 효능이 있다.	①모든 痺證: 肩髃, 曲池, 環跳, 陽陵泉, 三陰交 등. ②霍亂: 陽陵泉, 三陰交, 承山, 金門, 足三里. ③脚氣: 陽陵泉, 陽輔, 足三里, 三陰交, 陰陵泉
3	秦艽	祛風除濕	胃, 肝, 膽	除風濕, 退虛熱	苦, 辛, 平	①대개 風濕性으로 내원한 肢節疼痛을 치료한다. ②이 본초는 味苦性平하여 降泄의 효능이 있기 때문에 능히 解熱, 除蒸을 할 수 있다. 그렇기 때문에 현재 小兒의 骨蒸潮熱에 쓰인다
	足三里 + 環跳		胃, 膽		足三里는 뜸뜨는 것이 좋다	①風濕性의 肢節疼痛: 肩髃, 曲池, 環跳, 陽陵泉, 足三里. 委中. ②骨蒸潮熱: 陰谷, 足三里(자침 후 뜸)

	經穴/本草	분류	歸經	효능	性味/해설	임상응용
4	海桐皮	除風濕	肝, 腎	祛風濕, 通經絡	苦, 平	이 본초는 祛風濕, 通經絡의 효능이 뛰어나 쉽게 병소에 도달할 수 있다. 風濕痺證에 의한 疼痛, 腰膝疼痛에 적용할 수 있으며, 氣血凝滯나 經絡不行에 의해 발생한 팔의 통증을 치료해 준다.
	環跳(瀉)	祛風濕	膽	經絡 및 四肢의 風邪를 제거한다.	瀉法을 사용한다. 環跳는 足少陽膽經에 속하며, 舒通宣散의 효능이 있기 때문에 活氣調血, 驅風祛濕에 탁월한 효과를 보인다.	風濕痹痛: 肩髃, 曲池, 環跳, 陽陵泉, 委中, 下廉, 太衝. 腰膝痛에는 風門, 大杼, 陰市, 中渚를. 臂痛에는 肩髃, 巨骨, 肩外兪, 肩中兪을 추가한다.
5	虎骨 (대체약물 사용)	散風寒	肝, 腎	散風寒, 健筋骨	辛, 溫	虎骨은 强筋健骨의 효능이 있으며, 성미가 辛溫하기 때문에 효과적으로 搜風除痛해 준다. 그렇기 때문에 風邪가 盛하여 발생하는 關節疼痛 및 肝腎虛寒에 의한 足弱痿痺, 腰足不遂에 쓰이며 또한 曆節走痛 및 모든 관절의 참을 수 없는 통증에 쓰인다.
	大杼		膀胱		八會穴 중 骨會인 大杼는 骨軟無f力을 치료하게 된다. 모든 骨病에 이 穴에 뜸을 뜨도록 한다.	肝腎虛寒에 의한 足弱痿痺證에 쓰인다: 腰陽關, 環跳, 陽陵泉, 足三里, 大杼, 懸鍾, 風市, 梁丘, 下巨虛.

제8장

溫裏類

溫裏類는 溫性 혹은 熱性의 성질을 지니고 있어서 裏寒에 의한 질환을 치료할 수 있는 경혈과 본초를 뜻하며, 溫中散寒 및 溫腎回陽의 효능을 지니고 있다.

溫裏類의 경혈과 본초는 裏寒證에 사용되는데, 裏寒證은 대개 2가지 측면으로 분석해 볼 수 있다. 하나는 寒邪가 몸 안으로 침입하여 陽氣를 구속하는 것으로서 嘔逆瀉利, 胸腹冷痛, 食慾不振 등 臟寒證이 나타나는 것이다. 이때는 필히 溫中散寒하는 경혈 및 본초를 써서 陰翳(寒邪)를 없애야 한다. 다른 하나는 陰寒이 체내에서 스스로 생기고 元陽이 衰弱해진 것으로 汗出惡寒, 口鼻氣冷, 下利淸穀, 厥逆脈微 등 亡陽證이 나타나는 것이다. 이때는 溫腎回陽하는 경혈 및 본초를 써서 火의 根源을 더해 주어야 한다(益火之源).

그 밖에, 溫裏類에 속한 경혈과 본초 중 일부는 脾胃를 이롭게 하여 비위의 운행을 도와주는 효능을 겸하고 있다. 따라서 임상에서 溫裏 작용이 있는 경혈과 본초를 사용할 때에는 상황에 따라 적절하게 配伍를 해야 한다. 예를 들어, 寒證에 表證까지 겸하고 있다면 發表작용이 있는 경혈과 본초를 配伍해야 하며, 脾胃가 虛寒하여 嘔吐下利가 있는 자에게는 健運脾胃 작용이 있는 溫裏類 경혈 및 본초를 선택하면 되겠다.

溫裏類에 속한 경혈과 본초는 熱證 및 陰虛證이 있는 환자에게는 사용을 자제해야 한다.

본 장에서는 溫裏類에 속한 일부 경혈과 본초를 穴性과 藥性에 따라 비교 대조하고, 경혈과 본초의 공통적인 효능에 따라 처방과 운용방법을 설명하였다.

또한, 본 장에서 논의한 내용을 본 장의 맨 뒤 〈표 8〉에 요약 정리하여 제시하였다.

1. 神闕(灸) — 附子

1) 穴性, 藥性

神闕은 禁針穴로 이 穴에는 뜸을 떠야 하는데, 이 穴에 뜸을 뜨면 回陽救逆의 효과가 뛰어나 霍亂 및 虛脫證에 자주 쓰이며, 또한 매우 강력한 補氣血, 益腎精의 효능도 지니고 있다. 특히 神闕은 附子와 같은 回陽補火, 溫中止痛, 散寒燥濕의 효능이 있다. 歸經을 살펴보면 神闕은 任脈에 속하며, 附子는 心, 脾, 腎經에 들어간다. 效能分類를 살펴보면 神闕과 附子는 모두 溫中散寒類에 속한다.

2) 臨床應用

- 神闕(灸) 임상응용

(1) 寒邪로 인한 吐瀉가 위급한 상황일 때 쓰이며, 특히 虛脫證에 回陽救逆의 작용을 한다.

처방 예: **神闕(隔鹽灸)**, 天樞(灸), 關元(灸), 中脘(자침 후 뜸), 合谷(針), 足三里(灸)

(2) 下元의 虛冷이나 少腹疼痛에 쓰면 補陽益火의 효과를 얻을 수 있다.

처방 예: 關元[1], **神闕**[2], 三陰交[3], 氣海[4], 公孫[5], 四滿[6], 曲泉[7], 章門[8]

(3) 脾陽不運, 胸腹冷痛에 쓰면 溫中止痛의 효과를 얻을 수 있다.

처방 예: 中脘, 足三里, 上脘, 通谷, 天樞, 陰陵泉, **神闕**, 隱白

- 附子 임상응용

(4) 大吐, 大下, 虛脫亡陽證에 쓰이며, 回陽救逆의 효능이 있다.

처방 예: **附子**, 乾薑, 甘草 (『傷寒論』의 四逆湯)

(5) 下元虛冷의 증상에 쓰면 補陽益火의 효과를 얻을 수 있다.

처방 예: **附子**[1], 肉桂[2], 熟地黃[3], 枸杞子[4], 杜仲[5], 山藥[6], 吳茱萸[7], 鹿角膠[8], 菟絲子[9], 當歸[10] (張景岳의 右歸丸)

(6) 脾陽不運, 胸脇逆滿, 腹中寒氣, 雷鳴切痛에 쓰인다.

처방 예: 附子, 粳米, 半夏, 甘草, 大棗 (『金匱要略』의 附子粳米湯)

3) 해설

(2)는 下元虛冷, 少腹疼痛을 치료하는 경혈처방으로, 먼저 [1][2]關元과 神闕을 취하였다. [1]關元은 三陰脈과 任脈이 만나는 곳으로 精을 저장하고 있는 곳이기 때문에 이 穴에 자침하거나 뜸을 뜨면 滋陰의 효과를 얻을 수 있다. [2]神闕은 任脈에 속하는데, 이 穴은 인체에서 구조가 제일 특별하고, 손으로 만지거나 눈으로 직접 볼 수 있는 경혈이다. 예로부터 臍中이라 부르거나, "氣含"혹은 "氣舍"라고 부르기도 하였으며, 이 穴은 복부의 백선(linea alba)의 중앙에 있는 태아 출생 후 탯 줄을 끊어낸 흔적이기도 한다. 任脈은 陰經의 바다(陰經之海)로 督脈과 表裏가 되어 人體의 經絡百脈을 다스리니, 神闕로써 모든 經絡과 百脈에 통할 수 있다. 또한 神闕은 衝脈이 운행하는 부위에 속해있는데, 衝脈은 經脈의 바다(經脈之海)로, 결국 이 穴은 任脈, 督脈, 衝脈, 즉 "하나의 기원에서 갈라져 나온 세 개의 분지(一源三岐)"가 모두 통하는 곳이 된다. 그렇기 때문에 神闕은 몸에 매우 강력한 작용을 하게 되며, 역대 醫家들도 이 穴에 매우 주목을 하여 여러 질환을 효과적으로 치료하였다. 神闕은 이 처방에서 溫中散寒, 回陽補火의 작용을 하는데, [1][2]關元과 함께 배합하면 神闕로써 回陽하고, 關元으로써 滋陰하여 陰陽이 서로 조화를 이루어(陰陽相合) 매우 신묘한 配穴이 된다. [3][4]氣海와 三陰交의 배합 중, 氣海는 氣를 생성하는 바다(生氣之海)이며, 三陰交는 肝, 脾, 腎 三經이 만나는 곳으로, [4]氣海에 補法을 사용하면 生氣가 돌아오게 하고 益下元, 振腎陽하여 솥 밑에 땔나무를 더하는 것처럼 膀胱의 水氣를 증발시키고, 氣가 위로 올라가 전신에 퍼지도록 하며, [3]三陰交에 補法을 사용하면 益氣生陽 및 補脾하면서 간접적으로 肝腎을 補해 줄 수도 있기 때문에 氣血을 동시에 補하는 효능이 있다. [5]公孫은 足太陰脾經에 속하고 足陽明胃經으로 別走하기 때문에 능히 消食健運할 수 있으며 脹滿을 없애고 배의 극심한 통증(切痛)을 다스릴 수 있다. [6]四滿은 足少陰腎과 衝脈이 만나는 곳인데, 이 穴은 破積聚, 除寒氣 및 배꼽 아래의 극심한 통증(切痛)을 다스리는 효능이 있다. [7][8]曲泉과 章門은 모두 肝經에 속한 주요 穴이다. 肝臟에 虛證이 있으면 필히 曲泉을 취하여 益肝氣, 健四肢해야 하며, 小腹痛 및 脇部의 支滿에도 또한 이 穴을 취해야 한다. 章門은 八會穴 중 臟會이므로 五臟의 병은 모두 章門을 통

해 치료할 수 있다.

(5) 下元虛冷에 의한 少腹疼痛에 쓰이는 右歸丸은 "火의 根源을 補益(益火之源)"하는 처방에 속한다. 腎은 水火 두 속성을 모두 지닌 장기로, 陽氣가 너무 虛하면 陰寒이 안에서 盛하기 때문에 腹痛, 腰酸, 肢冷脈細 등의 증상이 출현하게 되며, 심하면 虛陽이 밖으로 표출되어 생기는 眞寒假熱의 格陽證이 나타나게 된다. 이 처방은 火의 根源을 補益함으로써 腎에 있는 元陽을 길러 주기 때문에 腎陽不足으로 유발된 下元虛冷, 少腹疼痛 및 腰酸神疲 등의 증상에 모두 적용할 수 있다.

처방 중 ③④⑥⑦熟地黃, 山藥, 吳茱萸, 枸杞子는 培補腎陰 작용을 하며, ①②肉桂와 附子는 溫養腎陽 작용을, ⑨菟絲子는 補肝腎益精髓한다. ⑧鹿角膠는 滋陰補陽하기 때문에 陰陽을 동시에 補해 준다. 또한 ⑤杜仲은 補肝腎, 壯筋骨하며 ⑩當歸는 補血 및 和血한다.

위와 같은 본초를 통해 元陽不足으로 유발된 命門火衰, 脾胃虛寒, 少腹疼痛 및 臍腹 부위가 많이 아픈 증상을 효과적으로 치료할 수 있다.

이상은 下元虛冷, 少腹疼痛을 치료하는 경혈 및 본초 처방을 예로 든 것이다.

참고

腹痛은 일반적으로 4종류로 분류하는데, 즉 寒邪內積, 虛寒腹痛, 氣滯血瘀 및 飮食積滯이다. 치료에 임할 때에는 환자의 상태를 전체적으로 파악하여 정확히 辨證施治를 해야 할 것이다.

2. 隱白(補) — 乾薑

1) 穴性, 藥性

隱白은 太陰의 뿌리(根)로, 이를 補하면 脾氣를 이롭게 하고 下陷된 陽氣를 위로 올려 주며 沈痼된 寒氣를 따뜻하게 풀어 준다. 薑은 回陽升陽, 溫中溫經, 止血止崩하는데, 특히 乾薑은 回陽溫中, 溫肺化痰, 溫經止血의 효능을 지니고 있다. 歸經을 살펴보면 隱白은 脾經에 속하고, 乾薑은 心經, 肺經, 脾經, 胃經, 腎經에 入한다. 效能分類를 살펴보면, 隱白에 補法을 사용할 시 乾薑과 마찬가지로 溫中散寒類에 속하게 된다.

2) 臨床應用

- 隱白(補) 임상응용

(1) 脾胃虛寒에 의해 발생하는 胸腹冷痛에 상용한다.

처방 예: 肩髃[1], 曲池[2], 內關[3]을 모두 瀉한다. 三陰交[4], 陰陵泉[5], **隱白**[6]을 모두 補한다.

(2) 衄血, 吐血, 下血에 쓰인다.

처방 예: **隱白**, 大陵, 神門, 太谿

(3) 血崩證에 쓰인다.

처방 예: 關元, 三陰交, **隱白**, 脾兪, 腎兪, 氣海, 大敦

- 乾薑 임상응용

(4) 脾胃虛寒에 의해 발생하는 胸腹冷痛, 陰冷吐瀉 등의 증상에 상용한다. 『千金方』에서 **乾薑** 單味로 中寒水瀉를 치료한 것과 같이, 單味로 사용해도 좋은 효과를 볼 수 있다.

(5) 心脾冷痛에 **乾薑**[1]과 高良薑[2]은 매우 좋은 치료효과가 있다(『太平惠民和劑局方』의 二薑丸).

(6) 虛寒으로 인한 吐血, 便血, 血崩 등의 증상에 쓰인다.

처방 예: 棕皮, 烏梅, **乾薑**. 모두 炭劑가 되도록 불에 그을린 후 가루로 만들어 복용한다(『證治准繩』의 如聖散).

3) 해설

(1)은 脾胃虛寒에 의해 발생한 胸腹冷痛을 치료하는 경혈처방이다. 먼저 ①②肩髃와 曲池는 手陽明大腸經에 속하는데 大腸은 肺의 腑이기 때문에 이 두 穴을 배합하면 肺氣를 다스리고 氣血을 소통하는 매우 효과적인 조합이 된다. 예로부터 통증에 대해 "痛則不通, 通則不痛"이라 하였으니, 氣血이 소통되지 않으면 통증이 발생하고, 氣血이 원활하게 소통하면 통증 또한 멈추게 되는 것이다. 여기에 ③內關을 배합하는데, 예로부터 "가슴의 병에는 內關을 취한다(胸中之病內關拈)"고 하였듯이, 모든 胸中의 질환에는 필히 內關을 쓴다. 또한 內關은 手厥陰心包의 絡穴로서 少陽三焦로 別走하기 때문에 이를 취하면 宣心陽, 退群陰, 通瘀塞의 효과를 얻을 수 있다. ④三陰交는 滋陰養血한다. ③④內關은 위를 깨끗이 하고 三陰交는 아래를 다스리며, 하나는 陽氣를 조화롭게 하고(和陽) 하나는 陰氣를 공고히 하여(固陰) 陰陽相合의 원리에 따라 통증이 저절로 사라지게 된다. ⑤⑥陰陵泉은 隱白과 같이 배합하는데, ⑤陰陵泉은 脾脈의 合穴로서 溫中散寒, 降逆除脹의 효능이 있으며, ⑥隱白은 太陰脾經의 뿌리로서 升陽擧陷하고 沈痼한 寒邪를 따뜻하게 하여 풀어 준다. 이 경혈처방에서 ①②③肩髃, 曲池, 內關은 瀉法을 사용하여 行氣活血通塞의 효과를 얻고, ④⑤⑥三陰交, 陰陵泉, 隱白은 補法을 써서 滋陰, 溫中, 散寒의 효과를 얻도록 한다.

이 처방은 先瀉後補, 標本兼施의 원리를 매우 잘 따른 처방 중 하나이다.

(5) 脾胃虛寒에 의해 발생하는 心脾冷痛을 치료할 때에는 ①②乾薑과 高良薑을 서로 배합하는 것이 큰 효과를 얻을 수 있다. ①乾薑은 通心助陽의 효과가 있으며, 또한 臟의 寒證을 치료하는 주요 약재이다. 인체에서 흉부는 肺가 속해 있는 곳으로, 만약 肺가 寒하면 金은 下降하는 성질을 상실하게 되고 氣가 胸中에 壅滯되어 脹滿이 생기거나 氣가 가득 차서 위로 올라가게 되어(氣上) 咳逆 및 上氣 증상이 나타나게 된다. 乾薑은 回陽溫中하는 성질이 있는데, 中은 土이며, 土에는 脾胃가 속하니, 溫中하여 脾胃가 따뜻해지면 血은 스스로 경락으로 돌아가게 된다(歸經). 그러므로 乾薑은 心脾冷痛을 치료하는 동시에 止血의 효능도 겸하게 되는 것이다. ②高良薑은 辛熱한 약으

로서 脾經과 胃經에 들어가는데, 특히 脾胃의 寒邪를 잘 없애며, ①②乾薑과 함께 배합하면 溫中散寒 작용이 배가된다. 이 두 薑이 서로 합쳐져서 몸을 따뜻하게 해 주면 心脾冷痛은 스스로 사라지게 된다.

3. 關元(灸) — 肉桂

1) 穴性, 藥性

關元은 三陰과 任脈이 만나는 穴로, 여기에 뜸을 뜨면 中, 下元을 따뜻하게 하고 陽氣를 補하며 腎氣를 더하고, 경락을 通하게 하여 寒을 흩어 주고 통증을 멎게 한다. 關元(灸)는 溫中下焦, 煖子宮, 補陽益腎止痛의 효능이 있으며, 肉桂도 이와 유사한 溫中補陽, 散寒止痛의 효능이 있다. 歸經을 살펴보면 關元은 任脈에 속하고, 肉桂는 肝, 脾, 腎經에 入한다. 效能分類를 살펴보면 關元은 溫中下元, 散寒類의 경혈이며, 肉桂는 溫中散寒類의 본초에 속한다.

2) 臨床應用

- **關元(灸) 임상응용**

(1) 下元이 虛하여 발생하는 泄瀉 중 특히 寒證에 속한 것을 치료한다.

처방 예: 天樞[1], 氣海[2], 中脘[3], **關元**[4], 大腸兪[5], 三陰交[6]에 모두 뜸을 뜨고 足三里[7]에 자침 후 뜸을 뜬다.

(2) 婦人經痛에 쓰인다.

처방 예: **關元**, 中脘, 腎兪, 足三里, 脾兪, 天樞, 氣海, 歸來, 下脘에 모두 뜸을 뜬다.

- **肉桂 임상응용**

(3) 下元虛冷, 脾胃虛寒에 의해 발생하는 泄瀉 등의 증상을 치료한다.

처방 예: **肉桂**[1], 附子[2], 地黃[3], 山藥[4], 吳茱萸[5], 牧丹皮[6], 茯苓[7], 澤瀉[8] (『外台秘要』의 崔氏八味丸)

(4) 婦人經痛에 쓰인다.

처방 예: 延胡索, 當歸, 川芎, 乳香, 沒藥, 蒲黃, **肉桂**

3) 해설

(1)은 下元이 虛하여 발생한 泄瀉 중 寒證에 속한 것을 치료하는 경혈처방으로, 먼저 1 2 3 天樞, 氣海, 中脘에 뜸을 뜨도록 하였다. 1 天樞는 胃經에 속하며 大腸의 募穴이기 때문에 水穀과 糟粕을 분리하고 체내의 모든 濁滯를 깨끗이 없애 주는 효능이 있다. 2 氣海는 下焦에 위치한 주요 穴 중 하나이고 氣血이 모이는(會) 곳이기 때문에 回生氣, 益下元, 振腎陽의 효능이 있다. 1 2 이 두 穴을 배합하면 脾胃의 氣를 溫補하여 脾胃氣의 運行을 이롭게 하며, 下焦의 陽氣를 깨워 일으켜 群陰을 흩어지게 한다. 3 中脘은 八會穴 중 腑會이고 胃의 募穴이기 때문에 胃氣를 溫補시켜 寒邪를 흩어지게 한다. 다음으로 7 足三里에 자침 후 뜸을 떠서 胃氣를 이끌고 아래로 내려오게 한다(引胃氣下行). 다시 4 5 6 關元, 大腸兪, 三陰交에 뜸을 뜨는데, 4 關元에 뜸을 뜨면 三陰을 溫補할 수 있고, 5 大腸兪에 뜸을 뜨면 뱃속의 氣脹을 다스려 洞瀉를 멎게 하고 음식을 소화시키며, 6 三陰交에 뜸을 뜨면 益氣升陽, 補脾하는 동시에 肝陰과 腎陽을 補할 수도 있어서 氣血兩補, 利濕滲濕止瀉의 효능이 있다. 또한 6 7 三陰交와 足三里를 배합하면, 足三里는 升陽益胃하고 三陰交는 滋陰健脾하여, 陰陽이 서로 조화를 이루어 脾胃虛寒, 氣血虧虛를 치료하는 주요 경혈처방이 된다.

위에 언급된 경혈을 사용하면 益下元, 健脾胃, 滲濕散寒의 작용을 얻을 수 있기 때문에 효과적으로 설사를 멈추게 할 수 있을 것이다.

(3)은 下元虛冷, 脾胃虛寒에 의해 발생한 泄瀉를 치료하는 본초처방이다. 처방 중 ①肉桂는 性味가 辛甘大熱하여 益火消陰하는 성질이 있으며, 陽氣를 크게 補해 주고 冷氣를 이끌고 아래로 내려간다. 여기에 ②附子를 배합하여 回陽補火, 溫中散寒한다. ③④地黃과 山藥은 補血滋陰, 補脾胃, 益肺腎하게 되며, ⑤吳茱萸는 補益肝腎, 收滑固脫하고, ⑥牧丹皮는 活血行瘀한다. ⑦茯苓은 利水滲濕, 健脾補中, 和中滲泄하며, ⑧澤瀉는 腎經과 膀胱經에 들어가 강력한 利水滲濕 작용을 한다.

위와 같은 본초를 함께 쓰면 매우 강력한 回陽補火, 溫中散寒, 滲濕止瀉의 효능을 얻을 수 있을 것이다.

이상의 내용은 下元의 虛로 인해 유발된 泄瀉를 치료하는 본초 및 경혈처방을 예로 든 것으로, 경혈-본초 결합치료 때 참고하기 바란다.

참고

泄瀉는 발생 원인이 매우 복잡한데, 外邪에 의해 발생했을 경우에는 解表散寒, 芳香化濁의 治法을 사용해야 하고, 飮食에 의해 발생했을 경우에는 消食導滯의 治法을 사용해야 하며, 脾胃虛弱에 의해 발생했을 경우에는 補脾健胃해야 하고, 命門火衰로 인해 발생했을 경우에는 溫補命門하는 동시에 脾陽을 따뜻하게 해 주어야 한다. 위에 언급된 본초 및 경혈처방은 命門火衰로 인한 泄瀉를 치료하는 처방들이다. 이 외에 肝氣乘脾로 인해 설사가 발생하기도 하는데, 이때는 마땅히 抑肝扶脾의 治法을 사용해야 할 것이다.

초기 설사는 치료가 비교적 쉽다. 그러나 시일이 오래되면 치료가 어려워진다. 이때는 설사를 유발한 원인이나 설사의 유형이 단독으로 나타나기도 하고 여러 유형이 복합적으로 나타나기도 한다. 설사를 치료할 때에는 본초와 경혈을 적절하게 사용해야 이상적인 치료효과를 얻을 수 있을 것이다.

4. 陰陵泉(灸) + 三陰交(灸) — 吳茱萸

1) 穴性, 藥性

陰陵泉과 三陰交를 배합하여 모두 뜸을 뜨면 溫中焦, 理脾氣의 효능을 얻을 수 있다. 이는 溫中止痛, 理氣止嘔하는 본초인 吳茱萸와 매우 흡사하다고 할 수 있다. 歸經을 살펴보면 陰陵泉과 三陰交는 모두 脾經에 속하며, 吳茱萸는 脾經에 入하는 동시에 肝經과 胃經, 腎經에도 入한다. 效能分類를 살펴보면 陰陵泉(灸)과 三陰交(灸)의 배합은 溫中散寒類의 경혈에 속하게 되고, 吳茱萸 또한 溫中散寒類의 본초에 속한다.

2) 臨床應用

- 陰陵泉(灸)+三陰交(灸) 임상응용

  (1) 寒腹痛을 치료한다.

  처방 예: 中脘, 氣海, 胃兪, **陰陵泉**, **三陰交**, 膻中, 內關, 中魁, 膽兪에 모두 뜸을 뜬다.

  (2) 嘔吐를 치료한다.

  처방 예: 關元[1], **三陰交**[2], **陰陵泉**[3], 隱白[4], 公孫[5], 氣海[6], 下脘[7], 大腸兪[8], 足三里[9]

- 吳茱萸 임상응용

  (3) 吳茱萸는 性味가 辛溫大熱한 본초로서 일반적으로 冷氣에 의해 발생한 腹痛을 치료한다.

  처방 예: **吳茱萸**를 香油(참기름)와 술과 함께 달인 후 복용한다. 이 처방은 민간에서 冷氣로 인한 腹痛을 치료하는 경험방이다.

  (4) 脚氣가 배로 들어가서 발생하는 복통을 치료한다.

  처방 예: **吳茱萸**와 木瓜를 함께 배합한다(『千金方』의 吳萸湯).

(5) 肝胃失調로 인해 발생한 嘔吐, 呑酸을 치료한다.

처방 예: **吳茱萸**[1], 生薑[2], 人參[3], 大棗[4]

3) 해설

(2)는 嘔吐를 치료하는 경혈처방으로, 먼저 1關元으로 溫中滋陰하며, 6氣海를 배합하여 生氣와 振陽의 효과를 얻는다. 23三陰交와 陰陵泉과 배합하여 溫中焦, 理脾氣한다. 다음으로, 脾脈의 주요 穴인 45隱白과 公孫을 취한다. 脾의 運化기능은 陽氣를 動力으로 삼는데, 4隱白은 脾經의 井穴로서 隱白을 補하면 大益脾氣하는 동시에 下陷된 陽氣를 끌어올려 주고 沈痼되어 있는 寒氣를 따뜻하게 하여 흩어 주기 때문에 脾臟의 기능이 정상으로 돌아오게 된다. 5公孫은 예로부터 "衝脈과 통하는 八脈交會穴의 하나로 胃心胸病을 치료한다(公孫衝脈胃心胸)"고 하여, 脾胃病을 치료하는 주요 穴의 하나로 인식되어 왔다. 7下脘은 足太陰脾經과 任脈이 서로 만나는 곳으로 胃의 脹滿과 六腑의 寒氣를 없애 주며 下厥氣, 化水穀의 효능을 지니고 있기 때문에 嘔吐反胃에 빠질 수 없는 穴이다. 8大腸兪는 氣脹을 다스리고 음식을 소화시키며, 9足三里는 胃經을 다스리는 중추로서 이 穴을 補하여 壯元陽하고, 臟腑의 虧損을 채워 주며, 특히 胃氣를 補해 주기 때문에 胃氣가 튼실해지면 음식을 문제없이 받아들일 수 있고, 嘔吐 또한 저절로 사라지게 된다.

(5)는 肝胃失調로 인해 발생한 嘔吐, 呑酸을 치료하는 본초처방으로, ①吳茱萸가 君藥으로 사용되었다. 吳茱萸는 性味가 辛溫大熱하여 疏肝煖脾하는 작용이 크며 厥陰의 滯氣와 陰寒한 기운을 매우 효과적으로 없애 주기 때문에, 이 처방에서는 吳茱萸를 통해 溫中止嘔, 理氣散寒을 하도록 하였다. ②生薑은 臣藥으로 사용되었는데, 生薑은 和中溫胃의 효능이 있어서 胃寒嘔吐를 치료하는 주요 본초이기도 하다. 佐藥으로 사용된 ③人參은 脾經, 肺經에 들어가서 元氣를 크게 補하며 補脾益氣해 주기 때문에 胃陽의 元氣를 고무시킴으로써 脾胃氣가 충만해진다. 이로 인해 식욕이 증가하고, 식욕이 증가하면 嘔吐 및 呑酸과 같은 증상은 자연스럽게 사라지게 된다. ④大棗는 使藥으로 사용되었는데, 大棗의 甘味는 中焦를 補하며 心腹에 있는 邪氣를 없애 주고 安中養脾하며 十二經을 돕고 百藥을 조화롭게 한다.

위와 같은 본초를 통해 肝胃가 조화를 되찾고 脾胃가 편안해지면 嘔吐 및 呑酸은 저절로 사라지게 된다.

이상의 내용은 嘔吐를 치료하는 경혈처방과 본초처방을 예로 든 것이다.

참고

嘔吐는 임상에서 虛證과 實證으로 나눌 수 있다. 實證은 邪氣가 胃를 침범하거나, 濁氣가 上逆해서 발생하고, 祛邪化濁, 和胃降逆의 治法으로 치료해야 하며, 虛證은 胃陽不振 혹은 胃陰이 不足하여 胃의 和降작용이 실조되어 발생하기 때문에 溫中健胃를 하거나 滋養胃陰을 위주로 치료해야 한다. 위에 언급된 처방은 虛證의 범주에 속한 嘔吐를 치료하는 데 효과가 뛰어나다.

5. 中脘(灸) — 高良薑

1) 穴性, 藥性

中脘은 八會穴 중 腑會이며 胃經의 募穴로, 이 穴에 뜸을 뜨면 中焦를 따뜻하게 하고 胃寒과 복부의 모든 寒冷을 따뜻하게 녹여 준다. 中脘과 高良薑은 모두 散寒止痛의 효과가 있다. 歸經을 살펴보면 中脘은 任脈에 속하며, 高良薑은 脾經과 胃經에 들어간다. 效能分類를 살펴보면 中脘과 高良薑은 모두 散寒類에 속하게 된다.

2) 臨床應用

- **中脘(灸) 임상응용**

(1) 寒邪로 인한 胃痛에 쓰인다.

처방 예: **中脘(灸)**[1], 足三里(補)[2], 上脘(瀉)[3], 通谷(補)[4], 下脘(瀉)[5], 天樞(瀉)[6]

- **高良薑 임상응용**

(2) 高良薑은 性味가 辛熱하여 脾胃의 寒邪를 잘 흩어 주므로 胃寒作痛에 쓰인다.

처방 예: **高良薑**[1], 五靈脂[2] (『永類鈐方』)

(3) 噫逆胃寒에 쓰인다.

처방 예: 高良薑, 人參, 茯苓

3) 해설

(1)은 寒邪에 의해 발생한 胃病을 치료하는 경혈처방이다. [1]中脘은 八會穴 중 腑會이며 胃의 募穴이기 때문에 이 穴에 뜸을 뜨면 胃의 虛寒이나 소화불량, 脹滿積聚 등의 증상에 壯胃氣, 散寒邪의 효능을 기대할 수 있다. [2]足三里는 胃經의 土穴로 土中眞土에 속하는데, 한의학의 五行相生理論에 따르면 만물은 土에서 생겨나기 때문에 이 穴을 補하면 胃氣를 生化하는 효과를 얻을 수 있다. 胃氣가 충실해지면 水穀의 精微로운 기운이 자연스럽게 전신을 營養해 줄 수 있게 된다. [3]上脘을 瀉하면 腹脹氣

滿, 소화불량 및 積聚嘔逆에 뛰어난 瀉下작용을 갖는다. [4]通谷을 補하면 五臟의 문란해진 氣를 조절해 주고 益胃氣, 除胸滿, 下宿食, 通導水穀의 작용을 한다. [5]下脘은 足太陰脾經과 任脈이 만나는 곳으로 이 穴을 瀉하면 水穀을 소화시키고 胃脹을 없애는 작용과 六腑의 寒氣를 흩어 주는 효과를 얻을 수 있다. [6]天樞는 胃經에 속하고 大腸의 募穴이기 때문에, 이 穴을 瀉하면 積滯되어 있는 음식을 아래로 내려 주고 脹滿을 없애며 오랫동안 뭉쳐있던 冷氣를 흩어지게 한다.

위 경혈을 통해 散寒除脹, 益胃化食하여 胃痛을 효과적으로 치료할 수 있다.

(2)는 胃寒作痛을 치료하는 본초처방이다. ①高良薑은 煖胃散寒, 消食降逆작용을 통해 胃脘冷痛을 치료한다. 따라서 寒邪에 의해 발생한 胃痛에 매우 좋은 치료효과를 나타낸다. 특히 胃寒作痛을 치료할 때 高良薑은 ②五靈脂와 자주 함께 쓰이는데, 五靈脂에 대해 『本草綱目』에서는 "남녀 무관하게 心腹脇肋少腹에 생긴 모든 통증을 치료한다"고 하였다. 또한 『事林廣記』에서도 "五靈脂는 胃의 冷痛을 치료한다"고 하였다. 이와 같이 五靈脂는 通利血脈, 散瘀止痛의 효능이 있어, 高良薑과 궁합이 매우 잘 맞는다고 할 수 있다.

이상의 내용은 寒邪로 인해 발생한 胃痛을 치료하는 경혈처방과 본초처방을 예로 든 것이다. 본초-경혈 결합치료로 胃痛을 치료하려 할 때 참고하기 바란다.

6. 曲泉(灸) — 小茴香

1) 穴性, 藥性

曲泉에 뜸을 뜨면 理氣止痛, 調中溫肝의 효능을 지니게 되며, 小茴香은 理氣止痛, 調中和胃의 효능이 있다. 歸經을 살펴보면 曲泉은 肝經에 속하고, 小茴香은 肝經, 腎經, 脾經, 胃經에 入한다. 效能分類를 살펴보면 曲泉과 小茴香은 모두 散寒類에 속한다.

2) 臨床應用

● **曲泉(灸) 임상응용**

(1) 寒疝, 厥疝, 狐疝 등의 증상에 상용한다.

처방 예: 大敦[1], **曲泉**[2], 氣海[3], 石門[4]에 모두 뜸을 뜨고 行間[5], 神門[6], 次髎[7]에 자침한다.

● **小茴香 임상응용**

(2) 性味가 辛溫하여 理氣止痛의 효능이 있어 寒疝에 상용한다.

처방 예: **小茴香**[1], 橘核[2], 山楂[3]를 炒한 후 가루로 만들고 따뜻한 술과 함께 복용한다(『張氏醫通』의 香橘散).

(3) 寒疝氣腫痛을 치료한다.

처방 예: **小茴香**[1], 荔枝核[4], 吳茱萸[5]. 똑같은 양을 炒黑한 후 복용한다.

3) 해설

(1)은 寒疝을 치료하는 경혈처방으로, 먼저 [1][2]大敦에 曲泉을 배합하였다. [1]大敦은 肝經에 속하고 肝은 筋을 주관하며 前陰은 宗筋이 모두 모이는 곳이기 때문에 前陰은 특히 肝과 관계가 많다. 또한 足厥陰肝經은 陰器를 돈 다음 小腹에 도달하기 때문에 모든 疝病은 肝에 속한다고 할 수 있다. 大敦은 肝經의 井穴로서 이 穴을 취하면

직접적으로 舒經調肝祛邪의 효과를 얻을 수 있으며, 특히 뜸을 뜨면 溫經煖肝의 효과를 통해 散寒止痛의 효과는 배가 된다. [2]曲泉은 溫肝調中, 理氣止痛의 효능이 있다. [1][2]이 두 穴은 모두 足厥陰肝經에 속하며, 또한 뜸을 뜨면 溫肝散寒의 효능은 더욱 강력해진다. [3]氣海에 뜸을 뜨면 回生氣, 益下元, 振腎陽의 작용을 통해 膀胱의 水氣를 증발시켜 온몸으로 퍼트려 준다. 또한 [4]石門에 뜸을 뜨면 散寒止痛하기 때문에 寒疝證이 발생하여 음낭이 小腹으로 들어가는 증상을 치료할 수 있다. [5]行間은 肝이 實할 때 瀉하는 穴 중 하나이며 寒疝에 의해 小腹이 腫脹하는 증상을 치료하는 중요穴이기도 하다. [6]神門은 心經의 實證을 瀉하며 또한 心積伏梁에 의해 어지러운 기운을 瀉하고 導氣작용을 통해 散寒한다. [7]次髎는 膀胱經에 속하여 이 穴에 자침하면 疝氣下墜 및 음부의 갑작스럽고 격렬한 통증에 매우 좋은 치료효과를 얻을 수 있다.

위와 같은 경혈을 함께 사용하면 寒疝, 厥疝, 狐疝 등의 증상을 효과적으로 치료할 수 있을 것이다.

(2) 寒疝을 치료하는 香橘散에서 ①小茴香이 君藥으로 쓰이는데, 이 본초는 性味가 辛溫하여 辛能行, 溫能散寒하기 때문에 睾丸偏墜를 치료하는 주요 본초가 된다. ②橘核은 肝經에 작용하여 理氣散結止痛하는 효능이 있기 때문에 疝痛을 치료할 때 상용하는 본초 중 하나이다. ③山楂는 脾經, 胃經, 肝經에 들어가 食積을 없애고 補脾작용을 하기 때문에 小腸疝氣를 치료한다.

(3) 寒疝을 치료하는 또 다른 처방을 살펴보면, ①④⑤小茴香이 荔枝核, 吳茱萸와 함께 배합되었다. ④荔枝核은 肝經에 들어가 行氣散寒의 효능이 있어서 肝經氣滯에 의해 발생한 疝氣 및 睾丸腫大에 매우 좋은 효과가 있다. ⑤吳茱萸 또한 肝經에 들어가 溫中止痛하는 작용이 있는데, 특히 『本草綱目』에서는 이 본초를 "開鬱化滯의 효능이 있어서 陰毒腹痛疝氣를 치료하는 효능이 있다"고 강조하였다.

이상의 내용은 疝氣를 치료하는 경혈처방과 본초처방을 예로 든 것이다.

참고

疝氣는 임상에서 寒疝(위에 언급한 본초처방이 치료하는 부류), 水疝, 氣疝, 狐疝, 癩疝, 筋疝, 血疝으로 나뉘기 때문에 자세히 辨證施治를 해야 할 것이다. 寒疝은 溫肝散寒 해야 하며, 水疝은 逐水行氣 해야 하고, 氣疝은 氣結에 속하여 實證에 치우쳐 있기 때문에 疏肝理氣 해야 한다. 만약 氣結 증상이 있으나 虛證에 치우쳐 있으면 補中益氣 해야 할 것이다. 이와 같이 각 유형에 대해 각기 다른 치법을 적용해야 한다.

<표 8> 溫裏類에 속한 經穴과 本草의 효능 비교

	經穴/本草	분류	歸經	효능	性味/해설	임상응용
1	附子	溫中散寒	心, 脾, 腎	回陽補火, 溫中止痛, 散寒燥濕	大辛, 大熱, 有毒	①回陽救逆: 大汗, 大吐, 大下 후 四肢厥逆, 脈微欲絶, 虛脫, 亡陽에 쓰인다. ②陽氣不足, 命門火衰, 下元虛冷에 쓰인다. ③陰寒內盛에 의해 발생한 脾陽不足, 胸腹冷痛 등의 증상에 쓰인다.
	神闕(灸)		任脈		이 穴은 禁鍼穴이기 때문에 뜸을 뜨도록 하며, 뜸을 뜨면 回陽救逆의 효능을 얻게 된다. 霍亂, 虛脫 등의 증상에 뜸을 뜨도록 한다. 또한 이 穴은 補氣血養腎精의 효능이 있다.	①寒邪에 의해 발생한 急性吐瀉에 쓰인다: 神闕(隔鹽灸), 天樞, 關元에 모두 뜸을 뜬다. 中脘 자침 후 뜸, 合谷 자침, 足三里 자침 후 뜸. ②下元虛冷에 의해 발생한 少腹疼痛: 關元, 神闕, 三陰交, 氣海, 公孫, 四滿, 曲泉, 章門. ③脾陽不運, 胸腹冷痛: 三陰交, 中脘, 足三里, 上脘, 通谷, 天樞, 陰陵泉, 神闕, 隱白.
2	乾薑	溫中散寒	腎, 肺, 脾, 胃, 腎	回陽溫中, 溫肺化痰, 溫經止血	大辛, 大熱	①성질이 溫而守하여 裏寒을 제거해 주기 때문에 陽虛欲脫 중에 쓰인다. ②脾胃의 陽을 따뜻하게 해 준다. ③肺寒咳嗽. ④虛寒證에 속하는 吐血, 便血, 血崩.
	隱白(補)		脾	回陽, 陽, 溫中, 經, 止血, 止崩	隱白은 太陰의 근원으로서 이 穴을 補하면 크게 脾氣를 補益해 주고 下陷된 陽을 올려 주며 沈痼된 寒을 溫散한다.	①脾胃虛寒에 의해 발생한 胸腹冷痛: 肩髃, 曲池, 內關을 모두 瀉하고, 三陰交, 陰陵泉, 隱白을 모두 補한다. ②衄血, 吐血, 下血: 隱白, 大陵, 神門. 太谿. ③血崩: 關元, 三陰交, 隱白, 脾兪, 腎兪, 氣海, 大敦.

	經穴/本草	분류	歸經	효능	性味/해설	임상응용
3	肉桂	溫中散寒	肝, 腎, 脾	溫中補陰, 散寒止痛	辛, 甘, 大熱	①이 본초는 氣厚純陽하고 下行하는 성질이 있어서 益火消陰, 大補陽氣의 효능이 있다. 그렇기 때문에 下焦命門火가 부족한 자에게 쓴다. ②辛熱한 성미로 인해 고질적인 寒邪를 없애 주고 血脈을 通하게 해 주기 때문에 虛寒性의 胃痛, 腹痛 및 婦人血寒經痛 등에 쓰인다.
	關元(灸)		任脈	溫中焦, 煖子宮, 補陽, 益腎止痛	뜸을 뜬다. 關元은 足三陰經과 任脈이 만나는 곳으로서 이 곳에 뜸을 뜨면 溫中, 補陽氣, 益腎氣, 通經散寒, 止痛의 효과가 있다.	①下元虛 및 寒證 泄瀉에 쓰인다: 天樞, 氣海, 中脘(자침 후 뜸), 足三里(자침 후 뜸), 關元, 大腸兪, 三陰交에 모두 뜸을 뜬다. ②婦人血寒經痛에 쓰인다: 關元, 中脘, 腎兪, 足三里, 脾兪, 天樞, 氣海, 歸來, 下脘에 모두 뜸을 뜬다.
4	吳茱萸	溫中散寒	肝, 胃, 脾, 腎	溫中止痛, 理氣止嘔	辛, 苦, 大熱, 약간의 독성이 있다.	①胃痛, 腹痛, 疝痛 및 脚氣疼痛 등의 증상에 쓰인다. ②厥氣止逆, 肝胃失調, 嘔吐反酸을 치료한다.
	三陰交(灸) + 陰陵泉(灸)		脾	溫中焦, 理脾氣	뜸을 뜬다.	①寒氣에 의한 腹痛: 關元, 三陰交, 陰陵泉, 隱白, 公孫, 氣海, 下脘, 大腸兪, 足三里. ②嘔吐: 中脘, 氣海, 胃兪, 陰陵泉, 膻中, 內關, 三陰交, 中魁, 膽兪에 모두 뜸을 뜬다.

	經穴/本草	분류	歸經	효능	性味/해설	임상응용
5	高良薑	散寒止痛	脾, 胃	散寒止痛	辛, 熱	이 본초는 氣味가 辛烈하고 大熱한 성질을 지니고 있기 때문에 散脾胃의 寒滯를 잘 흩어 주어 胃寒作痛 및 嘔吐에 쓰인다.
	中脘(灸)		任脈		뜸을 뜬다. 中脘은 八會穴 중 腑會이며, 胃經의 募穴이기 때문에 이곳에 뜸을 뜨면 溫中작용을 통해 胃寒 및 복부의 모든 寒冷을 따뜻하게 녹여 준다.	寒證에 속한 胃病: 中脘(灸), 足三里(補), 上脘(瀉), 通谷(補), 下脘(瀉), 天樞(瀉).
6	小茴香	散寒止痛	肝, 腎, 脾, 胃	理氣止痛, 調中和胃	辛, 熱	①이 본초는 性味가 辛溫한데, 辛은 능히 行하고 溫은 능히 散寒하기 때문에 理氣止痛하는 효능이 있다. 그렇기 때문에 寒疝을 치료하는 상용약이 된다. ② 芳香性이 있어서 醒脾 및 調中下氣의 효능이 있기 때문에 開胃進食 해 주며 胃寒腹痛, 嘔逆少食 등의 증상을 치료해 준다.
	曲泉(灸)		肝	理氣止痛, 溫肝調中	뜸을 뜬다.	寒疝, 狐疝, 厥疝을 치료한다: 大敦, 曲泉, 氣海, 石門에 모두 뜸을 뜨고 行間, 中都, 次髎에 모두 자침한다.

제9장

開竅類

走竄하는 성질이 있어서 막힌 곳을 뚫어 주고 開竅하는 경혈과 본초를 開竅類라 한다.

開竅類에 속한 경혈과 본초는 일반적으로 驚風, 癲癎, 中風 등 갑자기 昏厥하는 증상에 쓰이거나 熱性病에 걸려 발생하는 神志昏迷 등 內閉證에 쓰인다.

心은 君主之官으로 神이 머무는 곳인데 邪氣가 구멍(竅)을 막게 되면 神明이 안에서 닫히게 된다. 開竅類에 속한 경혈과 본초는 心에 들어가 구멍을 뚫어 주고(通竅) 濁氣를 없애(辟濁) 닫힌 곳을 열어 주기 때문에 標證을 치료하는 구급약으로 사용하게 된다.

開竅類에 속한 경혈은 刺出血 하는 것이 좋으며 留針하는 것은 좋지 않다. 이와 유사하게 이 분류에 속한 본초 또한 짧은 기간만 사용하는 것이 좋으며 오랫동안 복용해서는 안 된다. 또한 大汗, 亡陽 등의 虛脫, 氣血兩虛, 肝陽上亢으로 인한 昏厥 등의 증상에는 신중하게 사용해야 한다.

본 장에서는 開竅類에 속한 일부 경혈과 본초를 穴性과 藥性에 따라 비교 대조하고, 경혈과 본초의 공통적인 효능에 따라 처방과 운용방법을 설명하였다.

또한, 본 장에서 논의한 내용을 본 장의 맨 뒤 〈표 9〉에 요약 정리하여 제시하였다.

1. 十宣(刺出血)+四關 — 麝香

1) 穴性, 藥性

十宣穴은 經外奇穴에 속하며 열손가락의 끝 부위에 위치하는데, 이를 刺出血시키면 開竅의 효능이 있다. 四關穴은 좌우 合谷과 太衝을 지칭하는 것으로서 合谷은 手陽明大腸經, 太衝은 足厥陰肝經에 속하며 이 四穴로써 斬關破巢하는(빗장을 열어 응어리를 깨는) 효능이 있다. 十宣과 四關을 배합하면 開關通竅, 活血散結, 催生下胎의 효능이 있으며, 麝香 또한 開竅辟穢, 活血散結, 催生下胎의 효능을 지니고 있다. 歸經을 살펴보면, 十宣은 經外奇穴에 속하며 四關은 大腸經과 肝經에 속하고, 麝香은 心經과 脾經에 入한다. 效能分類를 살펴보면, 十宣과 四關은 麝香과 마찬가지로 開竅類에 속한다.

2) 臨床應用

- **十宣(刺出血)+四關 임상응용**

  (1) 임상에서 소아의 關竅不通에 의한 急驚風에 자주 쓰인다.

  처방 예: **十宣(刺出血)**[1], 人中[2], **合谷**[3], 湧泉[4], 陶道[5], 中脘[6], 百會[7], 印堂[8], 委中[9], 曲池[10], 太衝[11].

  (2) 난산, 죽은 태아의 배출 및 분만촉진에 쓰인다.

  처방 예: **太衝(補)**, 合谷(補), 三陰交(瀉)

- **麝香 임상응용**

  (3) 소아의 急驚風에 많이 쓰인다.

  처방 예: **麝香**[1], 冰片[2], 犀角(대체약물 사용)[3], 牛黃[4], 朱砂[5], 琥珀[6], 玳瑁[7], 安息香[8] (『太平惠民和劑局方』의 至寶丹)

  (4) 분만촉진 및 죽은 태아의 배출에 쓰인다.

  처방 예: **麝香**과 肉桂를 함께 配伍한다.

3) 해설

(1) [1]十宣은 열손가락의 끝에 있으며, 손톱 끝에서 1分 떨어진 곳에 위치한다. 각 손가락마다 1개의 穴이 있고 두 손에 총 합해서 10개의 穴이 되어 十宣穴이란 이름을 얻게 되었다. 이 열 개의 穴을 三稜鍼으로 刺出血시키면, 갑자기 발생한 中風, 소아의 急驚과 같은 모든 급성질환에 開閉利竅의 작용을 일으키게 된다. [3][11]四關穴은 좌우 合谷과 太衝을 의미하는데, 이 4 穴의 위치를 잘 살펴보면 合谷은 엄지손가락과 검지 손가락 뼈 사이에 있으며, 太衝은 엄지발가락과 검지발가락 사이에 있기 때문에 해부학적으로 유사한 곳에 위치하고 있다. 그러나 그 효능을 살펴보면, 合谷은 陽에 속하여 氣를 주관하고 太衝은 陰에 속하여 血을 주관하기 때문에 이 두 穴은 공통점이 많으면서도 또 큰 차이가 있다고 할 수 있다. 이 4 穴이 아래위로 배합되어 十宣穴의 開關利竅, 斬關破巢 효능을 크게 도와주고 關節을 풀어 줘서 搜風理痺하고 氣血을 行하게 하여 行經通瘀하게 된다. [2]人中의 정식 이름은 水溝인데, 이 穴은 小兒驚風, 中風口噤, 口眼喎斜 등 모든 인사불성 증상에 응급혈로 사용할 수 있다. [4]湧泉은 腎經의 井穴로서, 腎은 공포를 주관하기 때문에(腎主恐) 놀라거나 다급하면 腎을 傷하게 된다. 腎經에 實邪가 있을 시에는 필히 湧泉을 瀉해야 한다. 특히 이 穴은 驚風, 喉閉舌急, 失音, 공포에 의한 불안초초 증상에 通閉塞, 開關竅의 효과를 지니고 있다. [5][6]陶道와 中脘은 驚風瘈瘲에 通膈利癖의 작용을 하며 [7][8]百會와 印堂은 驚悸 및 中風을 치료하는 주요 穴에 속한다. 마지막으로 [10][9]曲池와 委中을 배합하는데 曲池는 搜風작용을, 委中은 疏風작용을 한다,

위에 언급된 穴을 함께 쓰면 효과적으로 祛風定驚할 수 있다.

(3)은 소아 急驚風에 쓰이는 본초처방으로, ①麝香을 君藥으로 사용하여 開竅辟穢, 活血散結하도록 하였다. 여기에 ②冰片을 배합하여 麝香의 開竅능력을 배가시켰다. ④牛黃은 淸心瀉熱하고 肝膽을 補益하여 安神작용을 하기 때문에 中風癲癎, 驚風抽搐, 發狂譫語에 빠질 수 없는 본초가 된다. ⑤朱砂는 通血脈, 瀉心熱, 安神 및 鎭驚작용을 하고, ⑥琥珀과 ⑦玳瑁는 鎭驚安神작용을 통해 活血하고, 鎭心平肝작용을 통해 淸熱한다. ⑧安息香은 煖腎行氣를 통해 安神하고, 辟邪開竅를 통해 驚症을 안정시키게 된다.

위에 언급된 약이 함께 쓰여 搜風活血, 開竅定驚하게 되면 소아 驚風을 매우 효과적으로 치료할 수 있다.

이상의 내용은 소아 急驚風을 치료하는 경혈처방과 본초처방을 예로 든 것으로, 경혈-본초 결합치료 시 참고하기 바란다.

참고

소아 驚風證에 대해 분석해보면, 小兒는 체질이 연약하기 때문에 안으로 痰滯가 생기고 밖으로 風邪가 들어오면 안에서 쌓여서 熱로 化하게 된다. 熱이 心으로 들어가면 잘 놀라게 되며 肝에서 風이 생기면 경련이 일어나는데, 肝風과 心火가 서로 交爭하면 氣血이 어지럽혀지고 百脈이 凝滯되며 關竅가 막혀 통하지 않아 驚風이 발생하게 된다. 위에 언급한 경혈처방 중 十宣과 四關의 조합이나 본초처방 중 麝香은 모두 강력한 開竅작용을 유발하기 때문에 소아 驚風을 치료하는 데 빠질 수 없는 조합일 것이다.

2. 水溝 — 石菖蒲

1) 穴性, 藥性

水溝는 다른 이름으로 人中이라 부르기도 하며 督脈, 手陽明大腸經과 足陽明胃經이 만나는 곳이다. 이 穴은 開竅, 辟濁, 破痰의 효능을 지니고 있고, 石菖蒲 또한 이와 유사한 芳香開竅, 和中辟濁의 효능을 지니고 있다. 歸經을 살펴보면 水溝는 督脈에 속하고, 石菖蒲는 心經과 肝經에 入하며, 效能分類를 살펴보면 水溝와 石菖蒲는 모두 開竅類에 속한다.

2) 臨床應用

- **水溝 임상응용**

(1) 간질이 발생하여 시도 때도 없이 웃는 증상에 쓰인다.

처방 예: **水溝**[1], 神門[2], 大陵[3], 內關[4], 少商[5], 中脘[6], 湧泉[7], 心兪[8]

(2) 중풍 후유증으로 말하기가 어려운 증상(中風難語)과 같이 開閉通竅해야 하는 증상에 쓰인다.

처방 예: **水溝**, 風府

- **石菖蒲 임상응용**

(3) 濕濁이 淸竅를 막아버리거나 驚恐으로 인해 발생한 간질에 쓰인다.

처방 예: **石菖蒲**[1], 遠志[2], 茯苓[3], 龍齒[4], 人參[5] (『醫學心悟』의 安神定志丸)

(4) 濕滯에 의한 氣塞, 혹은 疼痛에 쓰인다. 옛 처방을 살펴보면 石菖蒲 單味를 사용하거나 吳茱萸 혹은 香附子를 함께 배합하여 噤口痢에 사용하였다.

처방 예: **石菖蒲**, 茯苓, 苦楝子, 人參

3) 해설

(1) [1]水溝는 간질에 쓰이게 되는데, 주로 이 穴을 통해 開竅辟濁破痰 하게 된다. 간질은 대부분 情志가 抑鬱되고 원하는 바가 너무 많으나 이루지 못하여 감정이 격동하여 발생한다. 水溝를 補하면 開關解噤, 通陽安神의 효능이 있기 때문에 위와 같은 상황에 사용하면 그 효과가 매우 크다. 여기에 [2]神門을 배합하는데, 욕심은 보통 心火에서 발생하기 때문에 心經의 實證은 神門을 瀉하여 없애야 한다. 특히 이 穴은 除心煩, 定恐悸하는 효능이 강하여 狂悲狂笑 및 五癎 등의 증상을 치료할 때에는 반드시 이 穴을 취해야 한다. [3]大陵은 心包의 相火를 크게 없애고 淸熱除煩하는 효능이 있기 때문에 善笑不休, 悲喜驚恐과 같은 癲狂에는 필히 大陵을 瀉해야 한다. [4]內關은 手厥陰心包의 絡穴로 手少陽三焦로 別走하기 때문에 宣心陽, 通瘀塞하고 기운을 아래로 내려 준다. [5]少商은 모든 臟의 熱을 빼 준다. [6]中脘은 八會穴 중 腑會로 通膈理氣한다. [7][8]湧泉은 心兪와 함께 배합하였는데, [7]湧泉은 腎經의 井穴로 開閉塞, 療驚恐하는 효능이 있어 癲證을 치료할 때 빠질 수 없는 穴이며, [8]心兪는 心臟의 風氣를 빼 주고 心臟의 悶亂을 진정시켜 주기 때문에 言語悲泣, 奔走發狂과 같은 癎證에 매우 좋은 치료효과가 있다. 특히 [7][8]湧泉과 心兪를 배합하면, 湧泉은 腎經의 경혈로 陰에 속하고 心兪는 膀胱經의 경혈로 陽에 속하여 陰陽相配가 되며, 腎은 水에 속하고 心은 火에 속하므로 水火相濟의 의미도 지니고 있다.

위 경혈들을 함께 사용하면 開竅定驚, 理氣解鬱의 작용을 통해 癲疾을 효과적으로 치료할 수 있다.

(3)은 癲疾을 치료하는 본초처방으로, ①石菖蒲를 통해 開竅辟濁하고, 여기에 ②遠志를 배합하여 祛痰利竅, 益腎安神하였다. ③茯苓은 濕熱을 분리시켜 寧心安神하며, ④龍齒는 除熱鎭心, 定癎安神하다. 그리고 ⑤人參은 元氣를 크게 補할 뿐 아니라 補脾益氣, 寧神益智, 安五臟, 定精神, 止驚悸, 除邪氣하는 효능이 있어, 위에 언급한 본초들과 함께 효과적으로 癲疾을 치료할 수 있게 된다.

이상의 내용은 癲疾을 치료하는 본초처방과 경혈처방을 예로 든 것이다.

참고

癲疾은 한의학에서 말하는 癲狂證인데, 癲과 狂은 모두 정신과적인 질환으로서, 癲病은 沈默痴呆, 語無倫次, 靜而多言 등의 증상이 나타나고, 狂病은 喧擾不寧, 躁妄打罵, 動而多怒의 증상이 나타난다. 이 질환에 대해서 『難經』에서는 "重陽의 脈인 경우는 狂이 되고, 重陰의 脈인 경우는 癲이 된다(重陰者癲, 重陽者狂)"고 하였으며, 王太僕은 "항상 즐거워하는 것은 癲이 되고, 항상 화내는 것은 狂이 된다(多喜爲癲, 多怒爲狂)"고 하였다. 治法은, 癲證은 마땅히 理氣, 解鬱, 祛痰해야 하며, 狂證은 瀉火, 逐痰, 開竅하는 것이 좋다. 경혈-본초 결합치료를 할 시에는 정확히 辨證施治를 해야만 이상적인 치료효과를 기대할 수 있을 것이다.

<표 9> 開竅類에 속한 經穴과 本草의 효능 비교

	經穴/本草	歸經	효능	性味/해설	임상응용
1	麝香	心, 脾	開竅辟穢, 活血散結, 催生下胎	辛, 溫	①溫熱病에 의해 발생한 神昏, 驚厥 및 中風, 卒然昏倒 등에 쓰인다. ②血分에 鬱滯된 것을 通해 주기 때문에 瘡瘍에 쓰인게 된다. ③분만촉진, 죽은 태아의 배출, 胞衣不下 등의 증상을 치료할 때 쓰인다.
	十宣(刺出血) + 四關(補)	經外奇穴	開關通竅, 活血散結, 催生下胎	十宣을 刺出血 시키면 매우 강하게 開竅를 시켜 준다. 四關은 斬關破巢의 효능이 있으며 관절을 풀어주어 風邪를 찾아내고 痺證을 다스리며 行氣血, 行經通瘀 한다.	①소아가 關竅不通하여 발생하는 急驚風: 十宣(刺出血), 人中, 合谷, 湧泉, 陶道, 中脘, 百會, 印堂, 委中, 曲池, 太衝. ②難產, 분만촉진 및 죽은 태아 배출: 太衝(補), 合谷(補), 三陰交(瀉).
2	石菖蒲	心, 肝	芳香開竅, 和中辟濁	辛, 溫	①濕濁이 淸竅를 가로막거나 熱邪가 心包로 들어가 발생한 神志昏亂을 치료하며, 또한 耳聾, 健忘 등의 증상도 치료한다. ②胸腹脹悶, 濕滯로 인해 발생한 氣塞 혹은 疼痛 등에 쓰인다.
	水溝	督脈	開竅, 辟濁, 破痰	督脈, 手陽明大腸經, 足陽明胃經이 만나는 곳이다.	①癲疾에 걸려 喜笑無時한 증상에 쓰인다: 水溝, 神門, 大陵, 內關, 少商, 中脘, 湧泉, 心兪. ②開關通竅 해 준다: 水溝, 風府.

제10 장

安神類

心은 神을 간직하고, 肝은 魂을 간직한다. 주로 心과 肝에 작용하여 安神定魂하는 경혈과 본초를 安神類라 한다.

安神類의 경혈과 본초는 다시 鎭靜安神類와 養心安神類로 분류할 수 있다.

安神類 경혈과 본초는 陽氣躁動, 心悸, 失眠, 驚癎, 狂妄, 煩躁易怒 등의 증상에 적용할 수 있다. 만약 邪熱이 熾盛하여 위와 같은 증상이 나타나면 淸熱降火하는 본초와 경혈을 배오해야 하며, 肝陽上亢에 의해 위와 같은 증상이 나타나면 平肝潛陽하는 본초와 경혈을 배오해야 한다. 특히 心血은 충분한데 肝陰이 부족하거나 七情이 傷하여 나타나는 心悸怔忡, 不眠多夢, 喜笑失常, 神魂不寧 등의 증상에는 養心安神類의 경혈 및 본초로 滋養寧神하는 것이 마땅하다. 여러 처방을 살펴보면 安神類와 補血滋陰類의 경혈 및 본초를 함께 쓰는 것을 발견할 수 있는데, 이와 같이 사용하면 安神의 효과가 배가 된다.

鎭靜安神類는 대부분 實證에 많이 쓰이며, 養心安神類는 대부분 虛證에 많이 쓰인다.

본 장에서는 安神類에 속한 일부 경혈과 본초를 穴性과 藥性에 따라 비교 대조하고, 경혈과 본초의 공통적인 효능에 따라 처방과 운용방법을 설명하였다.

또한, 본 장에서 논의한 내용을 본 장의 맨 뒤 〈표 10〉에 요약 정리하여 제시하였다.

1. 大陵(瀉) — 朱砂

1) 穴性, 藥性

心煩心痛, 善哭不休, 悲泣恐驚 등의 증상이 있으면 모두 大陵을 瀉해야 한다. 大陵과 朱砂는 모두 鎭心安神, 解毒, 瀉心包의 효능이 있다. 歸經을 살펴보면 大陵은 心包經에 속하고, 朱砂는 心經에 入한다. 效能分類를 살펴보면, 大陵과 朱砂는 모두 鎭心安神類에 속한다.

2) 臨床應用

● **大陵(瀉) 임상응용**

(1) 오랫동안 치료해도 낫지 않는 癲證이나 淸陽下陷과 같은 증상을 치료한다.

처방 예: 人中, 神門, **大陵**, 內關, 少商, 中脘, 湧泉, 心兪, 隱白

(2) 瘡疥에 쓰인다.

처방 예: 脾兪[1], 神門[2], **大陵**[3], 曲池[4]

● **朱砂 임상응용**

(3) 癲癎에 쓰인다.

처방 예: 神麯, 磁石, **朱砂**를 煉蜜하여 丸으로 만든다(『千金方』의 磁朱丸).

(4) 朱砂는 解毒작용이 있어 瘡瘍腫毒에 자주 쓰인다.

처방 예: **朱砂**[1], 雄黃[2]

3) 해설

(2) 瘡疥를 치료하는 경혈처방에서는 맨 먼저 [1]脾兪를 取한다. 瘡疥는 대부분이 血毒에 의해 일어나는데, 脾兪는 血毒을 깨끗이 없애 주고 腫脹을 효과적으로 빼 주기 때문이다. 여기에 [2]神門을 배합하여 心血의 實熱을 淸하여 解毒하며, [3]大陵은 心包의 熱을 淸하여 解毒한다. [4]曲池는 遊走하고 通導하는 성질이 강하기 때문에 淸熱

搜風 및 益氣行血하는 효능이 매우 강하다. 특히 위와 같은 [2][3][4]세 穴을 함께 배합하면 血熱을 꺼 주고 逐瘀行血消腫하여 통증을 없애기 때문에 매우 효과적으로 瘡疥를 치료할 수 있다.

(4) 瘡瘍腫毒을 치료하는 본초처방을 살펴보면 ①②朱砂와 雄黃을 함께 배합하였는데, ①朱砂는 心經의 熱邪를 꺼 주고 毒氣와 疥瘻 등 모든 瘡證을 없애는 효능이 있다. 또한 ②雄黃은 瘡毒을 解毒해 주는 능력이 매우 뛰어나기 때문에 風濕諸瘡, 紅腫痛痒이나 疥癬 등 피부과 질환에 매우 좋은 효과가 있고 瘡瘍腫毒의 외용약으로 쓰이기도 한다.

이상의 내용은 瘡疥腫毒을 치료하는 본초처방과 경혈처방을 예시한 것이다.

참고

瘡證은 발생부위에 따라 치료방법에 차이가 있다. 어떤 것은 손에 생기기도 하고, 어떤 것은 등에 생기기도 하고, 어떤 것은 근골부위에 생기기도 하므로, 정확하게 변증하여 치료에 임해야 할 것이다.

2. 心兪(瀉) — 琥珀

1) 穴性, 藥性

心兪를 瀉하면 鎭驚安神, 利水通淋의 효능이 있으며, 琥珀 또한 이와 유사한 鎭驚安神, 利水通淋, 活血化瘀의 효능을 지니고 있다. 歸經을 살펴보면 心兪는 膀胱經에 속하며, 琥珀은 膀胱經에 入하고 동시에 心經과 肝經에도 入한다. 效能分類를 살펴보면 心兪와 琥珀은 모두 鎭驚安神類에 속한다.

2) 臨床應用

- **心兪(瀉) 임상응용**

(1) 癎證에 많이 쓰인다.

처방 예: 風池[1], **心兪**[2], 中脘[3], 神門[4], 間使[5], 豊隆[6], 肝兪[7], 三陰交[8], 腰兪[9]

(2) 小便癃閉나 淋濁證에도 쓰인다.

처방 예: **心兪**, 關元, 三陰交를 모두 瀉하고, 膀胱兪, 陰陵泉, 少府에 자침한다.

- **琥珀 임상응용**

(3) 胎癎證에 쓰인다.

처방 예: **琥珀**[1], 朱砂[2], 全蝎[3], 麥門冬[4] (이 처방은 『直指方』에서 나온다.)

(4) 小便癃閉, 血淋, 熱淋 등의 증상에 쓰인다.

처방 예: **琥珀**, 猪苓, 萹蓄, 木通 (『證治准繩』)

3) 해설

(1)은 癎證을 치료하는 경혈처방으로, 먼저 [1][2]風池와 心兪를 배합한 것을 볼 수 있다. [1]風池는 手足少陽經과 陽維脈의 交會穴로, 다른 이름으로는 熱府라고도 하는데, 淸熱散風하며 급하게 막힌 것을 通하게 하는 효능이 있어, 大風, 中風, 氣塞不語

등의 위급한 증상에 救急穴로 사용할 수 있다. 특히 1 2 이 穴에 心兪를 배합하면 鎭驚安神 작용이 크게 증가한다. 3 4 中脘과 神門을 배합하여 通膈逐塞, 除煩導氣하며 5 間使는 定驚通塞한다. 또한 6 豊隆은 足陽明胃經의 絡穴로서 太陰으로 別走하며 通降하는 성질이 있기 때문에 강력하게 泄實折痰한다. 7 肝兪는 怒氣를 통제하고 驚狂을 멈추게 하며, 9 腰兪는 瀉熱逐瘀한다. 8 三陰交는 肝脾腎 三經이 만나는 곳으로, 脾를 補하면서 간접적으로 肝陰과 腎陽을 함께 補하고, 氣와 血을 모두 補할 수 있으니, 위에 언급된 淸導通利해 주는 穴들에 三陰交를 배합하면 可히 瀉하는 중에 補하는 작용이 있어, 침구치료가 너무 瀉法으로 치우치지 않게 하며, 癎證을 치료할 때 標本을 함께 다스리는 역할을 한다.

(3)은 소아 胎癎을 치료하는 본초처방으로, ①琥珀을 君藥으로 사용하여 鎭驚安神하도록 하였다. ②朱砂는 臣藥으로 배합하였는데, 이 본초는 通血脈, 瀉心熱, 安神鎭驚하는 효능이 있어서 心經熱盛, 煩滿, 驚癎을 치료하는 주요 본초이기도 하다. ③全蝎은 佐藥으로 사용하였는데, 이 본초는 몸속의 모든 風邪와 抽掣를 없애 소아의 驚癎이나 驚風抽搐을 매우 효과적으로 치료한다. 마지막으로 ④麥門冬을 使藥으로 사용하여 淸心火, 潤肺燥, 泄熱生津작용을 통해 消痰하도록 하였다.

위에 언급된 본초들을 함께 사용하면 효과적으로 소아의 胎癎을 치료할 수 있다.

이상의 내용은 癎證을 효과적으로 치료할 수 있는 본초처방과 경혈처방을 예시한 것이다.

참고

癎證은 일반적으로 肝脾腎 三經과 연관성이 많다고 알려져 있는데, 이는 腎이 虛하면 肝이 濡養을 받지 못하며, 脾가 虛하면 精微한 기운이 전신에 퍼지지 못하기 때문이다. 보통 이 질환은 情志失調, 飮食失節, 勞累過度한데 肝風이 痰과 함께 氣를 따라 上逆하여 淸竅를 막아 갑작스럽게 발생한다고 알려져 있다. 소아나 아동이 이 병에 걸리는 것은 대부분 선천적인 요인과 관련이 있다. 癎證이 발생할 때에는 먼저 豁痰宣竅, 熄風定驚의 치법을 위주로 사용해야 하며, 동시에 培補脾腎을 겸해야 한다.

3. 復溜(補)+頸百勞 — 牡蠣

1) 穴性, 藥性

復溜에 補法을 사용하면 潮熱이나 盜汗 등에 매우 좋은 치료효과를 얻을 수 있다. 復溜는 腎經에 속하므로 腎이 虛할 때 이 穴을 補하면 腎陽을 따뜻하게 하여 膀胱氣를 위로 올려 주고 전신에 퍼트려 주어 外衛가 스스로 충만해져서 땀이 멈추게 되는 것이다. 이 穴에 補法을 사용하면 補腎氣, 滋陰振陽, 固精의 효과가 있는데, 이 효능은 潛陽固澁, 軟堅散結하는 牡蠣의 효능과 매우 유사하다고 할 수 있다. 歸經을 살펴보면 復溜는 腎經에 속하고, 牡蠣는 腎經과 肝經, 膽經에 入한다. 效能分類를 살펴보면, 復溜와 百勞의 배합은 牡蠣와 마찬가지로 鎭靜安神類에 속하게 된다.

2) 臨床應用

- **復溜(補)+頸百勞 임상응용**

(1) 骨蒸潮熱, 汗出煩躁에 쓰인다.

처방 예: 大椎, 曲池, 合谷, 內關을 모두 瀉하고, **復溜(補)**, **頸百勞(補)**

(2) 瘰癧에 쓰인다.

처방 예: **頸百勞(灸)**[1], 肩井[2], 翳風[3], 天井[4]에 모두 자침하고 曲池[5], 肘尖[6], 太衝[7], 丘墟[8], 足臨泣[9]를 취한다.

- **牡蠣 임상응용**

(3) 自汗, 盜汗에 쓰인다.

처방 예: **牡蠣**, 黃芪, 麻黃, 小麥

(4) 瘰癧에 쓰인다.

처방 예: **牡蠣**[1], 玄參[2], 海藻[3], 糯米[4], 紅娘子[5], 甘草[6] (『醫宗金鑑』의 消核散)

3) 해설

(2)는 瘰癧을 치료하는 경혈처방으로, 먼저 [1]頸百勞에 뜸을 뜬다. 頸百勞는 膀胱經 유주부위에 위치하는데, 膀胱은 州都之官으로서 氣化작용이 발생하는 곳이며 온몸에 陽氣를 보내 주므로 太陽經에 속한다. 頸百勞는 膀胱經과 督脈의 別絡, 手足太陽少陽이 만나는 곳으로, 이 穴에 뜸을 뜨면 氣가 흐르는 길을 調理하는 효과가 크다. 따라서 膀胱의 氣가 전신에 순조롭게 퍼지게 하며 行鬱氣, 驅熱邪 하게 되는 것이다. 여기에 [2]肩井을 배합하여 祛風邪, 通氣塞하고 肝膽의 逆上된 氣를 진정시킨다. 특히 肩井은 足少陽, 足陽明, 陽維脈이 交會하는 穴로서 기운이 五臟으로 직접 들어가게 된다. 따라서 [1][2]頸百勞에 肩井을 배합하면 五臟의 鬱結을 다스릴 수 있는 것이다. [3][4]翳風과 天井은 閉塞된 것을 開通하고, 三焦의 實邪를 泄하고, 寒熱風痺를 다스린다. [5][6]曲池와 肘尖은 宣行氣血, 搜風逐邪, 舒筋利節, 解攣止痛하는데, 특히 이 두 穴이 배합되면 經絡에 있는 客邪를 효과적으로 없애고, 氣血이 阻滯되어 발생한 瘰癧을 舒暢調和시킨다. 그리고 [7][8][9]太衝, 丘墟, 足臨泣은 肝膽의 逆結된 기운을 풀어 주기 때문에 瘰癧에서 중요하게 쓰이는 穴이며, 특히 舒筋消腫 작용을 통해 통증을 없애 준다.

위에 언급된 穴을 함께 사용하게 되면 瘰癧을 효과적으로 치료할 수 있다.

(4)는 瘰癧을 치료하는 본초처방으로, ①牡蠣는 軟堅散結하는 효능이 있고, ②玄參은 滋陰降火하고 熱毒을 풀어 消腫하므로 熱結腫毒에 빠질 수 없는 약 중 하나이다. ③海藻는 瀉熱軟堅, 行水散氣하기 때문에 癭瘤나 瘰癧에 상용하는 본초이며, ⑤紅娘子는 通經脈, 活血行瘀하고 解毒작용이 있어 瘰癧에 매우 효과가 좋다. 마지막으로 ⑥甘草를 통해 瀉心火, 健脾益氣, 解毒하고 調和諸藥하여, 瘰癧을 효과적으로 치료할 수 있게 된다.

참고

瘰癧은 대부분 귀 앞부분이나 경항부에서 흔히 생긴다. 처음에는 완두콩과 비슷한 크기이나 점점 자두씨 크기까지 커지며, 1개에서 3~5개 까지 다양하게 생겨난다. 不紅不腫하고 눌렀을 때 좌우로 쉽게 움직여지면 쉽게 치료가 가능하다. 어떤 경우에는 겨드랑이 아래에서 길게 자라나 馬刀라 부르기도 한다. 이 병은 怒氣에 의해 氣가 鬱結되거나, 생각한 바를 이루지 못하거나

(謀慮不遂), 肝氣가 鬱結되어 熱이 발생하거나, 寒熱의 毒이 脈에 남아 사라지지 않게 되어 筋急과 瘰癧이 발생하게 된다. 이러한 증상을 치료할 때에는 반드시 자세하고 정확하게 辨證施治를 해야 하며, 만약 다른 증상을 겸하고 있다면 적절한 경혈과 본초를 가감해야 할 것이다.

4. 湧泉(補) — 柏子仁

1) 穴性, 藥性

湧泉을 補하게 되면 養心安神, 潤腸通便의 효능이 있으며, 柏子仁 또한 이와 매우 흡사한 養心安神, 潤腸通便의 효능을 지니고 있다. 歸經을 살펴보면 湧泉은 腎經에 속하며, 柏子仁은 腎經과 心經, 肝經에 入한다. 效能分類를 살펴보면 湧泉과 柏子仁은 모두 養心安神類에 속한다.

2) 臨床應用

- **湧泉(補) 임상응용**

(1) 血虛怔忡, 呆凝健忘에 쓰인다.

처방 예: 神門(瀉), 百會(補), 湧泉(補), **三陰交(補)**

(2) 大便不通에 쓰인다.

처방 예: 二間[1], 承山[2], 太白[3], 大鍾[4], 足三里[5], **湧泉**[6], 照海[7], 崑崙[8], 章門[9], 氣海[10]

- **柏子仁 임상응용**

(3) 血虛怔忡에 쓰인다.

처방 예: **柏子仁**, 酸棗仁, 茯苓, 地黃, 當歸, 五味子, 黃芪, 遠志, 人參 (『直指方』의 養心湯)

(4) 津虛便秘에 쓰인다.

처방 예: **柏子仁**[1], 松子仁[2], 火麻仁[3] (『本草衍義』)

3) 해설

(2)는 大便不通을 치료하는 경혈처방으로, 먼저 [1]二間에 자침한다. 二間은 手陽明大腸經에 속하여 이 穴에 자침하면 潤燥通降하고 大腸의 實을 빼 주는 효능이 있다.

[2]承山은 大便不通을 主治하며, [3]太白은 泄熱除滿, 通腸逐便한다. [4]大鍾은 補氣降逆하기 때문에 腹滿便難에 흔히 쓰는 경혈 중 하나이다. 여기에 [5]足三里로 胃火를 瀉함으로써 [6]湧泉의 潤腸通便 효능을 증강시킨다. [7][8]照海와 崑崙은 生津降逆 작용을 통해 泄下하며, [9]章門은 脾의 募穴이며 足少陽厥陰과 만나는 곳으로 이곳에 자침하면 通腸逐積하게 된다. 李東垣이 이르기를 "氣가 腸胃에 있으면 太陰을 취하는데, 陽明에서 (대변이) 내려가지 않으면 足三里, 章門, 中脘을 취하고, 여기에 [10]氣海를 취하여 生氣를 다시 되돌리고 下焦의 陽氣를 더해 줌으로써 群陰을 흩어지게 한다(氣在腸胃者, 取之太陰, 陽明不下, 取足三里, 章門, 中脘, 再以氣海回生氣, 益下焦之陽, 以散群陰)"고 하였다.

위에 언급한 경혈들을 함께 사용하면 매우 효과적으로 通腸逐便하게 된다.

(4)는 津虛便秘에 사용하는 본초처방으로, 먼저 ①柏子仁은 潤腸通便의 효능이 있고, ②③松子仁과 火麻仁은 利脾胃, 潤燥結, 滑腸通便破積하여 大便不通에 빠질 수 없는 약이다. 특히 ①②③위 3가지 본초를 함께 사용하면 매우 강력한 潤滑通利 작용을 기대할 수 있기 때문에 滑腸生津通便에는 이보다 더 좋은 약이 없다.

이상의 내용은 大便不通을 치료하는 본초처방과 경혈처방을 예로 든 것이다.

참고

大便不通은 일반적으로 大腸의 傳導작용에 이상이 생겨 발생하는데, 또한 脾胃 및 腎臟과 밀접한 관련이 있다. 大便不通의 원인으로는 燥熱內結로 인한 津液不足, 정신적인 문제로 인한 氣機의 鬱滯, 勞倦內傷, 身體衰弱, 氣血不足 등이 있다. 임상에서 경혈-본초를 결합하여 치료할 때에는 각 유형을 정확히 판별해야 한다. 치료는 淸熱潤腸, 順氣行滯, 益氣養血, 溫通開秘 등을 기본적인 치료 원칙으로 삼고, 구체적인 유형에 따라 가감을 해야 할 것이다.

<표 10> 安神類에 속한 經穴과 本草의 효능 비교

	經穴/本草	분류	歸經	효능	性味/해설	임상응용
1	朱砂	鎭心安神	心	鎭心安神 解毒	甘, 微寒	①睡臥不寧, 心悸怔忡, 癲癇 등의 증상에 쓰인다. 예를 들어 李東垣의 朱砂安神丸. ②瘡瘡, 瘡瘍 등 腫毒에 쓰인다. 예를 들어 『千金方』의 雄朱丸.
	大陵(瀉)		心包	鎭心安神, 解毒, 瀉心包熱	瀉法을 사용한다. 心包의 實邪를 없애 주며 痘瘡, 疥癬의 腫毒을 없애 준다.	①大陵은 癲癇에 많이 쓰인다. 처방 예: 人中, 神門, 內關, 大陵, 少商, 中脘, 湧泉, 心兪, 隱白. ②瘡疥: 肺兪, 神門, 大陵, 曲池.
2	琥珀	鎭驚安神	心, 肝, 膀胱	鎭驚安神, 利水通淋, 活血化瘀	甘, 平	①驚風, 癲癇, 驚悸, 失眠 등에 쓰인다. ②小便癃閉에 쓰이며, 특히 血淋, 熱淋에 효과가 매우 좋다. 처방 예: 琥珀, 猪苓, 篇蓄, 木通 (『證治准繩』).
	心兪(瀉)		膀胱	鎭驚安神, 利水通淋	瀉法을 사용한다.	①癎證에 쓰인다. 처방 예: 風池, 心兪, 中脘, 神門, 間使, 豊隆, 肝兪, 三陰交, 腰兪. ②小便癃閉. 淋濁에도 쓰인다: 心兪, 關元, 三陰交를 모두 瀉하고 膀胱兪, 陰陵泉, 少府에 모두 자침한다.
3	牡蠣	鎭靜安神	肝, 膽, 腎	潛陽固澁, 軟堅散結	鹹, 平, 微寒	①陽氣가 浮越하여 생기는 盜汗, 潮熱, 遺精 및 陽亢으로 인해 발생한 煩躁, 頭暈頭痛 등의 증상을 치료한다. ②瘰癧을 치료한다.
	復溜(補) + 頸百勞(灸)		腎, 經外奇穴	補腎氣, 滋陰振揚, 固精	復溜(補)는 益腎振揚 작용이 있으며 膀胱의 氣를 위로 올려 준다.	①骨蒸潮熱, 汗出煩躁. 처방 예: 大椎, 曲池, 合谷, 內關, 復溜, 頸百勞. ②瘰癧: 頸百勞(灸), 肩井, 翳風, 天井에 모두 자침, 曲池, 肘尖, 太衝, 丘墟, 足臨泣.

	經穴/本草	분류	歸經	효능	性味/해설	임상응용
4	酸棗仁	養心安神	心, 脾, 肝, 膽	養肝寧心, 安神斂汗	甘, 酸, 平	血虛로 인한 心煩不安, 不得眠 및 虛汗自出, 心悸怔忡 등의 증상에 쓰인다. 『金匱要略』의 酸棗仁湯: 酸棗仁, 甘草, 知母, 茯苓, 川芎.
	神門(瀉) + 三陰交(灸)		心, 脾	養三陰, 寧心神, 斂汗	神門은 心經의 實邪를 없애 주기 때문에 寧心安神해 주며, 三陰交는 肝脾腎이 만나는 곳으로 이곳에 뜸을 뜨면 三陰을 補養해 준다.	虛煩不眠 등의 증상에 쓰인다. 처방 예: 肩髃, 曲池, 神門을 모두 瀉하고 三陰交에 뜸을 뜬다.
5	柏子仁	養心安神	心, 肝, 腎	養心安神, 潤腸通便	甘, 辛, 平	血虛怔忡이나 心腎不交로 인한 驚悸, 不眠, 盜汗 등의 증상에 쓰인다. 『直指方』의 養心湯: 柏子仁, 酸棗仁, 茯苓, 地黃, 當歸, 五味子, 黃芪, 遠志, 人參.
	三陰交(補) + 涌泉(補)		脾, 腎	養三陰, 安神, 潤腸, 通便	三陰交는 三陰의 氣血을 補하여 安神시켜 주며, 涌泉은 風邪가 腸에 들어가 발생하는 腸痺나 大便難을 치료한다.	①血虛怔忡을 치료한다. 처방 예: 神門(瀉), 百會(補), 涌泉(補), 三陰交(補). ②大便不通. 처방 예: 二間, 承山, 足三里, 三陰交, 涌泉, 照海, 崑崙, 章門, 氣海.

제11장

平肝熄風類

風病에는 外風으로 인해 발생한 것과 內風으로 인해 발생한 것으로 나눌 수 있다. 치료를 할 때에도 外風은 疏散시켜야 하고 內風은 平息시켜야 하는데, 이 章에서 언급하는 본초와 경혈은 주로 肝經에 들어가 內風을 平息시켜 주기 때문에 平肝熄風類라 부른다.

平肝熄風類의 경혈과 본초는 일반적으로 淸肝潛陽, 鎭痙과 같은 효능을 지니고 있기 때문에 肝陽眩暈, 抽搐, 小兒驚風, 婦人子癎 및 癲癎과 같은 肝風內動으로 인해 발생한 증상을 치료한다. 임상에서는 각 증상이 발생한 원인에 따라 配伍를 달리해야 하는데, 예를 들어 熱에 의해 발생한 경우에는 淸熱瀉火類의 경혈과 본초를 배오해야 하며, 風痰에 의해 발생한 것이면 化痰類의 경혈과 본초를 배오해야 하고, 水不涵木에 의해 발생한 것이면 滋養腎水類의 경혈과 본초를 배오해야 하고, 血虛로 인해 발생하였으면 補血養肝類의 경혈과 본초를 배오해야 한다.

본 장에서는 平肝熄風類에 속한 일부 경혈과 본초를 穴性과 藥性에 따라 비교 대조하고, 경혈과 본초의 공통적인 효능에 따라 처방과 운용방법을 설명하였다.

또한, 본 장에서 논의한 내용을 본 장의 맨 뒤 〈표 11〉에 요약 정리하여 제시하였다.

1. 肝兪(瀉) — 石決明

1) 穴性, 藥性

肝兪를 瀉하면 三焦의 熱을 꺼 주며, 石決明과 유사한 淸肝潛陽明目의 효과를 나타내게 된다. 歸經을 살펴보면 肝兪는 膀胱經에 속하며, 石決明은 肝經에 入한다. 效能分類를 살펴보면 肝兪와 石決明은 모두 平肝熄風類에 속한다.

2) 臨床應用

● 肝兪(瀉) 임상응용

(1) 陰虛 및 肝陽上亢으로 인한 眩暈에 쓰인다.

처방 예: **肝兪**, 百會, 神庭, 太陽, 足三里, 腎兪, 關元, 氣海에 뜸을 많이 뜬다.

(2) 眼病 중에서 青盲으로 앞이 안 보이는 증상에 쓰인다.

처방 예: **肝兪**[1], 商陽[2], 巨髎[3]를 모두 瀉한다.

● 石決明 임상응용

(3) 陰虛 및 肝陽上亢에 의한 目眩, 目生雲翳에 쓰인다.

처방 예: **石決明**, 決明子, 羌活, 梔子, 木賊, 青箱子, 赤芍, 大黃, 荊芥

(4) 眼病 중에서 青盲內障, 視物模糊 등의 증상에 쓰인다.

처방 예: **石決明**[1], 黃菊花[2], 甘草[3] (『集驗方』)

3) 해설

(2)는 青盲이 발생하여 눈이 보이지 않는 증상을 치료하는 경험처방이다. 먼저 [1]肝兪로써 淸肝潛陽明目하는데, 이 穴은 熱病을 앓은 후 발생한 目暗淚出이나 目生雲翳에 매우 좋은 효과가 있다. [2]商陽은 手陽明大腸經의 井穴로서 陽明의 熱을 크게 꺼 주는데, 青盲이 발생한 눈이 좌측이면 우측 商陽을 瀉하고, 우측이면 좌측 商陽을 瀉한다. 여기에 [3]巨髎를 배합하는데, 巨髎는 手陽明大腸經, 足陽明胃經, 陽蹻脈이 만

나는 곳으로, 이곳에 瀉法을 적용하면 먼 곳이 잘 안보이거나 目障無所見 등을 치료하는 중요 경혈이 된다.

(4)는 青盲內障, 視物模糊를 치료하는 본초처방으로, 먼저 ①石決明으로 淸肝潛陽明目한다. 石決明은 靑盲을 치료하는 중요한 본초일 뿐 아니라 瀉肝肺熱, 去雲翳, 除骨蒸의 효능도 있어 肝風으로 인한 頭眩不寐, 目生赤膜, 骨蒸勞熱의 치료에 매우 좋은 효과가 있다. ②黃菊花는 散風淸熱除煩, 明目祛翳, 止頭痛하는 효능이 있어서 頭目風熱과 眩暈, 腦骨痛을 치료한다. ①石決明이 靑盲內障, 視物模糊를 치료하는 상용약이라면, ②黃菊花는 淸透疏風의 효능이 비교적 강하여, ①②石決明과 함께 사용하여 靑盲을 치료하는 효과를 더욱 증강시킨다. 여기에 ③甘草를 배합하여 補脾益氣, 補血滋陰하며, 또한 甘草는 十二經에 들어가 諸藥을 調和롭게 한다.

참고

靑盲의 치료원칙은 滋補肝腎을 위주로 하고 平肝疏風, 行氣血, 通經脈을 겸하는 것이다. 이 질환은 시력감퇴가 주요 증상이고, 일반적으로 肝腎陰虧, 精血不足에 의해 발생하며, 瞳神(동공)의 변형이나 변색은 일어나지 않는다. 자연적인 노화에 의한 시력감퇴를 제외하고, 靑盲이 걸렸는데 제 때 치료를 하지 않으면 눈이 멀 위험성이 매우 커진다. 그러나 靑盲에서 눈이 멀게 되기까지는 비교적 긴 시일이 걸리기 때문에 暴盲과는 다르다. 임상에서는 주의하여 치료해야 한다.

2. 百會(瀉) + 太衝(瀉) — 天麻

1) 穴性, 藥性

百會를 瀉하면 上焦를 열고 淸竅하는 효능이 있어 中風과 頭面의 風邪를 치료한다. 또한 太衝을 瀉하면 직접적으로 疏肝하기 때문에 驚癎, 筋痺와 風邪를 치료할 수 있다. 百會에 太衝을 배합하면 天麻와 매우 흡사한 熄風鎭痙, 止頭暈痛의 효과를 나타낸다. 歸經을 살펴보면 百會는 督脈에 속하고 太衝은 肝經에 속하며, 天麻는 肝經에 入한다. 效能分類를 살펴보면, 百會에 太衝을 배합한 것은 平肝熄風類의 경혈에 속하게 되고, 天麻 또한 平肝熄風類의 본초에 속한다.

2) 臨床應用

- **百會(瀉)+太衝(瀉) 임상응용**

(1) 소아의 急驚風에 사용한다.

처방 예: 十宣(刺出血)[1], **百會**[2], 人中[3], 合谷[4], 湧泉[5], 陶道[6], 中脘[7], 風府[8], 印堂[9], 委中[10], 曲池[11], **太衝**[12]에 모두 자침한다.

(2) 肢體麻木, 半身不遂에 사용한다.

처방 예: 肩髃, 曲池, 環跳, 陽陵泉, 委中, 下廉, **太衝**

(3) 虛證의 頭痛 및 眩暈에 사용한다.

처방 예: **百會(灸)**, 神庭, 太陽, 足三里, 肝兪, 氣海, 腎兪, 關元

- **天麻 임상응용**

(4) 急驚風을 치료하는 데 자주 쓰인다.

처방 예: 鉤藤[1], 犀角(대체약물 사용)[2], **天麻**[3], 全蝎[4], 木香[5], 甘草[6]

(5) 肢體麻木, 手足不遂에 쓰인다.

처방 예: 天麻, 杜仲, 牛膝, 羌活, 當歸

(6) 肝虛로 인한 心痛 및 眩暈證이 있을 때 天麻에 川芎을 배합하여 사용하며, 風痰에 의해 발생한 頭痛眩暈證에도 쓰인다.

처방 예: 天麻, 半夏, 白朮, 茯苓

3) 해설

(1)은 소아 急驚風에 쓰이는 경혈처방으로, [1]十宣穴에 刺出血하여 急驚風에 응급으로 사용하며, [2]百會에 자침하여 熄風鎭驚하고, [3][4][12]人中, 合谷에 太衝을 배합하여 開關利竅, 熄風한다. [5]涌泉은 腎經의 實邪를 빼 주기 때문에 驚恐을 효과적으로 치료해 주며, [6][7]陶道와 中脘은 除瘈瘲, 通膈塞한다. [8]風府를 瀉하면 舌本에 있는 風邪를 찾아내고, 三陽經을 소통시켜 주며, [9]印堂은 急慢驚風에 중요하게 쓰이는 穴位 중 하나이다. 또한 [10]委中은 疏風작용을 통해 行血시켜 주며, [11]曲池는 搜風작용을 통해 行血시켜 준다.

위에 언급한 穴들을 함께 사용하면 소아의 急驚風을 매우 효과적으로 치료할 수 있다.

(4)는 急驚風을 치료하는 본초처방으로, ①鉤藤은 平肝작용을 통해 熄風시키고, ②犀角은 瀉肝凉心, 淸胃熱의 효능이 있어 發狂譫語나 소아 風熱驚癎에 빠질 수 없는 약 중 하나이다. ③天麻는 熄風鎭痙의 효능이 있을 뿐만 아니라 益氣, 祛風濕, 通血脈의 효능 또한 지니고 있기 때문에 急驚風과 같은 질환에 매우 적합한 본초이다. ④全蝎은 祛風抽掣하고 소아 驚癎을 안정시켜 주는 효과가 있다. ⑤木香은 肝經의 울체된 氣를 行하게 해 주고 調淸氣, 和胃氣한다. 마지막으로 ⑥甘草는 諸藥을 調和롭게 한다.

참고

소아 急驚風에 대해 논하자면, 소아는 體質이 본래 허약한데 안으로 痰滯가 생기고 바깥으로 風寒이 들어오면 안에서 病邪가 쌓여 熱로 化하게 된다. 이 熱이 心에 들어가면 깜짝깜짝 놀라게 되고(驚), 肝에서 風으로 바뀌면 경련이 일어나게 된다(搐). 또한 肝風과 心火가 서로 交爭하면 血亂氣逆하고 百脈이 凝滯되며 竅가 막혀 제대로 통하지 않기 때문에 이와 같은 질환이 생기게 된다.

이 병은 경혈-본초 결합치료를 하면 치료효과가 극대화되는데, 소아는 급성기에 약을 쓰기 어려우므로 먼저 침구치료로 응급처치를 하고 이 후 약물치료를 하여 내부를 다스려 주면 이상적인 치료효과를 얻을 수 있다.

3. 足臨泣(瀉) — 白蒺藜

1) 穴性, 藥性

足臨泣에 瀉法을 사용하면 疏肝膽理鬱, 祛風明目의 효과를 얻을 수 있으며, 白蒺藜는 이와 유사한 疏肝理鬱, 祛風明目의 효능이 있다. 歸經을 살펴보면 足臨泣은 膽經에 속하고, 白蒺藜는 肝經에 入한다. 效能分類를 살펴보면 足臨泣과 白蒺藜는 모두 熄風類에 속한다.

2) 臨床應用

- 足臨泣(瀉) 임상응용

(1) 乳汁不通에 자주 쓰인다.

처방 예: 膻中, 少澤, 足臨泣, 乳根(灸), 肝兪, 心兪, 少海, 通里, 屋翳, 合谷

(2) 目赤이나 迎風流淚에 쓰인다.

처방 예: 睛明[1], 風池[2], 頭維(피부를 따라 淺刺)[3], 足臨泣[4]

- 白蒺藜 임상응용

(3) <u>白蒺藜</u>는 肝氣鬱結로 인해 발생한 胸脇部의 불편감과 乳閉不通에 쓰인다.

(4) 目赤多淚에 쓰인다.

처방 예: <u>白蒺藜</u>[1], 菊花[2], 蔓荊子[3], 決明子[4], 連翹[5], 甘草[6] (『張氏醫通』)

3) 해설

(2)는 目赤과 迎風流淚에 사용하는 경혈처방으로, 먼저 1睛明을 사용하고 있다. 睛明은 淚孔이란 異名을 가지고 있는데, 이름이 지닌 의미처럼 流淚에 절대 빠질 수 없는 穴 중 하나로서 예로부터 흔히 사용되어 왔다. 특히 이 穴은 해부학적으로 目內眥에 위치하며 手太陽小腸經, 足太陽膀胱經, 足陽明胃經, 陰蹻脈과 陽蹻脈이 서로 만나는 곳이기 때문에 迎風流淚를 치료할 뿐만 아니라 遠視, 目赤痛, 眼生努肉, 雀目

등의 안과질환에도 매우 좋은 치료효과를 보인다. [2]風池는 手少陽三焦經, 足少陽膽經, 陽維脈, 陽蹻脈이 서로 만나는 곳으로서 역시 目不明, 目淚出, 目赤腫痛에 매우 좋은 치료효과가 있다. [1][2]風池에 睛明을 배합하면 대부분의 안과 질환에 적용할 수 있다. [3]頭維는 足陽明胃經, 足少陽膽經이 만나는 곳인데, 이곳을 피부를 따라 淺刺하면 目痛如脫, 迎風淚出, 視物不明을 효과적으로 치료하게 된다. 이상의 穴들을 [4]足臨泣과 함께 배합하면, 足臨泣의 疏肝膽鬱火, 祛風明目의 효능을 크게 도와주어 目赤迎風流淚를 효과적으로 치료할 수 있게 한다.

(4)는 目赤多淚에 사용하는 본초처방으로, ①白蒺藜의 苦味는 泄하고, 溫性은 通하며, 辛味는 開散하여, 疏肝理鬱하고 祛風明目하는 효능이 있다. ②菊花는 散風淸熱除煩하고 明目祛翳膜하는 효능이 있어 頭目風熱이나 目不明, 淚出生翳에 상용하는 본초 중 하나이다. ③蔓荊子는 疏散風熱, 淸利頭目의 효능이 있어 風邪에 의해 발생한 目昏暗, 多淚 등의 증상에 자주 쓰인다. ④決明子는 肝膽經에 들어가기 때문에 淸肝明目의 효능을 지니고 있다. 『證治准繩』에서는 目赤多淚에 決明子 單味만 끓여 내복하면 바로 효과를 볼 수 있다고도 하였다. ⑤連翹는 上焦의 風熱 및 모든 熱邪를 꺼 주는데, 이는 連翹가 心經과 膽經에 들어가 淸心의 要藥이 되기 때문이다. 心은 火를 主하므로 心火가 淸하면 모든 臟腑의 火가 淸하게 되므로, 『本草求眞』에 이르기를 "連翹는 또한 六經의 鬱火를 瀉하는 효능이 있다"고 하였다. 마지막으로 ⑥甘草는 諸藥을 調和롭게 한다.

이상의 내용은 目赤迎風流淚를 치료하는 본초처방과 경혈처방을 예로 든 것이다.

참고

目赤迎風流淚는 대부분 風熱外乘이나 肝火外風交鬱에 의해 생기는데, 일반적으로 紅腫, 焮痛, 羞明 등이 함께 발생하며, 임상에서는 "熱淚"라고 칭하여 주로 淸肝祛風의 治法으로 치료한다.

이 외에 肝腎兩虛 혹은 悲傷哭泣 과다로 인해 시도 때도 없이 눈물이 나고 바람이 불면 더욱 심해지나, 눈이 붉게 변하거나 아프지는 않은 경우도 있는데, 임상에서는 이를 "冷淚"라 칭하며 주로 菊花丸과 같은 補養하는 약을 쓰게 된다. 침구치료는 灸法을 많이 쓰는데, 迎香과 肝兪, 睛明 및 足臨泣에 뜸을 뜨면 효과가 매우 좋다.

<표 11> 平肝熄風類에 속한 經穴과 本草의 효능 비교

	經穴/本草	분류	歸經	효능	性味/해설	임상응용
1	石決明	清肝熄風	肝	清肝潛陽, 明目	鹹, 微寒	①陰虛 및 肝陽上亢으로 인한 眩暈에 쓰이며 養陰藥과 함께 배오하면 좋다. ②이 본초는 眼病에 상용하는 약이며, 靑盲內障, 視物模糊 등 눈병에 많이 쓰인다.
	肝兪(瀉)		膀胱		瀉法을 사용한다. 이 穴은 足太陽經에 속하고 三焦의 熱을 꺼 준다.	①陰虛肝陽上亢에 의해 발생한 眩暈에 사용한다: 肝兪, 百會, 神庭, 太陽, 足三里, 腎兪, 關元, 氣海에 뜸을 많이 뜨도록 한다. ②靑盲이 발생해서 앞이 잘 안보일 때: 肝兪, 商陽, 巨髎를 모두 瀉한다.
2	天麻	熄風	肝	熄風鎭痙, 止頭暈痛	甘, 微溫	①痙攣瘈瘲에 쓰이는데, 일반적으로 기타 止痙藥과 함께 사용한다. ②또한 肢體麻木, 手足不遂에 쓰인다. ③肝虛로 인한 頭痛 및 眩暈에 쓰인다.
	百會(瀉) + 太衝(瀉)		督脈, 肝		百會(瀉)는 上焦를 열어 주고 清竅작용을 해 주기 때문에 中風과 頭面風邪를 치료해 준다. 太衝(瀉)는 직접적으로 疏肝을 해 주기 때문에 驚癎, 筋痺, 風邪를 치료해 준다.	①소아 急驚風에 쓰인다: 十宣(刺出血), 百會, 人中, 合谷, 湧泉, 陶道, 中脘, 風府, 印堂, 委中, 曲池, 太衝에 모두 자침한다. ②肢體麻木, 手足不遂: 肩髃, 曲池, 環跳, 陽陵泉, 委中, 下廉, 太衝. ③虛證의 頭痛 및 眩暈: 百會(灸), 神庭, 太陽, 足三里, 肝兪, 氣海, 腎兪, 關元.
3	白蒺藜	熄風	肝	疏肝理鬱, 祛風明目	辛, 苦, 溫	肝氣鬱結에 의해 발생한 胸脇部의 불편감, 乳閉不通 및 肝經의 風邪에 의해 발생한 目赤多淚 혹은 頭目眩暈, 身體瘙痒 등의 증상에 쓰인다.
	足臨泣(瀉)		膽	疏肝膽, 理鬱祛風明目	瀉法을 사용한다.	①乳閉不通: 膻中, 少澤, 足臨泣, 乳根(灸), 肝兪, 心兪, 少海, 通里, 屋翳, 合谷. ②目赤迎風流淚: 睛明, 風池, 頭維(피부를 따라 淺刺), 足臨泣.

제12장

理氣類

氣分의 질환은 氣虛와 氣滯로 나눌 수 있으며, 氣虛에는 補氣하고 氣滯는 行氣한다. 補氣類는 14장 補益類에서 논할 예정이므로 본 章에서는 주로 氣滯로 인해 발생한 질환을 치료하는 경혈과 본초를 소개하도록 한다.

氣滯는 대다수가 寒溫失調, 情志抑鬱, 憂思過度로 인해 발생하고, 그 밖에 痰飮, 濕濁, 瘀血 및 宿食 등은 모두 氣의 운행을 저애한다. 대개 脾胃에 氣滯가 발생하면 腹脘脹滿, 噯氣呑酸, 惡心嘔吐, 便秘 혹은 溏瀉가 나타나며, 肝氣가 鬱滯되거나 情志不遂하면 脇肋脹痛 및 疝瘕 등의 증상이 나타나게 되고, 여성에게서는 월경이 불규칙하게 된다. 또한 肺氣가 壅滯되면 喘咳가 나타나게 된다. 理氣類에 속하는 경혈과 본초는 대부분이 行氣, 疏鬱, 止痛, 健胃, 止嘔, 止瀉 및 定喘, 止噫 등의 효능이 있어서 위에 언급한 증상들에 응용하게 된다. 그러나 理氣類에 속한 경혈과 본초는 모두 陰液과 元氣를 쉽게 傷하기 때문에 陰虛한 환자나 氣虛한 한자에게 장시간 혹은 대량으로 사용하면 안 된다.

본 장에서는 理氣類에 속한 일부 경혈과 본초를 穴性과 藥性에 따라 비교 대조하고, 경혈과 본초의 공통적인 효능에 따라 처방과 운용방법을 설명하였다.

또한, 본 장에서 논의한 내용을 본 장의 맨 뒤 〈표 12〉에 요약 정리하여 제시하였다.

1. 中脘(補)+胃兪(灸) — 橘皮

1) 穴性, 藥性

胃中虛寒, 飮食不下, 脹痛積聚 및 停痰蓄飮과 같은 증상에는 모두 中脘을 補하여 胃氣를 튼튼히 하고 寒邪를 없애 줘야 하며, 胃兪에 뜸을 떠서 胃氣를 아래로 내려 中脘을 도와 理氣健脾, 燥濕化痰해야 한다. 中脘과 胃兪를 함께 쓰면 橘皮와 유사한 理氣健脾, 燥濕化痰의 효능을 지니게 된다. 歸經을 살펴보면 中脘은 任脈에 속하고 胃兪는 足太陽膀胱經에 속하며, 橘皮는 脾經과 肺經에 들어간다. 效能分類를 살펴보면, 中脘과 胃兪의 배합은 理氣類의 경혈에 속하며 橘皮 또한 理氣類의 본초에 속한다.

2) 臨床應用

- **中脘(補)+胃兪(灸) 임상응용**

(1) 虛證의 嘔吐에 쓰인다.

처방 예: <u>中脘</u>, 氣海, <u>胃兪</u>, 膻中, 內關, 三陰交, 中魁, 膽兪, 天鼎, 合谷에 뜸을 많이 뜨면 좋다.

(2) 痰飮에 쓰인다.

처방 예: 豊隆[1], <u>中脘</u>[2], 足三里[3] 등 穴. 中濕停痰에는 胃兪[4]를 취하도록 한다.

- **橘皮 임상응용**

(3) 中氣不和에 의해 발생하는 嘔吐를 치료한다.

처방 예: <u>橘皮</u>, 生薑 (『金匱要略』의 橘皮湯)

(4) 痰飮으로 인한 嘔惡에 쓰인다.

처방 예: <u>橘紅</u>[1], 半夏[2], 茯苓[3], 甘草[4] (『太平惠民和劑局方』의 二陳湯)

3) 해설

(2)는 痰飮을 치료하는 경혈처방으로, 먼저 [1]豊隆을 취하는데, 豊隆은 足陽明胃經의 絡穴로서 太陰으로 別走하며 通降하는 성질이 있어서 陽明經의 흐름을 따라 下行하기 때문에 降濁祛痰의 효능이 있다. [2][3]中脘과 足三里는 전문적으로 胃府를 다스려 주며, 이와 함께 복부의 모든 질환을 치료해 준다. 이는 中脘이 八會穴 중 腑會에 속하며 胃의 募穴로 足三里와 함께 사용하면 中脘의 安胃작용이 대폭 증가되기 때문이다. 무릇 胃中虛寒, 飮食不下, 脹滿積聚 및 停痰蓄飮에는 中脘을 補하여 寒邪를 散하고 胃氣를 壯하게 하며, 足三里를 瀉하여 胃氣를 아래로 내려 降濁導滯함으로써 中脘을 도와 氣의 운행을 이롭게 한다. 만약 中濕에 의해 停痰留飮이 있으면, 여기에 [4]胃兪(灸)를 취하여 燥濕化痰하도록 한다.

위와 같은 穴을 함께 사용하면 매우 효과적으로 痰飮을 치료할 수 있게 된다.

(4)는 痰飮으로 인한 嘔惡를 치료하는 본초처방이다. ①橘皮는 君藥으로 理氣健脾, 燥濕化痰의 효능이 있어 消化不良, 胸膈不舒, 氣逆喘咳, 痰濕滯塞 등의 증상에 매우 좋은 치료효과를 나타낸다. ②半夏는 臣藥으로 脾經과 胃經에 들어가 燥濕祛痰하기 때문에 痰을 치료하는 중요한 본초 중 하나가 된다. ③茯苓은 佐藥으로 利水滲濕과 健脾補中의 효능이 있어 水濕停滯, 脾虛濕困, 水飮不化에 의해 발생한 食少悶倦 혹은 痰飮停滯와 같은 증상에 사용하면 標本兼治의 효과를 얻게 된다. ④甘草는 使藥으로서 調和諸藥하며 十二經에 모두 들어가 補脾益氣한다.

위와 같은 4가지 君臣佐使藥을 통해 痰飮嘔惡을 치료할 수 있다.

참고

痰飮은 체내 水液의 停積으로, 소통이 되지 않아 발생하는 질환이다. 痰飮은 廣義의 痰飮과 狹義의 痰飮이 있는데, 먼저 광의의 痰飮은 모든 飮을 지칭하는 말이고, 협의의 痰飮은 飮病의 한 종류를 지칭하는 말이다. 협의의 담음에서는 水飮이 停滯되어 있는 부위에 따라 痰飮, 懸飮, 溢飮, 支飮으로 나누는데, 이 중 痰飮類는 다시 "脾腎陽虛類"와 "飮留腸胃類"로 나뉘게 된다. 治法을 살펴보면 脾腎陽虛類는 溫陰利水해야 하며, 飮留腸胃類는 攻下逐飮의 治法으로 치료해야 한다. 이러한 분류를 잘 기억하고 차이점을 정확히 파악하여 치료효과를 높일 수 있도록 해야 한다.

2. 脾兪 — 大腹皮

1) 穴性, 藥性

脾兪를 刺鍼하여 不補不瀉하면 大腹皮와 마찬가지로 下氣寬中, 利水消腫의 효능을 나타낸다. 歸經을 살펴보면 脾兪는 足太陽膀胱經에 속하고 大腹皮는 脾, 胃, 大腸, 小腸經에 入한다. 效能分類를 살펴보면 脾兪와 大腹皮는 모두 理氣類의 경혈과 본초에 속한다.

2) 臨床應用

- 脾兪 임상응용

(1) 만성 水腫에 자주 쓰인다.

처방 예: 腎兪[1], 氣海兪[2], 膀胱兪[3], **脾兪**[4], 足三里[5], 三陰交[6]. 매번 背部에서 2穴, 腹部에서 1穴, 下肢에서 1穴을 취한 후 매 穴에 쑥뜸을 五~七壯을 뜬다. 기타 穴: 水分[7], 氣海[8]에 모두 뜸을 뜬다.

- 大腹皮 임상응용

(2) 水腫에 쓰인다.

처방 예: **大腹皮**[1], 桑白皮[2], 地骨皮[3], 生薑皮[4], 五加皮[5] (五皮飮)

3) 해설

(1)은 만성 水腫을 치료하는 경혈처방으로, [1]腎兪는 水臟의 久冷과 身腫如水한 증상을 치료한다. 五行학설에 따르면 腎은 水를 주관하기 때문에 腎兪에 맨 먼저 뜸을 떠 주면 火勝水의 원리로써 水氣를 치료하게 된다. 또한 [2][3]氣海兪와 膀胱兪에 뜸을 뜨면 膀胱氣를 덥혀 주고 膀胱水를 증발시킴으로써 化濕하여 부종을 없애게 된다. 위에 언급된 3개의 經穴에 [4]脾兪를 배합하면 下氣寬中, 利水消腫의 작용이 더욱 강해지게 된다. 다음으로 [5][6]足三里와 三陰交를 배합하는데, 足三里는 升陽益胃하고

三陰交는 滋陰健脾하여, 두 穴을 함께 사용하면 氣血虧薄을 치료하게 된다. 본 처방에서는 뜸을 떴는데, 足三里에 뜸을 뜨면 益氣升淸하고 胃中의 陽을 진작시키며, 三陰交에 뜸을 뜨면 補脾, 和血, 滋陰시켜 준다. 특히 三陰交는 肝, 脾, 腎이 만나는 곳으로 이곳에 뜸을 뜨면 溫脾하면서 肝陰과 腎陽을 동시에 補할 수 있기 때문에 氣血兩補의 효과가 있다고 할 수 있다. 그 다음으로 7 8 水分과 氣海에 뜸을 뜨는데, 7 水分은 옛 침구문헌에 보면 水濕을 치료하는 주요 穴이라고 하였으며, 8 氣海는 氣血이 모이는 곳이며 氣가 생겨나는 바다이기 때문에 이곳에 뜸을 뜨면 回生氣, 益下元, 振下焦陽하여 群陰을 흩어지게 한다.

위와 같이 경혈들을 배합하면 背部의 穴位, 腹部의 穴位, 下肢의 穴位를 돌아가면서 취하므로 前後相配, 上下相配의 의미를 갖는다. 특히 背는 陽에 속하고 腹은 陰에 속하며 위쪽은 陽이고 아래쪽은 陰이기 때문에 陰陽相合의 원리로써 水腫을 없애 주게 된다.

(2) 水腫을 치료하는 본초처방인 五皮飮은 구성이 매우 독특하다고 할 수 있다. 맨 먼저 쓰인 ①大腹皮는 行氣작용이 주요 효능이지만 利水하는 작용 또한 지니고 있어서 水氣外溢로 인해 발생한 水腫에 매우 좋은 효과가 있다. ②桑白皮는 下氣行水하기 때문에 停水, 水腫, 腹脹 등의 증상에 효과가 좋다. ③地骨皮는 除濕熱, 祛骨蒸한다. ④生薑皮는 發汗解表 작용이 있다. 특히 이 본초는 肺經에 들어가는데 肺는 皮毛를 주관하므로, 여기서 生薑皮는 發汗解表 작용을 통해 水濕邪를 땀으로 배출시켜 水腫을 없애 주게 된다. ⑤五加皮는 祛風除濕, 逐瘀活血한다. 『本草經疏』에서 이르기를 "濕에 傷할 때는 (몸의) 아래부위부터 먼저 받게 된다(傷於濕者下先受之)"고 하였고, 또한 "땅의 濕氣에 感觸되면 사람의 皮肉과 筋骨을 손상시키는데, 肝腎은 몸에서 아래쪽에 위치하며 筋骨을 주관하므로, 風寒濕 邪氣는 대개 肝腎經에 먼저 들어가게 된다. 五加皮의 辛味는 散風하며 溫한 성질은 寒邪를 없애고 苦味는 燥濕하여, 肝腎 두 臟이 五加皮의 기운을 받으면 모든 증상이 낫게 된다(地之濕氣, 感則害人皮肉筋骨, 肝腎居下而主筋骨, 故風寒濕之邪多自二經先受. 此藥辛能散風, 溫能除寒, 苦能燥濕, 二臟得其氣而諸證息瘳矣)"고 하여 五加皮의 散風除寒하고 燥濕하는 성질을 설명하였다.

위와 같이 五皮飮은 매우 효과적으로 水腫을 치료할 수 있다.

이상의 내용은 水腫을 치료하는 본초처방과 경혈처방을 예로 든 것이다. 水腫을 치료할 때에는 灸法을 써서 溫氣로서 化濕利水, 益氣升陽하여 바깥쪽을 공략하고, 본초는 안쪽을 다스려 內外가 相合하여 水腫을 효과적으로 치료할 수 있게 된다.

3. 天樞(瀉) — 枳實

1) 穴性, 藥性

天樞는 大腸의 募穴이고 胃經에 속하여 水穀과 糟粕을 분리하고 모든 濁滯를 淸導하는데, 이 穴을 瀉했을 때 그 효과가 더욱 뛰어나다. 天樞(瀉)와 枳實은 둘 다 破氣行痰, 散積消痞의 효능과 腸胃의 氣를 다스려 주는 효능을 지니고 있다. 歸經을 살펴보면 天樞는 胃經에 속하고, 枳實은 胃經과 脾經에 入한다. 效能分類를 살펴보면 天樞와 枳實은 모두 理氣類의 경혈 및 본초에 속한다.

2) 臨床應用

- **天樞(瀉) 임상응용**

(1) 心下痞堅에 쓰인다.

처방 예: 上脘, 中脘, 下脘, **天樞**, 氣海, 足三里, 行間

(2) 陽明暑溫, 胸痞欲絶에 쓰인다.

처방 예: 中脘[1], **天樞**[2], 支溝[3], 足三里[4], 大橫[5], 豐隆[6], 內庭[7], 照海[8], 大敦[9]

- **枳實 임상응용**

(3) 心下痞堅에 쓰인다.

처방 예: **枳實**, 白朮 (『金匱要略』의 枳朮湯)

(4) 陽明暑溫이나 水氣가 흉부에 울체되어 있거나, 胸痞欲絶한 증상에 쓰인다.

처방 예: **枳實**[1], 茯苓[2], 人參[3], 白朮[4], 乾薑[5], 甘草[6] (枳實理中湯)

3) 해설

(2)는 陽明暑溫, 胸痞欲絶을 치료하는 경혈처방으로, 먼저 [1][2]中脘에 天樞를 배합한 것을 볼 수 있다. [1]中脘은 八會穴 중 腑會이며 胃의 募穴이기 때문에 中脘을 補하면 升淸降濁하여 胃氣를 튼튼하게 해 주며, [2]天樞를 瀉하면 胃氣를 다스려 氣의

運行을 이롭게 한다. 특히 天樞는 大腸의 募穴이기 때문에 체내의 모든 濁滯를 淸導하는 효능이 있다. [3]支溝는 三焦의 熱結을 꺼 주고 心胸의 痞悶을 없애 준다. 또한 [4]足三里를 瀉하여 胃氣를 아래로 이끌어 내리고 降濁導滯하여 氣의 운행을 이롭게 한다. [5]大橫은 足太陰脾經에 속하는데, 이 穴은 溫中散寒, 降逆氣, 回生氣의 효능이 있다. 여기에 [6]豊隆을 배합하면 太陰濕土를 潤下시키면서 痞證을 없애 준다. 豊隆은 足陽明胃經의 絡穴로서 太陰으로 別走하며, 通降하는 성질이 있어 陽明을 따라 氣를 아래로 내려 준다. 그러므로 大橫의 降逆작용과 합세하여 益脾胃, 降濁滯 하게 되며, 효과적으로 胸膈의 痞證을 없애 주게 된다. [7][8]內庭과 照海를 함께 배합하여 降厥逆, 除脹滿하고 胸膈의 氣를 다스려 痞證을 치료한다. 특히 [8]照海는 陰蹻脈이 시작되는 경혈로, 『鍼灸大成』에서는 陰蹻脈에 대해 논하면서 "흉격의 快氣나 梅核氣에는 照海로써 안정시켜 준다(膈中快氣氣核侵, 照海有功必定)"고 하였다. 마지막으로 [9]大敦을 취하는데, 大敦은 몸의 아래쪽에 위치하므로 上病下治의 治法으로 足厥陰肝經의 井穴인 大敦을 취한 것이며, 특히 이 穴은 疏肝氣降逆氣 및 腫脹을 없애 주는 효과가 있어서 暑濕胸痞를 유발한 鬱滯된 氣를 아래로 내려 준다.

위에 언급한 穴들을 함께 사용하면 이상적인 치료효과를 얻을 수 있을 것이다.

(4)는 陽明暑濕이나 水氣가 흉부에 울체되어 있거나, 胸痞欲絶한 증상에 쓰이는 본초처방이다. 먼저 ①枳實을 써서 破氣行痰, 散積消痞하며, 여기에 ②茯苓으로 利水滲濕하여 胸中의 水結을 흩어지게 한다. 茯苓은 白茯苓과 赤茯苓으로 나뉘는데, 白茯苓은 水濕停滯에서도 寒證에 치우친 것에 쓰는 것이 좋으며, 赤茯苓은 水濕停滯에서도 暑濕熱에 의해 발생한 것에 쓰는 것이 좋다. 따라서 이 처방에서는 赤茯苓을 사용하는 것이 효과가 더 좋다. ③人參은 大補元氣의 효능이 있어 위 증상 중 胸痞欲絶의 위급한 상황에 쓸 수 있다. 人參은 또한 脾胃의 元氣를 고무시켜 주기 때문에 脾胃의 衰弱에 의한 胸痞를 扶正祛邪의 治法으로 치료해 주며, 특히 津液을 생성시켜 暑熱을 흩어지게 하기도 한다. ④白朮은 補脾益氣, 燥濕利水하기 때문에 消痞强胃하고 식욕을 증가시키는 데 흔히 쓰이며, ⑤乾薑은 回陽救逆의 효능이 있기 때문에 陽虛欲脫한 구급상황에 쓰게 된다. 마지막으로 ⑥甘草를 배합하여 補脾益氣하고 調和諸藥한다. 이와 같이 하여 胸痞로 인한 欲脫欲絶을 치료한다.

이상의 내용은 胸痞를 치료하는 경혈처방과 본초처방을 예로 든 것이다.

참고

胸痞는 환자가 일반적으로 흉격부가 막힌 것 같거나 호흡이 답답하다고 느끼기 때문에 "胸痞"라 칭하며, 일반적으로 "胸悶"이라고 부른다. 胸痞와 胸痛의 다른 점은, 胸痞는 가득 찬 느낌이 있으나 아프지는 않고(滿而不痛) 胸痛은 脹滿이 있으면서 통증도 있는 것이다. 또한 脹滿과도 차이가 있는데, 脹滿은 안으로는 가득 차 있고 밖으로도 나타나는 것이며(內脹而外有形), 胸痞는 안으로만 가득 찬 느낌을 느끼고 밖으로는 팽창된 것이 나타나지 않는 것이다(內覺滿悶, 而外無脹急之形). 李東垣은 이 질환에 대해 "太陰濕土는 壅塞하는 성질이 있기 때문에 土氣가 心下에 와서 생기는 것이 痞證이다(太陰濕土主壅塞, 乃土來心下而爲痞也)"라고 하였는데, 이처럼 이 질환은 대다수가 濕阻氣滯로 인해 발생하게 된다. 또한 이 질환은 肝胃의 氣가 濕에 의해 阻滯되거나 心氣不足 및 中氣不足에 의해 발생하기도 하므로 먼저 주요 증상을 치료한 후 標本을 동시에 다스려야 효과적으로 치료할 수 있을 것이다.

4. 章門(不補不瀉) — 香附子

1) 穴性, 藥性

章門은 八會穴 중 臟會이며 脾의 募穴이고 足少陽膽經, 足厥陰肝經이 만나는 穴이기 때문에 음식을 소화시키고 痞脹을 없애는 효능이 있다. 章門과 香附子는 둘 다 理氣解鬱, 疏肝止痛의 효능이 있으며, 歸經을 살펴보면 章門은 肝經에 속하고, 香附子는 肝經과 三焦經에 入한다. 效能分類를 살펴보면 章門과 香附子는 모두 理氣類에 속한다.

2) 臨床應用

- 章門(不補不瀉) 임상응용

(1) 胸脇脹滿에 자주 쓰인다.

처방 예: 期門[1], **章門**[2], 行間[3], 足三里[4] (모두 不補不瀉 한다.)

(2) 여성의 月經不調에 쓰인다.

처방 예: 氣海, 中極, 帶脈, **章門**, 腎兪, 三陰交에 침과 뜸을 뜬다.

- 香附子 임상응용

(3) 肝氣不舒로 인해 발생한 胸脇의 脹滿에 쓰인다.

처방 예: **香附子**[1], 蒼朮[2], 川芎[3], 梔子[4], 神麯[5] (朱丹溪의 越鞠丸)

(4) 月經不調에도 쓰인다.

처방 예: **香附子**, 當歸, 艾葉 (李東垣의 艾煎丸)

3) 해설

(1)은 胸脇脹滿을 치료하는 경험처방으로, [1]期門은 肝의 募穴이며 足太陰脾經과 足厥陰肝經, 陰維脈이 서로 만나는 곳이기 때문에 胸脇支滿, 脇下積氣, 胸中煩熱 및 胸中痛 등 胸脇과 관련된 질환에 모두 좋은 효과가 있다. 여기에 [2]章門을 함께 배합

하여 理氣解鬱함으로써 鬱滯된 肝氣를 다스려 준다. [3][4]行間과 足三里는 몸에서 아래쪽에 위치하고 있는데, [3]行間은 肝經의 逆氣와 小腸의 滯氣를 통하게 하여(疏氣작용) 胸脇의 脹氣와 肝積의 脹氣를 아래로 내려 주고, [4]足三里는 胃를 조절하는 중추가 되는데, 胃는 五臟六腑의 바다로서 이 穴을 취하면 전신의 元陽을 튼튼하게 해 주고 虧損된 臟腑를 補해 주며 또한 升淸降濁, 導痰行滯의 효능이 있다. 足三里와 위에 언급된 穴들을 함께 쓰면 胸脇脹滿을 치료하게 된다.

(3)은 胸脇脹滿을 치료하는 본초처방으로, ①香附子는 鬱滯된 肝氣를 다스리며(疏理), ②蒼朮을 배합하여 燥濕健脾, 消食除脹한다. ③川芎은 補血通經, 順氣止痛하기 때문에 胸脇脹滿을 다스리는 데 자주 쓰이며, ④梔子는 心肺의 火를 瀉하고 除煩熱하기 때문에 心胸의 煩悶을 치료하게 된다. 이 외 ⑤神麯은 음식을 소화시키는 데 매우 효과적이기 때문에 飮食積滯, 消化不良에 의해 발생한 胸脇脹滿에 사용하면 消食和胃, 行氣除脹의 작용을 기대할 수 있다.

위에 언급한 본초들을 함께 사용하면 胸脇脹滿을 매우 효과적으로 치료할 수 있다.

이상의 내용은 胸脇脹滿을 치료하는 경혈처방과 본초처방을 예로 든 것이다.

참고

胸脇脹滿이 발생하는 원인은 비교적 복잡한데, 일반적으로 가슴 부위에 煩悶이나 熱感을 느끼면 대개 熱證으로 인한 것이 많다. 外感病에 걸려 心煩, 懊憹不安이 나타나면 外邪가 아직 깊게 들어오지 않은 것으로 마땅히 開鬱解表해야 한다. 脇部의 脹滿과 불편함이 오래 지나면 통증으로 변하여 胸脘部까지 영향을 주게 되는데, 이때는 疏肝理鬱해야 한다. 경혈-본초 결합치료를 할 때에는 정확히 辨證施治를 해야 이상적인 치료효과를 얻을 수 있을 것이다.

5. 天樞(灸) — 木香

1) 穴性, 藥性

天樞에 뜸을 뜨면 腸胃의 氣를 다스려 주고 止痛해 주는 효과가 있는데, 木香 또한 行氣止痛의 효과가 있다. 歸經을 살펴보면 天樞는 胃經에 속하고 大腸의 募穴인데, 木香 또한 脾經과 大腸經에 入하고, 이 외 肺, 肝, 膀胱經에도 入한다. 效能分類를 살펴보면 天樞(灸)와 木香은 모두 理氣類에 속하게 된다.

2) 臨床應用

- 天樞(灸) 임상응용

(1) 腸胃에 氣가 鬱滯되어 발생하는 消化不良에 쓰인다.

처방 예: 中脘, 足三里, **天樞**, 氣海, 上脘

(2) 白痢에 쓰인다.

처방 예: **天樞**[1], 氣海[2], 中膂兪[3], 大都[4]에 뜸을 뜬다.

- 木香 임상응용

(3) 腸胃의 滯氣에 의해 발생한 消化不良에 쓰인다.

처방 예: **木香**, 靑皮, 山楂 (『證治准繩』의 匀氣散)

(4) 濕熱로 인해 발생한 裏急後重 및 痢疾에 쓰인다.

처방 예: **木香**[1], 黃連[2]

3) 해설

(2)는 白痢를 치료하는 경혈처방으로, 먼저 [1][2]天樞와 氣海를 배합하였는데, [1]天樞는 足陽明胃經에 속하고 大腸의 募穴이기 때문에 水穀과 糟粕을 구분하고 모든 濕熱 및 濁滯를 淸導하는 작용이 있다. 또한 [2]氣海는 氣血이 모이는 곳이고 呼吸의 근원이 되며 氣가 생기는 바다이기 때문에 下焦에서 매우 중요하게 쓰이는 穴位이다. 이

穴을 補하면 益臟氣, 回生氣, 益下元, 振腎陽하여 가마솥 아래에 장작을 넣는 것처럼 膀胱의 水氣를 증발시켜 化氣시킨 후 전신으로 보내 주게 된다. 1 2 天樞에 뜸을 뜨고 氣海를 補하면 腸胃의 氣를 다스려 氣의 운행을 순조롭게 하며, 下焦의 陽을 깨우쳐 群陰을 흩어지게 하며 寒濕邪를 없애 주기 때문에 白痢를 치료할 수 있게 된다. 3 中膂兪는 足太陽膀胱經에 속하는데, 이곳에 뜸을 뜨면 强腰脊, 補腎虛하며, 腸의 積冷에 의해 발생한 赤白痢疾에 매우 좋은 효과가 있다. 4 大都는 補脾祛濕, 除寒散結한다. 위에 언급한 穴을 함께 쓰면 白痢를 치료할 수 있다.

(4)는 濕熱에 의해 발생한 痢疾을 치료하는 본초처방이다. ①木香은 行氣化滯하고 疏肝健脾和胃하기 때문에 모든 氣痛을 치료하고, 停食積聚, 胸滿腹脹, 嘔吐瀉痢 등의 증상을 치료하게 된다. ②黃連은 淸心火, 除濕熱, 止瀉痢의 효능이 있는데, ①②黃連의 淸熱燥濕 효능과 木香의 行氣化滯의 효능이 합쳐지면 매우 효과적으로 濕熱痢疾을 치료하게 된다.

이상의 내용은 白痢를 치료하는 경혈처방과 濕熱로 인해 발생한 痢疾을 치료하는 본초처방을 예로 든 것이다.

참고

痢疾은 종류가 매우 다양하며, 임상에서는 濕熱痢, 疫毒痢, 虛寒痢, 休息痢 등으로 분류할 수 있다. 특히 濕熱痢와 疫毒痢는 심하면 噤口痢로 전변될 수도 있으니 주의해야 한다. 경혈-본초 결합치료를 할 때 기본적인 치료원칙은, 병이 濕熱에 편중되어 있으면 淸熱化濕해야 하며, 疫毒에 의해 발생한 痢疾이면 凉血解毒해야 하며, 병이 심해져서 噤口不食이 생겼으면 먼저 降逆開噤해야 하며, 虛寒이 內盛하였으면 먼저 溫下固脫해야 하고, 休息痢는 補氣溫中해야 한다.

痢疾은 대개 暑濕邪에 感觸되어 暑濕熱毒이 腸胃에 들어간 후, 濕熱이 鬱蒸되어 腸胃의 氣血이 阻滯되고 氣血과 暑濕熱毒이 서로 합쳐져서 膿血로 변하면 痢疾로 나타나게 된다. 濕이 熱보다 盛하면 白痢가 되며, 白痢에는 위에 언급한 경혈처방을 적용하여 치료하면 된다. 만약 熱이 濕보다 盛하면 赤痢가 되며, 濕熱이 모두 盛하면 赤白痢가 된다. 이에는 위에 언급한 濕熱로 인해 발생한 痢疾을 치료하는 본초처방을 적용하여 치료한다.

6. 兪府(灸) — 沈香

1) 穴性, 藥性

兪府에 뜸을 뜨면 逆上된 衝氣를 아래로 내려 주고 腎氣의 根源을 다스리며 雲門을 도와 開胸順氣하기 때문에 胸中結悶, 咳嗽喘急에 기묘한 효능을 보이게 된다. 兪府(灸)와 沈香은 모두 降逆氣, 溫中, 煖腎氣의 효능이 있다. 歸經을 살펴보면 兪府는 腎經에 속하고, 沈香은 腎經과 脾經, 胃經에 入한다. 效能分類를 살펴보면 兪府는 理氣類의 경혈에 속하고 沈香 또한 理氣類의 본초에 속한다.

2) 臨床應用

- **兪府(灸) 임상응용**

(1) 胸腹氣滯, 胸中結悶作痛에 자주 쓰인다.

처방 예: **兪府**, 雲門

(2) 氣逆虛喘에도 많이 쓰인다.

처방 예: 腎兪[1], 關元[2], **兪府**[3], 豊隆[4], 胃兪[5], 氣海[6], 足三里[7], 靈臺[8]에 모두 뜸을 뜬다.

- **沈香 임상응용**

(3) 虛寒證의 氣喘에 쓰인다.

처방 예: **沈香**[1], 木香[2], 烏藥[3], 檳榔[4]

(4) 胸腹氣滯 및 寒證에 속하는 脹悶作痛에 쓰인다.

처방 예: **沈香**, 附子, 生薑

3) 해설

(2)는 氣逆虛喘을 치료하는 경혈처방으로, 먼저 [1][2]腎兪와 關元을 배합하였다. [1]腎兪는 腎虛를 補해 주기 때문에 虛勞에 필수적으로 쓰이는 穴이며, 腎臟久冷, 心

腹脹滿喘急을 치료하는 주요 혈이기도 하다. [2]關元은 三陰과 任脈이 만나는 곳으로서 이 穴을 취하면 腎兪를 도와 滋陰益腎하게 된다. [3]兪府는 逆上된 衝氣를 아래로 내려 주며 腎氣를 다스려 준다. 여기에 [4]豊隆을 배합하는데, 豊隆은 足陽明胃經의 絡穴로서 太陰으로 別走하여 逆上된 氣를 아래로 내려 주게 되어 兪府의 작용을 극대화한다. [5]胃兪는 胃의 寒氣를 치료함으로써 胸脇의 脹滿을 빼 주고, [6]氣海는 回生氣, 益下元, 振腎陽을 통해 平喘해 준다. [7]足三里는 足陽明胃經에 속하는데, 胃는 五臟六腑의 바다로서 이 穴에 뜸을 뜨면 壯元陽하고 五臟六腑의 虧損을 補해 주며 升淸降濁, 導痰行滯해 준다. 마지막으로 [8]靈臺를 배합하는데, 靈臺는 督脈에 속해서 이곳에 뜸을 뜨면 氣喘으로 인해 제대로 눕지 못하는 증상에 비교적 좋은 치료효과가 있다.

虛喘은 예로부터 "內不治喘, 外不治癬"이란 말에서 알 수 있듯이 치료가 어렵기로 정평이 나 있다. 喘證을 치료할 때에는 일반적으로 肺에서부터 치료를 시작하는데, 사실 肺는 標에 속하며 腎을 치료하는 것이 本을 치료하는 것이다. 즉, 腎이 收納을 주관하고 衝脈은 腎經과 만나 胸中에서 흩어지므로, 만일 下元이 텅 비어 있어서 收納작용이 제대로 안 되면 濁陰의 기운이 衝脈을 따라 上逆하여 가슴으로 들어가 肺를 鼓動시켜 咳嗽 및 喘息을 유발하는 것이다. 만약 근본, 즉 腎을 치료하지 않고 단순하게 肺를 치료하기 위해 宣散淸利하는 처방만 쓴다면 일시적으로만 효과를 볼 뿐이며, 腎虛로 인해 下元에서 上逆하는 衝氣를 치료하지 못하게 된다. 그렇기 때문에 虛喘이 제대로 치료되지 않고 반복적으로 재발하게 되는 것이다. 위에 언급한 氣逆虛喘을 치료하는 경혈처방은 모두 灸法을 사용하여 溫中, 煖腎氣, 降逆氣하며, 이와 동시에 五臟六腑를 補益해 주고, 壯元陽하기 때문에 標本兼治의 원리로 氣逆虛喘을 치료한다.

(3)은 虛寒氣喘을 치료하는 본초처방으로, ①沈香이 主藥으로 사용되었다. 沈香은 降氣溫中, 煖腎의 효능이 있으니, 성질이 重하면서 溫熱하기 때문에 逆氣를 잘 내려주며 溫中하고 寒邪를 흩어 주며, 右腎인 命門을 補한다. 이 처방에서는 溫中하고 煖腎하며, 溫하면서도 燥하지 않고, 行氣하면서도 기를 소모(泄)하지 않아 氣逆喘急을 치료하는 主藥으로 쓰였다. 여기에 ③烏藥을 함께 사용하는데, 烏藥은 肺經과 腎經, 膀胱經에 동시에 들어가며 順氣散寒止痛의 효능이 있어 胸腹部의 모든 邪逆한 氣를 풀어(疏) 주며 특히 氣逆寒鬱에 매우 좋은 치료효과를 나타낸다. ②木香은 行氣하는

힘을 도와주게 되는데, 이 약은 위로는 肺經에 들어가고 아래로는 膀胱經에 들어가며, 동시에 肝, 脾, 大腸經에 들어가 腸胃의 滯氣나 腹滿脹痛에 매우 좋은 치료효과를 나타낸다. 또한 오랫동안 쌓여 있던 冷氣나 胸腹 사이에 滯塞된 모든 氣의 不調에 대해서도 좋은 치료효과를 보인다. 木香과 위에 언급한 두 약을 함께 사용하면 虛寒氣喘을 매우 효과적으로 치료할 수 있게 된다.

이상은 虛喘을 치료하는 경혈처방과 본초처방을 예로 든 것이다.

참고

喘證에는 虛喘 외에 實喘이 있다. 實喘은 대개 風寒痰濁에 의해 肺氣가 宣降기능을 잃어 발생하며 祛邪利氣의 治法을 위주로 치료해야 한다. 예를 들어 外感風寒이 肺에 침입하면 안으로는 肺氣를 막고 밖으로는 皮毛를 傷하여 肺衛가 모두 邪氣에 의해 손상 받는다. 이로 인해 表衛氣가 제대로 疏散기능을 발휘하지 못하면 肺氣가 壅實되어 宣降기능이 작동을 안 하게 되고, 결국 喘證이 발생하게 되는 것이다. 여기에 飮食不節, 脾失健運, 積濕 등 여러 상황에 의해 痰濁이 생겨서 氣機가 정상적으로 작동하지 않으면 氣의 下降이 저애되어 호흡이 급(迫促)해지고 喘證이 발생하게 되니, 이것이 虛喘과 다른 점이다. 경혈-본초 결합치료를 통해 喘證을 치료할 때에는 변증시치에 주의하여 치료를 해야 이상적인 치료효과를 얻을 수 있을 것이다.

<표 12> 理氣類에 속한 經穴과 本草의 효능 비교

	經穴/本草	歸經	효능	性味/해설	임상응용
1	橘皮	脾, 肺	理氣健脾, 燥濕化痰	辛, 苦, 濕	①中氣不和로 인해 발생한 嘔吐, 噦逆, 腹脹食少 등의 증상에 쓰인다. ②痰濕滯塞, 胸膈部의 불편감, 氣逆喘咳, 消化不良 등의 증상에 쓰인다.
	中脘(補) + 胃兪(灸)	膀胱, 任脈		胃中虛寒으로 인한 소화불량, 脹痛多聚 혹은 停痰蓄飮에 中脘을 補하고 胃兪에 뜸을 떠서 寒邪를 없애준다. 胃兪에 뜸을 뜨면 胃氣를 이끌고 下行하며 降濁導滯, 燥濕작용을 하기 때문에 中脘을 도와 氣의 운행을 이롭게 한다.	①虛證嘔吐: 中脘, 氣海, 胃兪, 膻中, 內關, 三陰交, 中魁, 膽兪, 天鼎, 合谷에 뜸을 많이 뜨도록 한다. ②痰飮: 豊隆, 中脘, 足三里.
2	大腹皮	脾, 胃, 大腸, 小腸	下氣寬中, 利水消腫	辛, 微溫	行氣利水의 작용이 있기 때문에 水氣가 外溢하여 발생한 浮腫이나 濕邪가 內停하여 발생한 脹滿에 모두 좋은 효과가 있다.
	脾兪	膀胱		—	慢性水腫에 쓰인다: 腎兪, 氣海, 膀胱兪, 脾兪, 足三里, 三陰交.
3	枳實	脾, 胃	破氣行痰, 散積消痞	苦, 微寒	이 본초는 破氣行痰하는 효능이 뛰어나 痞塞을 뚫어 준다. 만약 濕阻에 의한 氣滯거나 脾虛 때문에 運化가 안돼 水濕 및 痰飮이 생겨 心下痞堅이 생기면 補脾藥과 함께 쓰도록 해야 한다.
	天樞(瀉)	胃	破氣行痰, 散積消痞, 腸胃의 氣를 다스림	天樞는 大腸의 募穴이며 胃經의 穴로서 水穀과 糟粕을 분리하고 모든 濁滯를 淸導시켜 준다. 瀉法을 사용한다.	①心下痞堅: 上脘, 中脘, 天樞, 氣海, 足三里, 行間. ②大便難 및 胸腹痞滿: 中脘, 天樞, 支溝, 足三里, 大橫, 豊隆, 內庭, 照海, 大敦.

	經穴/本草	歸經	효능	性味/해설	임상응용
4	香附子	肝, 三焦	理氣解鬱, 調經止痛	辛, 微苦, 甘, 平	①즐겁지 않은 감정이나 情志抑鬱에 의해 발생한 소화불량, 胸膈痞悶, 嘔吐, 呑酸, 腹痛, 脇脹 등의 증상. ②月經不調, 痛經에 單味로 사용할 수 있으며, 또한 기타 活血調經藥과 함께 쓸 수도 있다.
	章門	肝	理氣解鬱, 疏肝, 調經止痛	臟會인 章門은 脾의 募穴이며 足少陽膽 經과 足厥陰肝經이 만나는 곳이다. 이 穴은 化飮食, 消痞脹한다.	①胸脇滿 및 胸脇의 積塊: 期門, 章門, 行間, 足三里. ②月經不調: 氣海, 中極, 帶脈, 章門, 腎兪, 三陰交에 침과 뜸을 뜬다.
5	木香	肺, 肝, 脾, 大腸, 膀胱	行氣止痛	辛, 苦, 溫	①木香은 腸胃의 滯氣를 효과적으로 다스리기 때문에 모든 소화불량, 식욕감퇴 및 腹滿脹痛 등의 증상에 모두 효과가 있다. ②痢疾, 泄瀉에 적용한다.
	天樞(灸)	胃	腸胃의 氣를 다스리며 止痛한다.	뜸을 뜬다.	①腸胃의 滯氣에 의해 유발된 소화불량: 中脘, 足三里, 天樞, 氣海, 上脘. ②白痢疾: 天樞, 氣海, 中膂兪, 大都에 여러번 뜸을 뜬다.
6	沈香	脾, 胃, 腎	降氣, 溫中, 煖腎	辛, 苦, 溫	①이 본초는 降逆氣의 작용이 매우 강하며, 또한 溫中煖腎의 효능을 지니고 있기 때문에 胸腹氣滯, 脹悶作痛 중에서 虛寒證에 속한 것을 치료한다. ②이 본초는 降逆氣를 해 줄 뿐만 아니라 納腎氣의 작용 또한 있기 때문에 氣逆喘急에 쓰게 된다.
	兪府(灸)	腎	降逆氣, 溫中, 煖腎氣	뜸을 뜬다. 兪府는 逆上된 衝氣를 내려 주고 腎氣의 근원을 다스려 준다.	①胸腹氣滯, 胸中結悶作痛: 兪府, 雲門. ②氣逆에 의한 虛喘: 腎兪, 關元, 兪府, 豊隆, 胃兪, 氣海, 足三里, 靈臺에 모두 뜸을 뜬다.

제13장

理血類

血分에서 발생한 질환을 다스리며, 출혈을 멎게 하고 血脈을 通하게 하며 瘀血을 없애 주는 경혈과 본초는 모두 理血類에 속한다.

理血類에 속한 경혈과 본초는 다시 주 효능에 따라 止血, 活血化瘀, 補血, 凉血 등 4가지 분류로 나눌 수 있다. 이 중에 補血類는 향후 補益類에서 논할 예정이고, 凉血類는 이미 淸熱類에서 논하였으니, 본 장에서는 止血類와 活血化瘀類에 속한 경혈과 본초에 대해 대조분석을 진행한다.

또한, 본 장에서 논의한 내용을 본 장의 맨 뒤 〈표 13〉에 요약 정리하여 제시하였다.

1. 隱白(瀉) — 三七

1) 穴性, 藥性

隱白은 脾經에 속하는데, 특히 이 穴은 足太陰脾經이 시작되는 곳으로, 脾經의 뿌리가 된다. 脾는 血을 통솔하기 때문에(脾統血) 隱白은 止血散瘀, 止經血, 消腫定痛의 효과를 지니고 있다. 이와 마찬가지로 三七도 止血散瘀, 消腫定痛의 효능이 있다. 이 둘의 歸經을 살펴보면 隱白은 脾經에 속하고, 三七은 肝經과 胃經으로 入한다. 效能分類를 살펴보면 隱白은 理血類의 경혈에 속하고, 三七 또한 理血類의 본초에 속한다.

2) 臨床應用

- 隱白(瀉) 임상응용

(1) 衄血, 吐血, 下血에 상용한다.

처방 예: <u>隱白</u>[1], 大陵[2], 神門[3], 太谿[4]에 자침한다.

(2) 血崩에 쓰인다.

처방 예: 關元, 三陰交, <u>隱白</u>, 脾兪, 腎兪, 氣海, 大敦

- 三七 임상응용

(3) 吐血, 衄血, 二便下血 등의 증상에 상용한다.

처방 예: <u>三七</u>[1], 花蕊石[2], 血餘炭[3]을 가루로 만든 후 呑服※한다(『衷中參西錄』의 化血丹).

(4) 血崩證이나 출산 후 출혈과다에 쓰인다.

처방 예: <u>三七</u> 單味를 가루로 만든 후 米湯(죽)과 같이 복용한다(『瀕湖集驗方』).

※ 呑服: 丸의 복용법으로서 맹물 또는 술 등과 같은 액체로 환약을 삼키는 복용법(역자 주)

3) 해설

(1)은 衄血, 吐血, 下血을 치료하는 경혈처방으로, 먼저 [1]隱白을 취하라 하였다. 隱白은 足太陰脾經의 井穴이며 足太陰脾經이 시작되는 뿌리이기 때문에 "心은 血을 主하고, 脾는 血을 統攝하고 肝은 血을 저장한다(心主血, 脾統血, 肝藏血)"는 이론에 따라 隱白은 統血의 효능이 있다. 특히 隱白에 瀉法을 사용하면 胸中의 熱을 효과적으로 꺼 주기 때문에 衄血, 吐血 및 여성의 생리가 오랫동안 멈추지 않는 증상에 매우 우수한 止血효과를 나타낸다. [2]大陵은 心包經에 속하기 때문에 이 穴을 취하면 心包絡의 實邪를 크게 없애 주고 心經의 相火를 빼 주며, 위로는 心胸의 煩熱을 제거하고 아래로는 大便下血을 치료한다. 그러므로 大陵으로 隱白의 止血작용을 도울 수 있다. [3]神門은 手少陰心經에서 중요하게 쓰이는 穴로서 이 穴에 瀉法을 사용하면 心經의 實邪를 빼 주게 된다. 心은 火臟에 속하며, 또한 心은 血을 주관한다. 心經이 實하면 熱이 생기고, 熱은 燥를 생성하며, 實熱이 있으면 癲狂이 발생하고, 血이 熱하면 妄行하여 狂悲狂笑, 嘔血, 吐血, 下血 등의 증상이 나타난다. 그러므로 이러한 心實 증상에는 반드시 神門을 취해야 한다. [4]太谿는 발 안쪽 복사뼈 최고점(內踝尖)과 아킬레스건 사이의 함몰처에 위치해 있다. 역대 문헌에, 응급환자들이 "이곳에 맥이 뛰면 살고, 맥이 뛰지 않으면 죽는다(有此脈則生, 無此脈則死)"고 한 것을 보면, 예로부터 임상에서 太谿를 매우 중요시하였음을 알 수 있다. 太谿는 足少陰腎經의 土穴로, 太谿를 취하면 水中之土를 補할 수 있으며 潤燥작용을 통해 金氣를 생성할 수 있다. 또한 [3] [4]腎은 水에 속하고 心은 火에 속하므로 이 처방은 水火相濟의 의미도 지니고 있다. [4]太谿에 補法을 사용하면 腎經의 收納하는 氣를 다스려 咳逆, 吐血, 衄血, 下血 등의 증상을 멈추게 한다. 위에서 언급한 淸利작용을 하는 穴들에 太谿를 배합하여 固腎함으로써 本을 치료해 주면 衄血, 吐血, 下血을 치료하는 목적에 도달할 수 있다.

(3)은 吐血, 衄血, 二便下血을 치료하는 본초처방으로, 맨 먼저 ①三七을 사용하였다. 三七은 苦溫한 성질을 지닌 본초로서 인체 모든 부위의 出血證에 止血을 해 준다. 따라서 吐血, 衄血, 下血, 血痢, 崩漏, 經水不止, 출산 후 惡血不下, 血暈血痛 등의 증상에 매우 좋은 치료효과를 지닌다. ②花蕊石은 肝經에 들어가며 酸澁한 맛은 收斂하는 성질이 있기 때문에 止血하는 동시에 化瘀할 수도 있다. 따라서 瘀血이 포함되어 있는 吐血이나 衄血에 매우 적합하게 사용할 수 있다. 肝은 血을 저장(藏血)하는 臟腑

이며 吐血은 胃로부터 나오는 것이다. 肝胃에 문제가 생기면 吐血이 발생하게 되는데, ③血餘炭은 肝과 胃經에 들어가서 止血, 散瘀를 하는 동시에 補陰작용을 하고, 또한 瀉熱 및 通經絡의 효능도 지니고 있기 때문에, 咳嗽吐血, 衄血, 上下諸血證, 二便不通에 모두 매우 좋은 치료효과를 보인다. 이와 같이 血餘炭과 위에 언급한 두 약을 함께 쓰면 吐血, 衄血, 二便下血을 효과적으로 치료할 수 있다.

이상의 내용은 吐血, 衄血, 下血을 치료하는 경혈처방과 본초처방을 예로 든 것이다.

참고

吐血은 胃의 질환이 대다수지만 때때로 다른 장부의 영향을 받아 胃絡이 손상되어 출혈이 일어난다. 예를 들어 『諸病源候論』에서 "上焦에 邪氣가 있으면 모든 臟이 傷하게 되는데, 臟이 상하면 血이 아래로 내려가 胃로 들어가고, 胃가 血을 받으면 悶滿하고 氣逆이 발생하기 때문에 吐血이 발생한다(上焦有邪則傷諸臟, 臟傷則血下入胃, 胃得血, 則悶 滿氣逆, 氣逆故吐血也)"라고 한 것과 같이, 어떠한 원인이든 간접 혹은 직접적으로 胃絡을 손상시킬 수 있으며, 胃絡이 손상되면 血이 입을 통해 나오게 된다.

吐血은 임상에서 胃中積熱型과 肝火犯胃型으로 구분한다. 胃中積熱類型은 淸胃瀉火의 治法을 위주로 치료하며, 여기에 止血藥이나 止血 효능이 있는 경혈을 함께 배합하도록 해야 한다. 肝火犯胃型은 瀉肝火, 淸胃熱의 治法을 위주로 치료에 임해야 한다. 경혈-본초 결합치료를 할 때에는 정확하게 변증을 하고 치료를 해야 이상적인 치료효과를 얻을 수 있을 것이다.

2. 陰陵泉(瀉) — 白茅根

1) 穴性, 藥性

陰陵泉(瀉法을 사용)과 白茅根은 모두 凉血止血, 淸熱利尿의 효능이 있다. 歸經을 살펴보면 陰陵泉은 脾經에 속하고, 白茅根은 肺經과 胃經에 入하며, 效能分類를 살펴보면 陰陵泉과 白茅根은 모두 止血類에 속한다.

2) 臨床應用

- **陰陵泉(瀉) 임상응용**

(1) 血淋에 쓰인다.

처방 예: **陰陵泉**, 關元, 氣衝에 자침한다.

(2) 熱淋과 黃疸을 치료한다.

처방 예: 中脘[1], 內關[2], 足三里[3], 膽兪[4], **陰陵泉**[5], 勞宮[6], 建里[7], 陽綱[8]

- **白茅根 임상응용**

(3) **白茅根**은 性味가 寒하기 때문에 凉血의 효능이 있어 熱證의 尿血에 이 본초를 單味로 사용하면 바로 효과를 볼 수 있다.

(4) 熱淋과 黃疸을 치료하는 데 쓰인다. 예를 들어 『肘後方』에서는 **白茅根** 單味를 물에 끓여 복용하라고 하였다.

3) 해설

(2)는 熱淋과 黃疸을 치료하는 경혈처방으로, 먼저 [1][2]中脘과 內關에 자침한다. [1]中脘은 手太陽小腸經, 手少陽三焦經, 足陽明胃經과 任脈이 만나는 곳이며, 八會穴 중 腑會이기 때문에 腑病에 속한 모든 질환에 中脘을 쓸 수 있다. 따라서 霍亂, 溫瘧, 熱淋, 面色萎黃, 黃疸 등의 증상에 中脘(瀉法을 사용)은 淸熱祛邪의 효능을 나타낸다. 또한 中脘은 胃의 募穴이기 때문에 이 穴을 瀉하면 腸胃의 滯氣를 아래로 내려 줄 수

있다. [2]內關은 手厥陰心包經의 絡穴로서 手少陽三焦經으로 別走하기 때문에 心胸의 悶熱을 꺼 주며 水道를 따라 氣를 아래로 내려 준다. 다음으로 [3][6]勞宮과 足三里를 배합한다. [6]勞宮은 手厥陰心包經에 속하는데 그 性이 淸하고 降을 잘 하여, 과도한 노역으로 인해 발생한 氣滯를 다스려 주고 七情鬱結을 풀어 주고 胸膈의 熱을 꺼 주며, 火府가 下行하는 길을 이끌어 준다(導火府下行之路). 그러므로 [3][6]足三里와 함께 心胃의 火를 크게 瀉해 주며 上逆하는 기세를 꺾을 수 있다. [5]陰陵泉은 凉血, 止血, 淸熱利尿하는 작용을 도와 더욱 효과적으로 熱淋을 치료하게 한다. [4]膽兪는 血分의 熱을 淸하여 骨蒸勞熱, 黃疸目黃에 어느 정도 치료효과가 있다. [7]建里는 降逆氣, 除腫脹한다. [8]陽綱은 淸身熱하는 효능이 있어서 熱淋, 泄痢, 黃疸 등의 증상을 치료한다.

이상의 경혈들을 함께 사용하면 熱淋과 黃疸을 매우 효과적으로 치료할 수 있게 된다.

(4) 白茅根은 熱淋과 黃疸에 單味로 물에 끓여 복용하라고 하였다. 白茅根은 성질이 寒하기 때문에 凉血止血하며 利小便, 下五淋의 효능이 있어 熱淋에 일정한 효과를 지니고 있다. 또한 淸熱利尿 작용을 통해 水腫을 치료하고 肺胃의 伏熱을 꺼 주므로 黃疸을 치료하는 데 자주 쓰인다.

참고

黃疸은 身黃, 目黃, 小便黃이 주 증상인데, 발생하는 과정을 살펴보면 먼저 時邪가 외부에서 침입하여 울체되면 濕熱이 脾胃에 蘊結되어 邪氣(濕熱)가 小便으로도 배출되지 않고 땀으로도 배출되지 않게 된다. 이러한 현상이 지속되면 濕熱이 점점 깊숙이 들어가게 되고, 熱은 濕에 의해 점점 强盛해지기 때문에 脾胃에 의해 肝膽이 熏蒸되어 담즙이 밖으로 새어나와 肌膚에 침입하여 黃疸이 발생하게 된다.

경혈-본초 결합치료를 통해 熱淋과 黃疸을 치료할 때에는 맨 먼저 小便의 배출이 원활하게 되도록 해야 한다. 이는 小便不利가 있으면 濕熱이 빠져나갈 길이 없기 때문에 熏蒸되고 鬱滯되어 지속적으로 黃疸이 발생하게 되며, 만약 小便이 순조롭게 배출되면 濕熱이 빠져나갈 수 있기 때문에 황달이 저절로 사라지기 때문이다.

3. 氣海(灸) + 三陰交(灸) — 艾葉

1) 穴性, 藥性

氣海는 氣血이 모이는 곳이며 氣가 생겨나는 바다이다. 또한 三陰交는 肝, 脾, 腎 三陰經이 서로 만나는 곳이다. 氣海와 三陰交에 함께 뜸을 뜨면 散寒除濕, 溫經止痛, 止血의 효과가 있는데, 艾葉 또한 이와 마찬가지로 散寒除濕, 溫經止血의 효능을 지니고 있다. 歸經을 살펴보면 氣海는 任脈에 속하고 三陰交는 脾經에 속하며, 艾葉은 脾經, 肝經, 腎經에 入한다. 效能分類를 살펴보면, 氣海와 三陰交의 배합은 散寒止血類에 속하며, 艾葉 또한 散寒止血類의 본초에 속한다.

2) 臨床應用

- **氣海(灸)+三陰交(灸) 임상응용**

  (1) 虛寒性의 月經不調에 쓰인다.

  처방 예: **氣海**[1], 中極[2], 帶脈[3], 腎兪[4], **三陰交**[5]에 침과 뜸을 뜬다.

  (2) 血崩證에 쓰일 수 있다.

  처방 예: **氣海**, 大敦, 陰谷, 太衝, 然谷, **三陰交**, 中極

- **艾葉 임상응용**

  (3) 虛寒性 月經不調에 상용한다.

  처방 예: **艾葉**[1], 香附子[2], 當歸[3] (李東垣의 艾煎丸)

  (4) 血熱妄行으로 인한 吐血, 衄血證에 쓰인다.

  처방 예: **艾葉**, 生地黃, 側柏葉, 荷葉

3) 해설

(1)은 虛寒性 月經不調를 치료하는 경혈처방으로, 먼저 [1][2]氣海와 中極을 취하였다. [1]氣海에 뜸을 뜨면 腎陽을 따뜻하게 하고 고질적인(沈痼) 寒氣를 흩어지게 하며

濕을 제거하고 膀胱의 氣를 올려 준다. ②中極은 膀胱의 募穴로서 이곳에 뜸을 뜨면 冷氣積聚와 배꼽 아래의 結塊를 흩어지게 하여 부인과 질환에 매우 중요시되는 穴이며, 특히 출산 후 惡露不行, 胎衣不下, 月經不調 및 虛寒性 腹痛에 매우 좋은 치료효과를 보인다. 또한 中極은 足三陰과 任脈이 만나는 곳으로서 이곳에 뜸을 뜨면 足三陰과 任脈의 血에 있는 寒氣를 따뜻하게 하여 월경을 고르게(調經) 한다. ③帶脈은 足少陽膽經과 帶脈이 만나는 곳으로 이곳에 刺鍼하거나 뜸을 뜨면 여성의 赤白帶下 혹은 月經不調로 인해 발생한 小腹부위의 통증 및 裏急後重 등의 증상에 매우 좋은 치료효과를 나타낸다. ④腎兪에 뜸을 뜨면 腎臟의 오랜 冷氣와 虛寒을 따뜻하게 하는 효능이 있어, 婦人의 積冷이 오래되고 虛해져 유발된 月經不調에 대하여 散寒調經止痛하는 효과를 갖는다. 마지막으로 ⑤三陰交에 침을 놓고 뜸을 뜨는데, 이 穴은 脾經에 속하고 脾는 血을 統攝하기 때문에 脾血을 溫補해 주는 효능이 있다. 또한 이 穴은 肝, 脾, 腎 三經이 만나는 곳이기 때문에 동시에 肝陰과 腎陽을 溫補해 줄 수 있어 三陰交 특유의 氣血兩補 효과를 얻을 수 있다.

위에 언급한 경혈들을 함께 쓰면 虛寒性의 月經不調를 효과적으로 치료하게 된다.

(3)은 虛寒性 月經不調를 치료하는 본초처방으로, 먼저 ①②艾葉과 香附子를 배오하였다. ①艾葉은 大辛大苦하며, 生艾葉은 溫하고 熟艾葉은 熱하여 純陽의 성질을 지닌 본초라 할 수 있다. 따라서 艾葉은 寒濕으로 인한 血病이나 元陽下陷한 병증, 虛로 인해 寒이 된 병증, 寒으로 인해 濕이 動한 병증에 쓰일 수 있으며, 艾葉을 寒凉한 증상에 사용하면 陰血을 원래의 經脈으로 돌아가게 하므로, 이 약은 虛寒性 月經不調에 빠질 수 없는 본초가 된다. 또한 艾葉은 肝, 脾, 腎 三經의 血分에 들어가 血中의 陽이 되어, 升하기도 하고 降하기도 하며, 氣와 血을 모두 調理하니(氣血兩調) 이는 三陰交가 氣와 血을 모두 補하는 것(氣血兩補)과 유사하다. ②香附子는 肝經에 들어가는데, 肝은 血을 저장하며 氣를 주관한다. 그러므로 香附子는 血中의 元氣를 다스려 解鬱시켜 주고 調經止痛하는 효능을 지니게 된다. 香附子는 肝氣의 鬱滯를 풀어 주는 데에 특히 우수한 효능이 있는데, 氣가 흐르면 血도 흐르고 氣가 滯하면 血도 滯하므로, 香附子는 月經不調를 치료하는 매우 중요한 약이 된다. ③當歸는 肝, 心, 脾 三經에 들어가는데, 肝은 血을 저장하고 脾는 血을 統攝하며 心은 血을 主管한다. 當歸는 血分에 들어가 補血작용을 통해 和血(血의 운행을 조화롭게 함)하고, 調經작용을 통해

止痛하며, 血虛로 인한 經閉를 치료한다. 和血하면 活血하게 되고, 活血하면 止痛하게 되는데, 活血은 곧 通血이니, 通하면 아프지 않고, 아프면 通하지 않은 것이다. 當歸는 補血, 和血, 通血의 효능을 전부 지니고 있기 때문에 모든 血病을 치료하는 주요 본초가 된다.

이와 같이 當歸와 艾葉과 香附子를 배합하여 虛寒性 月經不調를 효과적으로 치료할 수 있다.

이상은 虛寒性 月經不調를 치료하는 경혈처방과 본초처방을 예로 든 것이므로, 경혈-본초 결합치료를 할 때 참고하여 응용하도록 한다.

참고

月經不調는 여러 가지 증상으로 나타나는데, 月經先期, 月經後期, 月經先後不定期, 月經過多 및 過少 등 다양한 양상으로 나타나기 때문에 정확히 변증을 하는 것이 중요하다. 月經先期는 일반적으로 凉血淸熱의 치법을 위주로 하며, 月經後期는 理氣解鬱, 行瘀化滯의 치법을 위주로 해야 한다. 月經先後不定期는 다른 이름으로 "경기문란(經期紊亂)"이라고도 부르는데 보통 肝氣가 鬱結되어 腎까지 영향을 주어 발생하며, 월경량은 많을 수도 있고 적을 수도 있다. 치료는 舒肝和血의 치법을 위주로 사용하며, 증상에 따라 정확히 변증을 해야 이상적인 치료효과를 얻을 수 있을 것이다.

4. 曲池(瀉) + 三陰交(瀉) — 川芎

1) 穴性, 藥性

曲池에 瀉法을 쓰면 그 性이 遊走하고 通導하여 淸熱搜風, 活血行血하게 된다. 또한 三陰交는 三陰經이 서로 만나는 곳으로서 肝, 脾, 腎을 조절하는 중추가 된다. 이 두 穴이 배합되면 川芎과 마찬가지로 活血補氣, 祛風止痛의 효능을 나타낸다. 歸經을 살펴보면 曲池는 大腸經에 속하고 三陰交는 脾經에 속하며, 川芎은 肝經, 膽經, 心包經에 入한다. 效能分類를 살펴보면, 曲池에 三陰交를 배합하면 川芎과 마찬가지로 活血類에 속하게 된다.

2) 臨床應用

- **曲池(瀉)+三陰交(瀉) 임상응용**

(1) 月經後期 및 血滯로 인한 經閉에 쓰인다.

처방 예: **曲池**[1], **三陰交**[2], 內關[3], 關元[4], 大腸兪[5], 間使[6], 血海[7], 行間[8], 腎兪[9], 八髎[10], 長强[11]

(2) 風寒感冒에 의한 頭痛을 치료한다.

처방 예: **曲池**, **三陰交**, 合谷, 絲竹空, 百會, 風府, 曲差를 모두 瀉한다.

- **川芎 임상응용**

(3) 月經後期, 經閉 등의 증상에 쓰인다.

처방 예: 當歸[1], **川芎**[2], 白芍[3], 熟地黃[4], 莪朮[5], 肉桂[6] (『濟生方』의 六合湯)

(4) 風寒感冒 및 偏頭痛을 치료한다.

처방 예: **川芎**, 石膏, 白殭蠶, 菊花를 모두 가루로 만든 후 散劑로 복용한다(『衛生寶鑑』의 川芎散).

3) 해설

(1)은 月經이 늦거나 血滯로 인한 經閉를 치료하는 경혈처방으로, 먼저 1 2 曲池와 三陰交를 배합하는데, 曲池는 手陽明大腸經에 속하고 三陰交는 足太陰脾經에 속하여 一陰一陽, 上下相配의 원리가 담겨있다. 또한 曲池는 그 性이 遊走하고 通導하여 淸熱搜風하고, 三陰交는 三陰이 만나는 곳으로 肝, 脾, 腎 三經을 조절하는 중추가 된다. 그러므로 1 2 이 두 穴이 함께 배합되면 曲池의 기운이 三陰經에 들어가 血中의 熱을 꺼 주고 肝木의 風을 찾아 주기 때문에 瘀血이 스스로 풀리고 血이 스스로 通하게 되며, 血이 通하고 瘀가 散하면 經閉 또한 자연스럽게 사라진다. 3 內關은 手厥陰心包經의 絡穴로 이곳에서 手少陽三焦經으로 別走한다. 그러므로 內關을 取하면 宣心陽, 退群陰의 작용을 통해 瘀塞을 뚫어 주고 化滯通經 작용을 도와주게 된다. 4 關元은 三陰經과 任脈이 서로 만나는 곳으로 이 穴을 取하면 三陰의 血을 補해 주고 滋陰益腎할 수 있다. 5 大腸兪는 腹中의 氣滯를 다스려 小腹의 絞痛※을 제거한다. 6 間使는 心包經脈에 속하는데, 血은 包絡으로 돌아오는 성질이 있으므로, 間使를 통해 血中의 氣塞을 다스리고 血中의 寒凉한 기운을 따뜻하게 하여 月經不調와 血結成塊 등의 증상을 치료하는 데 중요한 穴이 된다. 7 血海는 脾經에 속하는데, 脾는 血을 統攝한다. 血海란 '血의 바다'라는 뜻으로, 李東垣이 이르기를 "여자의 漏下惡血, 月事不調, 暴崩不止, 그리고 陰部에서 汁과 같은 분비물이 계속 나오는 것은 모두 飮食不節, 勞傷形體 혹은 선천적인 氣의 부족으로 발생하는 것으로 太陰脾經에 뜸을 떠야 한다. 血海는 月經不調를 치료하는 데 있어 절대 빠질 수 없는 穴이다."라고 하였다. 8 行間은 肝經에 속하는데 肝은 血을 저장하기 때문에 行間은 疏肝氣, 降逆氣의 효능이 있어서 여성의 생리혈이 과다하게 많고 하혈이 멈추지 않거나, 小腹腫痛 등의 증상에 매우 좋은 치료효과를 보인다. 9 10 腎兪와 八髎는 膀胱經에 속하며 補腎虛, 强腰脊하고 腎中의 寒氣를 따뜻하게 하는 효능이 있어, 여성의 積冷이 오래되고 虛해져 발생한 月經後期, 經閉 등의 증상에 虛를 補하고 寒을 제거한다. 마지막으로 11 長强은 足少陰腎經과 足少陽膽經이 만나는 곳이며 督脈의 絡穴로 任脈으로 別走하기 때문에 通陰陽, 合氣血의 효능을 지닌다.

위에 언급된 경혈들을 함께 쓰면 氣血의 운행을 순조롭게 하여 經閉를 치료하게 된다.

※ 絞痛: 비트는 것과 같은 통증(역자 주)

(3)은 月經後期, 經閉를 치료하는 본초처방으로, ①當歸는 補血和血하고 ②川芎은 活血行氣한다. 또한 ③白芍은 柔肝, 養血斂陰, 平抑肝陽하므로 肝血失養에 의해 발생한 月經後期, 經閉에 흔히 쓰인다. ④熟地黃은 肝, 腎經의 血分에 들어가 補血작용을 통해 滋陰하기 때문에 血虛로 유발된 月經後期, 經閉에 중요하게 쓰인다. 이 외 ⑤莪朮은 肝, 脾經에 들어가 行氣破血하고 消積하며 鬱滯된 氣血의 흐름을 촉진시킨다.

참고

經閉는 임상에서 보통 血枯로 인한 경우와 血滯로 인한 경우로 구분할 수 있다. 비록 血枯와 血滯를 유발하는 원인은 다양하나, 經閉까지 병이 진행된 이후에는 대개 養血과 破瘀를 치료원칙으로 삼는다. 경혈-본초 결합치료를 할 때에는 정확한 변증시치를 해야 할 것이다.

5. 內關(瀉)+陽陵泉 — 乳香

1) 穴性, 藥性

內關은 手厥陰心包經의 絡穴로서 手少陽三焦로 別走하기 때문에 이 穴을 瀉하면 宣心陽, 退群陰, 通瘀塞하게 된다. 또한 陽陵泉은 八會穴 중 筋會에 속하기 때문에 內關에 陽陵泉을 배합하면 活血伸筋, 止痛生肌의 효능을 나타내게 된다. 이는 乳香이 지닌 活血定痛, 伸筋의 효능 및 外用으로 사용하였을 때 얻게 되는 消腫, 止痛生肌의 효과와 매우 흡사하다고 할 수 있다. 歸經을 살펴보면 內關은 心包絡에 속하고 陽陵泉은 膽經에 속하며, 乳香은 心經, 肝經, 脾經에 入한다. 效能分類를 살펴보면 內關과 陽陵泉의 배합은 乳香과 마찬가지로 活血類에 속한다.

2) 臨床應用

- **內關(瀉)+陽陵泉 임상응용**

(1) 瘀血留結 및 水濕挾邪에 의해 阻滯가 발생하여 유발된 經閉, 月經不調에 쓰인다.

처방 예: **內關**[1], **陽陵泉**[2], 崑崙[3], 間使[4], 血海[5], 行間[6], 三陰交[7]

(2) 筋痺에 쓰인다.

처방 예: 太衝, **陽陵泉**에 자침 및 뜸을 뜬다.

- **乳香 임상응용**

(3) 瘀血阻滯에 의해 발생한 癰毒腫痛에 쓰인다.

처방 예: **乳香**[1], 沒藥[2], 雄黃[3], 麝香[4] (『太平惠民和劑局方』의 醒淸丸)

(4) 筋痺, 筋骨拘急을 치료하는 데 쓰인다.

처방 예: **乳香**, 羌活, 防風, 秦艽, 川芎, 當歸, 海風藤, 桑枝 (『醫學心悟』의 蠲痺湯)

3) 해설

(1)은 瘀血留結 혹은 水濕挾邪로 인해 阻滯가 발생하여 유발된 經閉不調를 치료하는 경혈처방이다. [1]內關은 心包絡에 속하고 手少陽三焦經으로 別走하기 때문에 血中의 熱結을 꺼 주고 活血逐瘀하여 水道를 따라 아래로 내려 준다. [2]陽陵泉은 膽經에서 매우 중요시되는 穴인데, 陽陵泉을 瀉하면 肝火가 上逆하는 것을 평정하고, 血中의 熱을 淸하여 活血通經한다. [3]崑崙은 血結을 깨고, [4]間使는 血中의 氣를 다스리며 疏肝氣, 降逆氣하고, [5]血海는 補血和血 작용을 통해 活血한다. [7]三陰交는 脾經에 속하는데 脾는 血을 統攝하므로 三陰交는 三陰의 血分에 들어가 補脾益血하는 동시에 간접적으로 肝陰과 腎陽을 補해 준다. 그렇기 때문에 氣血雙補의 효과가 있으며 氣가 行하면 血은 저절로 行하게 된다.

위에 언급한 穴을 함께 사용하면 瘀血留結로 인해 발생한 經閉不調 증상을 치료하게 된다.

(3)은 瘀血阻滯로 인해 발생한 癰毒을 치료하는 본초처방이다. ①乳香은 君藥으로 活血定痛, 消癰腫한다. ②沒藥은 臣藥으로 乳香의 散瘀定痛 작용을 증폭시켜 준다. 여기서 ①②乳香은 活血작용이 강하고 沒藥은 散血작용이 강해, 두 약을 함께 사용하면 매우 효과적으로 止痛, 消腫, 生肌작용을 하기 때문에, 여러 처방에서 이 두 약이 함께 쓰인 것을 발견할 수 있다. ③雄黃은 佐藥으로 사용되었는데, 이 약은 瘡毒을 解毒하는 데 많이 쓰이는 본초 중 하나이다. 마지막으로 ④麝香을 使藥으로 사용하였는데, 麝香은 開竅작용과 活血散結의 작용이 매우 강하며, 心經에 入하여 血分의 鬱滯된 것을 行하게 하니, 瘡瘍癰毒에 사용하여 活血散結 및 防腐 작용을 한다.

위에 언급된 본초들을 함께 사용하면 癰毒을 효과적으로 치료할 수 있다.

이상의 내용은 瘀血留結로 인한 經閉不調를 치료하는 경혈처방과 瘀血阻滯로 인한 癰毒을 치료하는 본초처방을 예로 든 것이다. 여기서는 內關과 陽陵泉의 조합과 乳香이 지니고 있는 活血定痛 효능의 응용방법을 제시하였다.

6. 支溝(瀉) — 紅花

1) 穴性, 藥性

支溝를 瀉하면 活血祛瘀止痛의 효능이 있으며, 紅花도 이와 유사하게 活血祛瘀, 通經止痛의 효능이 있다. 歸經을 살펴보면 支溝는 三焦經에 속하고, 紅花는 心經과 肝經에 入한다. 效能分類를 살펴보면 支溝와 紅花는 모두 活血祛瘀類에 속한다.

2) 臨床應用

- 支溝(瀉) 임상응용

(1) 출산 후 발생하는 血暈證에 쓰인다.

처방 예: 印堂[1], **支溝**[2], 足三里[3], 人中[4], 內關[5], 三陰交[6]에 모두 자침한다.

(2) 乾血勞※에 쓰인다.

처방 예: 曲池, **支溝**, 足三里, 三陰交에 자침과 뜸을 뜬다.

- 紅花 임상응용

(3) 출산 후 발생한 血暈證에 사용한다.

처방 예: **紅花**[1], 牧丹皮[2], 當歸[3], 蒲黃[4], 乾荷葉[5] (『保命集』의 紅花湯)

(4) 斑點을 동반한 痲疹에 쓰인다.

처방 예: **紅花**, 當歸, 牛蒡子, 紫草, 大靑葉, 連翹, 葛根, 甘草 (『痲科活人書』의 當歸紅花飮)

3) 해설

(1)은 출산 후 발생한 血暈을 치료하는 경혈처방으로, 먼저 [1][2]印堂과 支溝를 배합하였다. [1]印堂은 經外奇穴에 속하는데, 이 穴은 鎭驚解噤 및 救脫하는 효능을 지

※ 乾血勞 : 여성이 월경이 나오지 않아 신체가 쇠약해지고 피부가 까칠까칠해지며 안색이 검어지는 악성빈혈의 일종(역자 주)

니고 있어서 심각한 血暈證에 救急穴로 사용할 수 있다. 여기에 [2]支溝를 瀉하면 活血祛瘀함으로써 급한 血暈증상을 안정시켜 줄 수 있다. [3]足三里는 足陽明胃經에 속하는데, 五臟五腑는 모두 胃氣를 통해 營養을 받으므로, 足三里를 취하여 全身의 元陽을 왕성하게 하고(壯元陽) 臟腑의 虧損을 補益해 준다. [4]人中은 督脈의 要穴로서 昏暈을 치료하는 주요 경혈인데, 또한 血暈證에 구급혈로 사용할 수 있다. 다음으로 [5][6]內關과 三陰交가 배합되었는데, [5]內關은 心包經의 絡穴로서 手少陽三焦經에 別走하기 때문에 心胸의 悶熱을 꺼 주고 熱이 水道를 따라 아래로 내려갈 수 있도록 도와준다. 또한 [6]三陰交는 滋陰養血하여 血暈을 유발한 虛를 補해 준다. 특히 [5][6]內關은 上焦를 깨끗이 하고(清上) 三陰交를 下焦를 다스리며(理下), 하나는 和陽하고 하나는 固陰하여 陰陽이 和合하면 血이 行하고 瘀가 通하게 되어 血暈은 자연적으로 사라지게 된다.

(3)은 血暈을 치료하는 본초처방으로, ①紅花의 辛味는 散하고 溫性은 通하며 赤色은 血分으로 들어가 活血通經하여 血滯經閉 및 출산 후 발생한 血暈證에 매우 좋은 치료효과를 보인다. ②牧丹皮는 血熱을 제거하고 破瘀하여 經脈을 通하게 하므로 紅花의 活血通經 작용을 돕는다. ③當歸는 肝, 心, 脾 三經에 들어가는데 肝은 血을 저장하고 心은 血을 주관하며 脾는 血을 통섭한다. 그러므로 當歸는 三經의 血分에 들어가 補血, 和血, 活血 작용을 하여 補血調經의 要藥이 된다. 當歸는 通閉, 順氣, 和陰, 淸火, 降逆, 生津, 祛風, 利竅 등 매우 다양한 효능을 지니고 있으며 養血하는 데에는 그 어떤 본초보다 효과적이라고 할 수 있다. ④蒲黃은 肝經과 心包絡에 들어가 行血消瘀한다.

이상의 내용은 출산 후 발생한 血暈證을 치료하는 본초처방과 경혈처방을 예로 든 것으로 경혈-본초 결합치료를 할 때 참고하기 바란다.

참고

産後血暈의 임상 증상은 대개 출산 후 갑자기 머리가 어지럽고 目眩眼花가 발생하며 앉거나 일어나기가 힘들고 心中悶滿, 惡心嘔吐가 발생하며, 심하면 口噤神昏, 人事不省 등의 증상이 나타난다. 이는 주로 心肝血虛로 인해 神을 지킬 수가 없으며(神無所守), 瘀血이 上衝하여 心

神이 迷亂하게 되어 발생하는 것이다.

血暈證도 虛證과 實證의 구분이 있으며, 치료 또한 虛實에 따라 크게 차이가 나기 때문에 반드시 정확히 구분해야 한다. 虛證은 惡露가 많으며 먼저 心悸, 憒悶(흐리멍텅하고 답답하다)이 발생하고 혼절할 때에는 口開, 手撒, 肢冷, 冷汗淋漓 등의 증상이 나타나고 脈은 大하거나 空하거나 微細欲絶한다. 實證은 惡露가 적으며 먼저 腹痛, 心下急滿, 氣粗喘促 등의 증상이 나타하고 혼절할 때에는 口噤이 있고 양 손의 주먹을 꽉 쥐게 된다. 경혈-본초 결합치료를 할 때에는 반드시 정확하게 변증시치를 해야 이상적인 치료효과를 얻을 수 있을 것이다.

7. 血海(瀉) — 延胡索

1) 穴性, 藥性

血海(瀉)와 延胡索은 모두 活血調血, 利氣止痛의 효능을 지니고 있다. 歸經을 살펴보면 血海는 脾經에 속하고, 延胡索은 脾經, 肺經, 肝經에 入한다. 效能分類를 살펴보면 血海와 延胡索은 모두 活血類에 속한다.

2) 臨床應用

- 血海(瀉) 임상응용

(1) 瘀血鬱結에 의해 발생한 痛經에 쓰인다.

처방 예: 氣海[1], 合谷[2], **血海**[3], 三陰交[4], 曲池[5], 內關[6], 腎兪[7], 水泉[8]

- 延胡索 임상응용

(2) 血滯에 의해 발생한 停經[※], 腹痛에 쓰인다.

처방 예: **延胡索**[1], 當歸[2], 白芍[3], 三稜[4], 莪朮[5], 厚朴[6], 木香[7] (『沈氏尊生書』의 延胡索散)

3) 해설

(1)은 瘀血이 鬱結되고 行하지 않아 발생한 痛經을 치료하는 경혈처방이다. 먼저 [1]氣海로 氣血을 補하고, 下元을 益하여 腎陽을 진작시킨다. 다음으로 [2]合谷을 통해 利氣降逆하고 [3]血海를 통해 活血調血하는데, [2][3]이 두 穴이 배합되면 하나는 氣를 주관하고 하나는 血을 주관하기 때문에 효과적으로 順氣活血하게 되고, 氣가 行하면 血은 저절로 行하므로 瘀血이 흩어져 월경이 다시 시작되고 통증이 스스로 사라지게 된다. [4]三陰交는 三陰의 血分에 들어가며, [5]曲池는 遊走하는 성질이 있어서 通導작용을 하고 또한 효과적으로 清熱搜風한다. 특히 [4][5]이 두 穴이 함께 배합되면

※ 停經: 월경중단(역자 주)

하나는 陰에 속하고 하나는 陽에 속하여 血中의 熱을 꺼 주고 肝木의 風을 찾아 없애 주기 때문에 瘀가 스스로 行하고 血이 스스로 通하여 痛經이 또한 스스로 멈추게 된다. 6內關은 心胸의 悶熱을 꺼 주고 水道를 따라 氣를 아래로 내려 준다. 7腎兪는 腎虛를 補해 주고 腎中의 寒氣를 따뜻하게 해 주며 오랫동안 쌓여있던 冷氣를 흩어지게 하여 行經止痛한다. 마지막으로 腎經의 8水泉이 쓰이는데, 水泉은 예로부터 여성의 月經이 오지 않거나, 월경이 시작되면 心下부위가 悶滿한 증상을 효과적으로 치료한다고 하였다.

위에 언급한 여러 穴들을 함께 사용하면 효과적으로 痛經을 치료할 수 있다.

(2) 延胡索은 玄胡索이라고도 부른다. 이 처방은 血滯로 인해 발생한 停經腹痛을 치료하는 본초처방으로 ①延胡索을 君藥으로 사용하였다. 延胡索은 性味가 辛溫하여 辛散, 溫通함으로써 活血行氣하는데, 氣가 제대로 흐르면 혈액순환이 원활하게 되고(氣行血活), 氣血이 通하면 통증이 사라진다(通則不痛). 그러므로 延胡索은 血滯로 인해 발생한 停經腹痛에 매우 효과적인 본초가 된다. ②當歸는 補血和血하며 通閉順氣하므로 延胡索의 活血行氣, 通經止痛 작용을 돕는다. ③白芍은 柔肝止痛의 효능이 있어서 肝氣不和로 인해 발생한 停經腹痛에 대하여 調和營衛, 平抑肝陽, 養血 작용을 한다. ④三稜은 肝經과 脾經에 들어가 破血行氣, 消積止痛한다. ⑤莪朮도 肝經과 脾經에 들어가고 효능 또한 三稜과 유사하나 行氣를 우선적으로 하므로 氣血의 滯를 行하게 하고 積聚諸氣를 치료하는 要藥이 되며, 三稜과 함께 사용하면 효과가 더욱 강해진다. ⑥厚朴은 化濕導滯의 효능이 있기 때문에 行氣하여 止痛하고, ⑦木香은 모든 신경통, 氣病에 의한 통증 및 血滯로 인한 停經腹痛을 다스린다.

위에 언급한 본초들을 함께 사용하면 효과적으로 停經腹痛을 치료할 수 있게 된다.

이상의 내용은 痛經을 치료하는 경혈처방과 본초처방을 예로 든 것이며, 경혈-본초 결합치료를 할 때 참고하여 운용하도록 한다.

참고

여자가 정상적으로 생리를 할 때에는 생리기간동안 腰腹부위의 불편감이나 경미한 酸脹 및 통증이 있을 수 있는데, 이는 매우 정상적인 현상이다. 그러나 만약 매번 월경이 올 때마다 격렬한 복통이 있다면, 이는 병적인 상황으로 한의학에서는 痛經, 혹은 經痛이라 부른다. 痛經을 유발하는 원인은 虛實, 寒熱, 氣滯, 血瘀 등이 있다. 대개 痛證이 심하고 아픈 부위를 누르면 더 아파지는 것은 實證에 속하며, 통증이 있으나 아픈 곳을 눌러주면 통증이 줄어드는 것은 虛證에 속한다. 또한 月經後期가 있으며 아픈 곳을 눌러 주는 것을 좋아하면 寒證이고, 月經先期가 있으며 아픈 곳을 눌러 주는 것을 싫어하면 熱證이다. 빠지는 듯이 아프거나(抽痛) 비트는 것처럼 아프면(絞痛) 寒阻에 속하며, 주기적으로 아프고(陣痛) 찌르는 듯이 아프면(刺痛) 血瘀이다. 끊임없이 아픈(綿綿作痛) 것은 虛證이며, 통증이 있으면서 下垂가 있으면(痛而兼墜) 氣虛, 통증이 있으면서 脹證이 있으면 氣滯이다. 임상에서 痛經을 치료할 때에는 정확히 변증을 하여 치료를 해야 이상적인 치료효과를 얻을 수 있다.

8. 太衝 — 五靈脂

1) 穴性, 藥性

太衝은 肝經의 經穴로서 엄지발가락과 두 번째 발가락 사이에 있다. 이 穴을 瀉하면 斬關破巢※의 효능이 있으며, 특히 太衝은 陰에 속하여 血을 주관하기 때문에 行經通瘀하는 중요한 穴 중 하나이다. 太衝은 通經行痛, 活血, 生血, 凉血의 효능이 있으며, 五靈脂도 이와 유사하게 通利血脈, 散瘀止痛의 효능이 있다. 歸經을 살펴보면 太衝은 肝經에 속하고, 五靈脂도 肝經으로 入한다. 效能分類를 살펴보면 太衝과 五靈脂는 모두 活血祛瘀類에 속한다.

2) 臨床應用

- 太衝 임상응용

(1) 氣血의 운행이 순조롭지 못하거나 血滯가 있어서 유발된 經閉에 쓰인다.

처방 예: 合谷[1], **太衝**[2], 曲池[3], 三陰交[4]

(2) 血崩에 자주 쓰인다.

처방 예: 氣海, 大敦, 陰谷, **太衝**, 然谷, 三陰交, 中極

- 五靈脂 임상응용

(3) 血滯에 의해 발생한 經閉에 쓰인다.

처방 예: **五靈脂**[1]와 蒲黃[2] 동일 용량을 가루로 낸 후 膏로 만들어 사용한다(『太平惠民和劑局方』의 失笑散).

(4) **五靈脂**는 또한 産後 惡露不下, 腹部疼痛 및 血滯로 인해 발생한 모든 통증에 쓰인다.

※ 斬關破巢: 빗장을 열어 응어리를 깨다(역자 주)

(5) 胃脘疼痛에 쓰인다.

처방 예: **五靈脂(炒)**, 炮薑을 함께 가루로 만든 후 따뜻한 술과 같이 복용한다(『事林廣記』).

3) 해설

(1)은 經閉를 치료하는 경혈처방으로, 맨 먼저 [1][2]合谷에 太衝을 배합하였다. [1]合谷은 엄지손가락과 집게손가락 사이에 위치하는데, [2]太衝 또한 엄지발가락과 집게발가락 사이에 위치하여 위치적으로 매우 유사하다. 그러나 穴性을 살펴보면 [1]合谷은 陽에 속하여 氣를 주관하고 [2]太衝은 陰에 속하여 血을 주관하기 때문에 이 두 穴은 매우 유사하면서도 큰 차이점을 지니고 있다고 할 수 있다. 결론적으로 [1][2]이 두 穴을 함께 배합하면 上下相配, 陰陽相合, 氣血相合의 원리에 따라 강력한 斬關破巢 작용을 나타내어 行氣血, 行經通瘀化滯, 療經閉하는 주요 경혈조합이 된다. [3][4]曲池와 三陰交의 배합을 살펴보면, 하나는 陰에 속하고 하나는 陽에 속하는데, [3]曲池는 遊走하고 通導하는 성질이 있어서 淸熱搜風 작용을 통해 정체된 것을 풀어 주고(化滯), [4]三陰交는 三陰이 만나는 곳으로 肝, 脾, 腎 三經을 조절하는 중추이기 때문에 [3][4]이 두 穴을 함께 배합하면 曲池의 기운이 三陰經으로 들어가 血中의 熱을 꺼 주고 肝木의 風을 찾아 주어 瘀가 스스로 行하고 血이 스스로 通하여 經閉가 자연스럽게 치료되게 된다.

(3)은 經閉를 치료하는 본초처방으로, ①五靈脂는 性味가 甘溫하고 肝으로 歸入하여 生用하면 行血하고, ②蒲黃은 性味가 辛平하고 肝으로 歸入하여 生用하면 破血하고 肝經의 鬱滯된 기운을 行하여 옛 것을 밀어내고 새로운 것을 만들어 내는(推陳致新) 효능이 있다. ①②甘味는 脾를 傷하지 않고, 辛味는 積聚(癖)를 흩어지게 하므로 이 두 약을 함께 사용하면 經閉를 매우 효과적으로 치료할 수 있다.

이상의 내용은 經閉를 치료하는 본초처방과 경혈처방을 예로 든 것이다. 경혈-본초 결합치료를 통해 經閉를 치료할 때 참고하기 바란다. 經閉證의 원인은 매우 복잡하기 때문에 정확한 변증이 필요하다. 초경 이후 몇 달 후에 다시 월경이 오거나, 經閉의 특징적인 증상이 나타나지 않는다면 치료하지 않아도 된다.

9. 肩井(瀉) — 牛膝

1) 穴性, 藥性

肩井(瀉法을 사용)은 肝氣를 진정시키고 上逆된 氣를 내리는 효능이 있다. 肩井(瀉)은 破血通經, 消瘕下胎, 利關節, 降逆氣의 효능이 있고, 牛膝은 生用하면 破血通經, 消瘕下胎, 通利關節, 引血下行하며, 熟用하면 補肝腎, 强腰膝한다. 歸經을 살펴보면 肩井은 膽經에 속하며, 牛膝은 肝經과 腎經에 入한다. 效能分類를 살펴보면 肩井은 活血化瘀類의 경혈에 속하고, 牛膝 또한 活血化瘀類의 본초에 속한다.

2) 臨床應用

- 肩井(瀉) 임상응용

(1) 胞衣不下에 쓰인다.

처방 예: 崑崙[1], 中極[2], <u>肩井</u>[3], 合谷[4], 三陰交[5]에 모두 자침한다.

(2) 肩臂煩痛, 手臂冷痛에 쓰인다.

처방 예: <u>肩井</u>, 肩髃, 曲池, 下廉

(3) <u>肩井</u>은 鎭肝氣, 降逆氣의 효능이 있어 血熱妄行으로 유발된 吐血, 衄血을 치료하게 된다.

- 牛膝 임상응용

(4) 胞衣不下를 치료하는 데 많이 쓰인다.

처방 예: <u>牛膝</u>[1], 冬葵子[2] (『延年方』)

(5) 濕熱에 의해 발생한 관절의 痺痛에 쓰인다.

처방 예: <u>牛膝</u>, 蒼朮, 黃柏 (『醫學心悟』)

(6) 陰虛火亢에 의해 발생한 吐血, 衄血을 치료한다.

처방 예: <u>牛膝</u>, 石膏, 知母, 麥冬, 熟地黃 (『新方八陣』의 玉女煎)

3) 해설

(1)은 胞衣不下를 치료하는 경혈처방이다. 먼저 [1]崑崙은 예로부터 胞衣不下에 중요하게 쓰인 穴이며, [2]中極은 足三陰과 任脈이 만나는 곳으로 陰에 속하고 血을 주관한다. 또한 이 穴은 자궁(胞宮)을 열고 닫는 문이기 때문에 출산 후 惡露不行, 胞衣不下를 치료하는 주요 穴이다. [1][2]이 두 穴은 [3]肩井의 鎭肝氣, 降逆氣작용을 도와 태반(胞衣)이 순조롭게 배출되도록 한다. 다음으로 [4][5]合谷과 三陰交를 배합하였는데, [4]合谷은 氣를 주관하여 利氣작용을 통해 逆上된 기운을 아래로 내려 주며, [5]三陰交는 血을 주관하기 때문에 [4][5]이 두 穴이 함께 배합되면 三陰의 血中의 滯氣를 利하게 하고 活血化瘀하니, 이로 인해 氣의 순행이 원활하게 되고, 이에 따라 血의 순행도 원활하게 된다.

위에 언급한 경혈을 함께 사용하면 胞衣不下를 매우 효과적으로 치료할 수 있게 된다.

(4)는 胞衣不下를 치료하는 본초처방으로, ①②牛膝과 冬葵子를 사용하였다. 먼저 ①牛膝은 懷牛膝과 川牛膝로 구분할 수 있는데, 破血通經, 消癥下胎, 通利關節, 引血下行하는 효능을 얻기 위해서는 川牛膝을 사용해야 하며, 補益肝腎하는 작용을 얻으려면 懷牛膝을 사용하는 것이 좋다. 그러므로 胞衣不下를 치료할 때에는 마땅히 川牛膝을 사용해야 효과를 극대화시킬 수 있다. ②冬葵子는 血脈을 소통시키는 효능이 있다.①②牛膝의 破血消癥효능과 冬葵子의 消利하는 성질이 합쳐지면 매우 효과적으로 胞衣不下를 치료하게 된다.

이상의 내용은 胞衣不下를 치료하는 본초처방과 경혈처방을 예로 든 것으로 경혈-본초 결합치료를 할 때 참고하기 바란다.

참고

胞衣不下는 임상에서 증상이 매우 다양하고 복잡하게 나타나며, 또한 원인도 매우 다양하다. 어떤 것은 초산부가 출산 시 힘을 너무 많이 씀으로 인해 風冷邪가 들어온 후 서로 뭉쳐서 血瘀를 유발할 수도 있고, 혹은 출산 시 출혈이 과다하여 血이 고갈되고 자궁(産路)이 乾澁해져서 胞衣不下가 발생하기도 한다. 또한 血이 胞衣(태반)로 과도하게 들어가도 脹滿疼痛과 胞衣不下가 발생할 수도 있다. 경혈-본초 결합치료를 할 때에는 정확히 변증시치를 하여야 이상적인 치료효과를 얻을 수 있다.

10. 大腸兪(瀉) — 桃仁

1) 穴性, 藥性

大腸兪(瀉)는 桃仁과 마찬가지로 破血化瘀, 潤燥滑腸의 효능이 있다. 歸經을 살펴보면 大腸兪는 膀胱經에 속하고, 桃仁은 大腸經, 心經, 肝經에 入한다. 效能分類를 살펴보면 大腸兪와 桃仁은 모두 活血化瘀類에 속한다.

2) 臨床應用

- 大腸兪(瀉) 임상응용

(1) 血滯經閉에 쓰인다.

처방 예: 內關[1], 三陰交[2], 關元[3], **大腸兪**[4], 間使[5], 血海[6], 行間[7], 腎兪[8], 八髎[9], 長强[10]

(2) 血滯로 인해 발생한 便秘에 쓰인다.

처방 예: **大腸兪**, 長强, 豐隆, 支溝

- 桃仁 임상응용

(3) 血滯經閉에 많이 쓰인다.

처방 예: **桃仁**[1], 紅花[2], 當歸[3], 牛膝[4] (『證治准繩』의 桃仁散)

(4) 腸燥津枯로 인해 발생한 便秘에 쓰인다.

처방 예: 杏仁, **桃仁**, 火麻仁, 當歸, 生地黃, 枳殼 (『沈氏尊生書』의 潤腸丸)

3) 해설

(1)의 血滯經閉를 치료하는 경혈처방 중, 먼저 ①內關은 心包經의 絡穴로서 手少陽三焦經으로 別走하는데, 血은 전신의 脈을 순행한 후 包絡으로 돌아오므로, 內關은 心胸과 血中의 熱을 꺼 주고 水道를 따라 아래로 내려 주는 역할을 한다. 여기에 ②三陰交를 배합하여 滋陰養血한다. ①②內關은 上焦를 깨끗이 하고 三陰交는 下焦를 깨끗

이 하며 하나는 和陽작용이 있고 하나는 固陰작용이 있어서 陰陽이 相合되어 옛 것을 밀어내고 새로운 것이 자라나도록 한다(推陳致新). 다음으로 ③④關元과 大腸兪를 함께 배합하는데, ③關元은 三陰經과 任脈이 서로 만나는 곳으로 滋陰養血의 효능이 있고, ④大腸兪는 어혈을 없애서(破瘀血) 通經작용을 하는데, ③④이 두 혈이 배합되면 ①②內關과 三陰交의 배합과 마찬가지로 옛 것을 밀어내고 새로운 것이 자라나도록 해 주는(推陳致新) 작용을 하게 된다. ⑤間使는 어혈을 없애는(破瘀血) 중요한 穴로서 血이 뭉쳐 腫塊가 되어(血結成塊) 발생한 여성의 經閉에 사용하면 破血通經의 효과를 얻을 수 있다. ⑥血海는 活血調血, 利氣止痛하며 ⑦行間은 肝經의 實邪를 瀉하고 疏肝理氣하며 引血下行하여 생리가 정상으로 돌아오게 해 준다. ⑧腎兪는 補腎益腎하고 經血(생리혈)의 冷氣를 흩어 준다. ⑨⑩八髎와 長强은 益腎通經하고 陰陽相合의 원리로 氣血이 원활하게 흐르게 한다.

위에 언급된 穴들을 함께 사용하면 효과적으로 通經시켜 주게 된다.

(3)은 血滯經閉를 치료하는 본초처방으로, ①桃仁은 君藥으로 쓰여 破血化瘀한다. ②紅花는 臣藥으로 쓰이는데, 紅花는 색이 赤色이기 때문에 血分에 들어가게 되며, 辛散溫通한 성질이 있어 活血通經, 化瘀止痛하게 된다. ③當歸는 心, 肝, 脾 三陰에 들어가서 養血補血和血하고 通經止痛하며, 桃仁과 紅花를 보좌하여 通利하면서 동시에 固本할 수 있게 한다. ④牛膝은 使藥으로서 血을 이끌고 아래로 내려가 通經하게 한다.

이상의 내용은 血滯로 인해 발생한 經閉를 치료하는 본초처방과 경혈처방을 예로 든 것이다.

참고

經閉는 이미 언급했다시피 임상에서 여러 분류로 나뉘게 된다. 血滯經閉외에도 血虧로 인한 經閉, 血枯로 인한 經閉, 經閉가 오래되고 오랫동안 기침을 하여 발생한 癆瘵, 월경이 끊겼다가 다시 오는 유형, 월경이 다시 시작했다가 또 다시 끊기는 유형 등 여러 유형으로 나뉜다. 경혈-본초 결합치료를 할 때에는 정확하게 변증시치를 하여 이상적인 치료효과를 얻을 수 있도록 한다.

<표 13> 理血類에 속한 經穴과 本草의 효능 비교

	經穴/本草	분류	歸經	효능	性味/해설	임상응용
1	三七	理血	肝, 胃	止血散瘀, 消腫止痛	甘, 微苦, 溫	三七은 止血에 흔히 쓰는 본초이며 散瘀의 효능 또한 지니고 있다. 인체 內外와 모든 부위의 출혈 및 金瘡折跌, 瘀滯疼痛 등의 증상에 모두 쓸 수 있는데, 예를 들어 吐血, 衄血, 血痢, 便血, 血崩 및 産後 失血過多 등의 증상에 모두 쓸 수 있다.
	隱白(瀉)		脾	止血散瘀, 止經血, 消腫止痛	隱白은 足太陰脾經의 뿌리로서 이 穴을 瀉하면 지혈의 효과가 있다.	①衄血, 吐血, 下血: 隱白, 大陵, 神門, 太谿. ②血崩: 關元, 三陰交, 隱白, 脾兪, 腎兪, 氣海, 大敦.
2	白茅根	理血	肺, 胃	凉血止血, 清熱利尿, 신선한 것이 효과가 좋다	甘, 寒	①이 본초는 性味가 寒하여 凉血작용이 있기 때문에 熱證의 吐血, 衄血, 尿血에 쓰인다. ②이 본초는 또한 清熱利尿의 작용이 있어서 水腫, 熱淋, 黃疸 등의 증상에 쓰인다.
	陰陵泉(瀉)		脾	凉血止血, 清熱利尿	瀉法을 사용한다.	①血淋: 陰陵泉, 關元, 氣衝에 모두 자침한다. ②黃疸: 中脘, 內關, 足三里, 膽兪, 陰陵泉, 勞宮, 建里, 陽綱.
3	艾葉	散寒止血	脾, 肝, 腎	散寒除濕, 溫經止血	苦, 辛, 溫	虛寒性의 出血 및 腹痛에 쓰인다. 또한 虛寒性의 月經不調, 腹痛 및 崩漏에도 쓰인다. 쑥으로 피부를 달구게 되면 熱氣가 筋骨까지 전달될 수 있기 때문에 溫灸의 주요 재료가 된다.
	氣海(灸) + 三陰交(灸)		任脈, 脾	散寒除濕, 溫經止痛, 止血	氣海는 氣血이 만나는 곳으로 氣를 생성하는 바다가 된다. 三陰交는 肝, 脾, 腎 三陰이 만나는 곳으로 효과적으로 溫經止血을 하게 된다.	①虛寒性의 月經不調: 氣海, 中極, 帶脈, 腎兪, 三陰交에 침과 뜸을 병용한다. ②血崩: 氣海, 大敦, 陰谷, 太衝, 然谷, 三陰交, 中極.

	經穴/本草	분류	歸經	효능	性味/해설	임상응용
4	川芎	活血	肝, 膽, 心包	活血行氣, 祛風止痛	辛, 溫	①辛散溫通한 성질이 있어서 活血行氣하기 때문에 月經後期, 經閉, 腹痛, 難産, 胞衣不下 등의 증상에 쓰이고, 부인과 질환에 빠질 수 없는 본초이다. ②祛風止痛의 효과가 뛰어나다. 頭痛 및 風濕性으로 발생하는 신체의 통증에 쓰인다.
	曲池(瀉) + 三陰交(瀉)		大腸, 脾	活血行氣, 祛風止痛	曲池(瀉法을 사용)는 遊走하고 通導하는 성질이 있으며, 三陰交는 血病에 빠질 수 없는 穴이다.	①血滯로 인해 발생하는 經閉: 內關, 曲池, 三陰交, 關元, 大腸兪, 間使, 血海, 行間, 腎兪, 八髎, 長强. ②頭痛: 曲池, 三陰交, 合谷, 絲竹空, 百會, 風府, 曲差를 모두 瀉한다.
5	乳香	活血	心, 肝, 脾	活血定痛, 伸筋. 외용했을 시에는 消腫, 止痛生肌의 효과가 있다.	辛, 苦, 溫	①虧損을 補益해 주며 瘀血阻滯나 癰腫作痛 등의 증상에 흔히 쓰인다. 또한 沒藥과 함께 자주 사용한다. ②活血의 효능이 있어서 伸筋작용을 한다. ③膏藥이나 丹藥으로 외용하면 消腫生肌하게 된다.
	內關(瀉) + 陽陵泉(瀉)		心包, 膽	活血伸筋, 止痛生肌	內關은 手厥陰心包의 絡穴로서 少陽三焦經으로 別走한다. 瀉法을 사용하면 宣心陽, 退群陰, 通瘀塞하게 된다. 陽陵泉은 筋會이다.	①瘀血阻滯에 의한 經閉不調: 內關, 陽陵泉, 崑崙, 間使, 血海, 行間, 三陰交. ②筋痺: 太衝, 陽陵泉에 먼저 자침을 한 후 뜸을 뜬다.

	經穴/本草	분류	歸經	효능	性味/해설	임상응용
6	紅花	活血化瘀	心, 肝	活血通經, 化瘀止痛	辛, 溫	①血滯經閉, 腹痛癥瘕 및 출산 후 血暈 등의 증상에 쓰인다. ②創傷으로 인한 瘀血疼痛 및 癰腫에 쓰이고, 吐血 증상이 있으면서 瘀滯가 있거나 斑疹의 색이 붉지 않는 것과 같은 血滯로 인해 발생한 모든 증상을 치료한다.
	支溝(瀉)		三焦	活血化瘀, 止痛	瀉法을 사용한다.	①출산 후 血暈: 印堂, 支溝, 足三里, 人中, 內關, 三陰交에 모두 자침한다. ②乾血勞: 曲池, 支溝, 足三里, 三陰交에 침과 뜸을 병용한다.
7	延胡索	活血止痛	肺, 肝, 脾	活血, 利氣, 止痛	辛, 苦, 溫	心腹의 모든 통증, 經痛, 疝痛 및 四肢의 血滯로 인한 疼痛 등의 증상에 쓰인다.
	血海		脾	活血, 調血, 理氣止痛	瀉法을 사용한다. 血海는 血證에 빠질 수 없는 穴이며 調經하는 데에도 흔히 쓰인다.	瘀血의 鬱結不行으로 인해 발생한 痛經을 치료한다: 氣海, 合谷, 血海, 三陰交, 曲池, 內關, 腎兪, 水泉.
8	五靈脂	活血化瘀	肝	通利血脈, 散瘀止痛	甘, 溫	이 본초는 肝經의 血分에 들어가 血脈을 통하게 하여 瘀血을 흩어지게 하기 때문에 血滯疼痛 및 血滯로 인해 발생한 經閉作痛에 쓰인다.
	太衝(瀉)		肝	通經止痛, 活血生血凉血	太衝은 陰에 속하여 血을 주관한다. 그렇기 때문에 行氣活血, 行經通瘀하는 데 흔히 쓰인다.	氣血不行 및 血滯에 의해 발생하는 經閉에 쓰인다: 合谷, 太衝, 曲池, 三陰交.

	經穴/本草	분류	歸經	효능	性味/해설	임상응용
9	牛膝	活血化瘀	肝, 腎	生用하면 破血通經, 消癥下胎, 通利關節, 引血下行하며, 熟用하면 補肝腎, 强腰膝한다.	甘, 酸, 平	①破血通經, 消癥下胎의 효능이 있기 때문에 胞衣不下에 쓰인다. ②活血작용이 있어서 通利關節해주기 때문에 허리와 무릎관절의 통증에 쓰인다.
	肩井(瀉)		膽	破血通經, 消癥下胎, 利關節, 降逆氣	이 穴에 瀉法을 쓰면 肝氣를 진정시켜 주고 上逆된 기를 내려 주는 효과가 있다.	①胞衣不下에 쓰인다: 崑崙, 中極, 肩井, 合谷, 三陰交에 모두 자침한다. ②어깨관절의 煩痛 및 손목부위의 冷痛에 쓰인다: 肩井, 肩髃, 曲池, 下廉.
10	桃仁	活血化瘀	心, 肝, 大腸	破血祛瘀, 潤燥滑腸	苦, 甘, 平	①血滯로 인한 經閉 및 腹痛과 蓄血發狂, 넘어져서 생긴 瘀血에 쓰인다. ②潤燥滑腸 작용이 있어서 腸燥便秘에 자주 쓰인다.
	大腸兪(瀉)		膀胱	破血祛瘀, 潤燥滑腸	瀉法을 사용한다.	①血滯經閉: 內關, 三陰交, 關元, 大腸兪, 間使, 血海, 行間, 腎兪, 八髎, 長强. ②血滯便秘: 大腸兪, 長强, 豊隆, 支溝.

제14 장

補益類

人體의 氣血陰陽의 不足을 보충하여 補虛扶弱하고 衰弱의 증후를 없애 주는 경혈과 본초를 補益類 혹은 補養類라 한다.

虛證은 일반적으로 氣虛, 陽虛, 血虛, 陰虛로 나뉜다. 따라서 補益類에 속한 경혈과 본초도 그 효능과 응용범위에 따라 補氣, 補陽, 補血, 補陰의 4가지 하위분류로 나눌 수 있다. 인체의 氣血陰陽은 서로 의존적인 관계를 가지고 있다. 예를 들어 陽虛한 환자는 일반적으로 氣虛도 같이 있으며, 氣虛한 사람은 또한 쉽게 陽虛로 전변될 수 있는데, 특히 氣虛와 陽虛는 체내 氣化작용이 부족하다는 것을 뜻하기도 한다. 陰虛는 거의 대부분이 血虛를 동반하며, 血虛는 쉽게 陰虛를 유발하는데, 血虛와 陰虛는 체내 津液이 소모되었다는 것을 의미한다. 그렇기 때문에 補氣와 補陽, 補血과 養陰은 자주 함께 사용된다.

『內經』에서는 "形이 부족한 자는 氣로서 따뜻하게 하고, 精이 부족한 자는 味로서 補한다(形不足者, 溫之以氣; 精不足者, 補之以味)"라고 하였는데, 전자는 補氣補陽을 의미하고 후자는 補血補陰을 의미하는 것이다. 만약 氣血이 모두 虧虛하고 陰陽이 모두 虛할 경우에는 補益類의 경혈과 본초를 전체적으로 고려하여 氣血兩補 혹은 陰陽雙補의 治法을 써야 한다.

實邪가 아직 남아있는 상황에서 補益類의 경혈과 본초를 사용하면 邪氣가 남게(留邪) 될 수 있으므로 주의해야 한다. 그러나 만약 病邪가 사라지지 않았더라도 正氣가 이미 虛해졌다면 祛邪하는 경혈이나 본초와 함께 補益하는 경혈이나 본초를 적절하게 배합하여 正氣를 북돋아 祛邪할 수 있는 힘을 키워 줘야 한다. 이것이 바로 扶正祛邪의 治法이다.

제1절 補氣類

補氣類의 경혈과 본초는 일반적으로 脾氣虛와 肺氣虛의 상황에 쓰인다. 脾는 後天之本이며 生化의 근원으로, 脾氣가 虛하면 倦怠, 大便泄瀉, 飮食不振, 胸腹脹痛 등의 증상이 나타나게 된다. 肺는 전신의 氣를 주관하기 때문에 肺氣가 부족하면 氣短少氣, 言微自汗 등의 증상이 나타나게 된다. 이와 같은 증상이 나타나면 모두 補氣하는 경혈과 본초를 쓸 수 있다.

補氣類의 경혈과 본초는 血虛에도 응용할 수 있다. 이는 氣가 血을 통솔하므로(氣爲血帥) 氣가 왕성하면 血을 생성할 수 있기 때문이다. 즉 여기에는 陰陽互根, 陰生陽長의 의미가 담겨 있다.

본 절에서는 補氣類에 속한 일부 경혈과 본초를 穴性과 藥性에 따라 대조분석 하고 임상에서의 응용방법을 설명하고 있다.

또한, 본 절에서 논의한 내용을 본 절의 맨 뒤 〈표 14-1〉에 요약 정리하여 제시하였다.

1. 神闕(灸)+氣海 — 人參

1) 穴性, 藥性

神闕에 鹽灸를 하면 元氣를 크게 補하여 허탈(衰脫)을 치료하고 回陽急救하는 효능이 있다. 氣海는 氣를 생성하는 바다이기 때문에 모든 氣病에 사용할 수 있다. 이 두 穴을 함께 배합하여 艾炷灸를 하면 人參과 마찬가지로 大補元氣, 固元氣, 益腎振陽, 生津, 寧神益智의 효능을 나타내게 된다. 歸經을 살펴보면 神闕과 氣海는 任脈의 경혈로 陰에 속하며, 人參 또한 脾, 肺經에 入하므로 陰에 속한다※. 效能分類를 살펴보면 神闕과 氣海의 조합은 人參과 마찬가지로 補氣類에 속한다.

2) 臨床應用

- **神闕(灸)+氣海 임상응용**

(1) 中風虛脫에 쓰여 回陽固脫한다.

처방 예: **神闕**[1](소금가루를 배꼽에 편평하게 채운다), **氣海**[2], 關元[3]에 각 艾柱灸를 사용한다. 땀이 멎고 사지가 따뜻해지며 脈이 다시 돌아올 때 까지 뜸을 뜬다.

(2) 肺虛氣喘에 흔히 쓰인다.

처방 예: 腎兪, **氣海**, 關元, 兪府, 豊隆, 肺兪, 足三里, 靈臺, **神闕**에 모두 뜸을 뜬다.

- **人蔘 임상응용**

(3) 氣脫에 亡陽까지 겸한 증상에 쓰인다.

처방 예: **人參**[1], 附子[2] (『世醫得效方』의 人參附子湯)

(4) 肺虛로 인해 발생한 氣喘에 쓰인다.

처방 예: 人參, 蛤蚧, 胡桃

※ 보는 측면에 따라 陰陽은 달라질 수 있으므로, 독자들은 글자에 구애받지 말고 의미를 파악해야 할 것이다(역자 주)

3) 해설

(1) [1]神闕은 任脈에 속하는데, 任脈은 陰經의 바다로서 督脈과 表裏가 되어 인체의 모든 經脈을 다스린다. 그러므로 神闕은 전신의 모든 경맥과 서로 통하게 된다. 또한 神闕은 衝脈이 지나는 부위에 위치해 있는데, 衝脈은 經脈의 바다이기도 하다. 즉 任, 督, 衝 三脈이 모두 神闕과 서로 통하고 있기 때문에 神闕은 인체에서 매우 중요한 작용을 한다고 할 수 있다. 中風虛脫을 치료하는 경혈처방에서 배꼽에 소금가루를 편평하게 메우라고 하였는데, 배꼽은 神闕이 위치한 곳으로 이곳에 뜸을 뜨면 回陽救脫하게 되며, 또한 소금은 鹹味를 지니고 있어서 그 기운이 腎으로 들어간다. 中風은 대개 陰陽失調, 腎元不固로 인해 발생하여 갑작스러운 昏仆, 人事不省 혹은 口眼喎斜, 言語不利, 半身不遂 등의 증상이 나타난다. 中風의 發病을 살펴보면, 환자가 평소에 氣血虧虛 및 心, 肝, 腎 三經의 陰陽이 균형을 잃은 상태에서 肝陽이 갑작스럽게 강해지게 되면(肝陽暴脹) 肝陽이 風으로 변하여 이리저리 움직인다(陽化風動). 이로 인해 血이 氣를 따라 逆上하며 痰과 火를 끼고 經脈을 횡(橫)으로 끼어들어(橫竄經隧) 구안와사(喎僻)와 반신불수가 발생한다. 또한 淸竅를 가로막게 되면 갑자기 쓰러져서 人事不省이 나타난다. 이와 같이 上實下虛하고 陰陽의 조화가 깨진 위급한 상황에서 神闕에 뜸을 뜨면 任, 督, 衝 三脈을 따뜻하게 하여 通하게 한다. 여기에 다시 [2]氣海에 뜸을 떠서 生氣를 되돌리고 腎陽을 진작시키며 [3]關元에 뜸을 떠서 滋陰한다. 위에 언급한 세 穴을 함께 쓰게 되면 전신의 모든 經脈이 서로 통하게 되고 氣血이 다시 상승하며(回升) 陰陽이 相合하여 中風을 치료하게 된다.

(3)은 氣脫에 亡陽證을 겸한 증상을 치료하는 본초처방으로, ①②人參과 附子를 配伍하였다. ①人參은 性味가 甘溫하기 때문에 (1)의 경혈처방에서 뜸을 사용한 것과 유사한 溫通 작용이 있다. 또한 人參은 元氣를 크게 補해 주며 五臟六腑를 모두 補해 주기 때문에 모든 虛證을 치료한다. ②附子는 大辛大熱한 性味가 있어서 回陽補火하기 때문에 三陰을 다스려 주며, 또한 脾胃를 따뜻하게 해 주고 下焦의 陽虛를 補한다.

이와 같이 人參과 附子를 배오하여 亡陽을 겸한 氣脫을 치료하게 된다.

이상의 내용은 中風虛脫亡陽을 치료하는 본초처방과 경혈처방을 예로 든 것으로서 경혈-본초 결합치료를 할 때 참고하기 바란다.

참고

中風은 발생 원인이 매우 복잡하나, 대부분 本으로는 陰陽偏勝과 氣血逆亂의 증상이 있으며, 標로는 風火交煽, 痰火壅塞 등의 증상이 나타나기 때문에 本虛標實, 上盛下虛한 질환이라 할 수 있다. 병세에도 경중이 있고 병변의 발생 부위도 깊고 얕음이 있는데, 병세가 가벼운 것은 口眼喎斜, 語言不利 혹은 半身不遂만 발생하며, 병세가 중한 경우에는 갑자기 혼절하거나 人事不省이 되기 때문에, 임상에서 정확하게 辨證施治해야 한다.

2. 膻中(灸)+隱白(補) — 黃芪

1) 穴性, 藥性

膻中은 足太陰脾經과 足少陰腎經, 手太陽小腸經, 手少陽三焦經, 任脈이 만나는 곳으로 氣分의 질환을 주로 치료한다. 특히 膻中은 八會穴 중 氣會로, 이 穴에 뜸을 뜨면 補氣益氣의 효능을 얻을 수 있다. 隱白에 補法을 사용하면 脾氣를 크게 더해 주고 下陷된 陽氣를 위로 끌어올려 주게 된다. 이 두 穴을 함께 사용하면 補氣升陽固表, 利水退腫의 효능이 있는데, 黃芪 또한 이와 유사하게 補氣升陽, 固表止汗, 托毒排膿, 利水退腫의 효능이 있다. 歸經을 살펴보면 膻中은 任脈에 속하고 隱白은 脾經에 속하며, 黃芪는 脾經과 肺經에 入한다. 效能分類를 살펴보면 膻中과 隱白의 조합은 補氣類의 경혈에 속하고, 黃芪 또한 補氣類의 본초에 속한다.

2) 臨床應用

- **膻中(灸)+隱白(補) 임상응용**

(1) 五勞羸瘦, 表氣不固의 증상에 쓸 수 있다.

처방 예: 足三里, **膻中**, 膏肓, **隱白**, 頸百勞

(2) 기도가 壅塞하여 잘 통하지 않거나, 中焦가 阻滯되어 발생한 氣厥證에 쓰인다.

처방 예: **膻中**[1], 氣海[2]에 모두 뜸을 뜨고 中脘[3], 內關[4], 足三里[5], **隱白**[6]에 자침한다.

- **黃芪 임상응용**

(3) 신체가 쇠약하고 表氣不固하여 발생하는 自汗에 쓰인다.

처방 예: **黃芪**, 防風, 白朮 (『世醫得效方』의 玉屛風散)

(4) 補氣運陽의 효능이 있어서 皮水와 사지부종에 쓰인다.

처방 예: 防己[1], **黃芪**[2], 桂枝[3], 甘草[4], 茯苓[5] (『金匱要略』의 防己茯苓湯)

3) 해설

(2)는 氣滯를 치료하는 경혈처방으로, 먼저 [1][2]膻中과 氣海에 뜸을 뜬다. [1]膻中은 八會穴 중 氣會이기 때문에 모든 氣病에 이 穴에 뜸을 뜨면 탁월한 효과를 얻을 수 있다. 또한 膻中은 足太陰脾經, 足少陰腎經, 手太陽小腸經, 手少陽三焦經, 任脈이 서로 만나는 곳이기도 하다. 여기에 [2]氣海를 배합하면 氣를 補益해 주고 막힌 곳을 뚫어 주게 된다(益氣通塞). [3]中脘은 胃의 募穴이며 八會穴 중 腑會이기 때문에 이 穴에 자침하면 腸胃의 滯氣를 풀어 주게 되며, [4]內關은 心包經의 絡穴로서 少陽三焦經으로 別走하기 때문에 이 穴에 자침하여 心陽을 잘 퍼트려주면(宣心陽), 陰이 뭉친 것을 사라지게 하고(退群陰), 막힌 것을 뚫어 줄 수 있다(通瘀塞). [5]足三里는 전신의 元陽을 補해 주고 臟腑의 虧損을 치료해 준다. [6]隱白은 下陷된 陽을 위로 끌어올려 고질적인(沈痼) 寒氣를 따뜻하게 하여 흩어 주며 補脾益氣 한다.

위에 언급한 穴들을 함께 사용하면 達通壅塞, 行阻滯의 효능을 얻게 되어 氣厥을 효과적으로 치료할 수 있게 된다.

(4)의 防己茯苓湯에서 ①防己는 祛風利水하고, ②黃芪는 益氣固表하며, ③甘草는 土氣를 길러 濕을 이겨낼 수 있도록 한다. ④桂枝는 通陽化氣하여 水濕을 쫓아내는데, 또한 桂枝는 和營下氣, 行瘀補中의 효능을 지니고 있기도 하다. ⑤茯苓은 健脾補中하고 利水작용을 통해 滲濕한다.

위에 언급된 여러 본초를 사용하여 皮水 및 사지의 부종을 효과적으로 치료한다.

3. 公孫(補)+三陰交(補) — 山藥

1) 穴性, 藥性

公孫과 三陰交를 함께 補하면 中土를 補하고 脾陽을 運化시키며(運脾陽) 肺腎을 補益하는 효과가 있다. 이는 山藥이 지닌 補脾胃, 益肺腎의 효능과 매우 유사한 것이다. 歸經을 살펴보면 公孫과 三陰交는 모두 脾經에 속하고, 山藥은 肺, 脾, 腎經에 入한다. 效能分類를 살펴보면 公孫에 三陰交를 배합하면 山藥과 마찬가지로 補氣類에 속하게 된다.

2) 臨床應用

● 公孫(補)+三陰交(補) 임상응용

(1) 脾胃虛弱으로 인한 설사에 쓰인다.

처방 예: 天樞[1], 氣海[2], 中脘[3], 足三里[4], **公孫**[5], **三陰交**[6], 關元[7], 大腸兪[8]에 모두 뜸을 뜬다.

(2) 消渴(당뇨)에 쓰일 수 있다.

처방 예: 隱白, **公孫**, **三陰交**, 商丘, 然谷, 勞宮, 太衝

● 山藥 임상응용

(3) 脾虛胃弱, 少食體倦 및 설사에 쓰인다.

처방 예: **山藥**[1], 白朮[2], 人參[3] (『普濟方』)

(4) 消渴에 쓰인다.

처방 예: 地黃, **山藥**, 山茱萸, 牧丹皮, 澤瀉, 茯苓, 附子, 桂枝 (『金匱要略』의 腎氣丸)

3) 해설

(1)은 脾虛胃弱으로 인해 발생한 설사를 치료하는 경혈처방으로, 먼저 1 2 天樞와 氣海를 취한다. 1 天樞는 胃經에 속하며 大腸의 募穴로 水穀과 糟粕을 분리해 내고 전신의 모든 濁滯를 없애 주는 효과가 있다. 여기에 2 氣海를 배합하는데, 氣海는 下焦의 陽을 진작하여 群陰을 흩어지게 한다. 다음으로 3 4 中脘과 足三里를 취하는데, 3 中脘은 胃氣를 튼튼히 하고 寒邪를 흩어지게 하고, 4 足三里는 胃氣를 아래로 끌어내려 주고 降濁導滯하기 때문에 中脘을 도와 氣의 운행을 이롭게 한다. 이상의 네 穴에 뜸을 떠서 溫補하면 5 6 公孫과 三陰交의 運脾陽, 益肺腎 작용을 돕게 된다. 다음으로 7 8 關元과 大腸兪에 뜸을 뜨는데, 7 關元은 三陰과 任脈이 만나는 곳으로 이곳에 뜸을 뜨면 滋陰을 할 수 있으며, 8 大腸兪는 足太陽膀胱經에 속하는데 이곳에 뜸을 뜨면 腸胃의 陽氣를 더해 줘서 소화를 돕는다.

위 穴들을 함께 쓰면 泄瀉를 효과적으로 치료할 수 있다.

(3)은 泄瀉를 치료하는 본초처방으로, ①山藥을 君藥으로 사용하였다. 山藥은 性味가 平甘하여 能히 益氣補中할 수 있기 때문에 脾胃가 虛弱하여 발생한 설사에 사용하여 益腎氣, 健脾胃, 止瀉化痰의 효과를 나타내게 된다. ②白朮은 脾腎에 들어가는데, 이 본초는 性味가 甘하면서도 따뜻하기(溫) 때문에 山藥을 도와 胃의 運化작용을 튼튼하게 한다. 그렇기 때문에 ①②이 두 본초는 脾胃虛弱으로 인해 발생한 泄瀉에 매우 좋은 약이 된다. ③人參은 元氣를 크게 補하고 補脾益氣한다.

위에 언급한 본초들을 함께 사용하여 이상적으로 泄瀉를 치료할 수 있다.

이상의 내용은 脾胃虛弱에 의해 발생한 泄瀉를 치료하는 본초처방과 경혈처방을 예로 든 것으로, 경혈-본초 결합치료를 할 때 참고하기 바란다.

4. 三陰交(補) — 白朮

1) 穴性, 藥性

三陰交에 補法을 사용하면 補脾益血하므로 임신의 要穴이 된다. 이 穴은 補三陰, 益陽, 壯精, 生氣血, 燥濕祛濕, 利水止汗의 효능이 있는데, 白朮 또한 이와 유사하게 補脾益氣, 燥濕利水, 固表止汗의 효능을 지니고 있다. 歸經을 살펴보면 三陰交는 脾經에 속하고, 白朮은 脾經, 胃經에 入한다. 效能分類를 살펴보면 三陰交와 白朮은 모두 補氣生血類에 속한다.

2) 臨床應用

- 三陰交(補) 임상응용

(1) 脾胃虛寒에 의해 발생한 泄瀉에 쓰인다.

처방 예: 隱白, 足三里, **三陰交**를 모두 補한다.

(2) 만성 水腫에 쓰인다.

처방 예: 腎兪, 氣海兪, 膀胱兪, 脾兪, 足三里, **三陰交**에 모두 뜸을 뜬다.

(3) 태아를 안정시키는 데 쓰인다(安胎).

처방 예: 合谷(瀉)[1], **三陰交(補)**[2]

- 白朮 임상응용

(4) 脾胃虛寒에 의한 泄瀉를 치료한다.

처방 예: 人參, **白朮**, 乾薑, 甘草 (『傷寒論』의 理中湯)

(5) 사지의 腫滿에 쓰인다.

처방 예: **白朮**, 茯苓, 大腹皮, 生薑皮, 五加皮, 地骨皮 (『全生指迷方』의 白朮散)

(6) 태아를 안정시키는 데 쓰인다.

처방 예: **白朮**[1], 黃芩[2] (『珍珠囊』)

3) 해설

(3) 安胎를 위해서 예로부터 [1][2]合谷에 瀉法을 쓰고 三陰交에 補法을 사용하였다. [2]三陰交는 補脾養血하기 때문에 예로부터 임신과 관련해서 매우 중요시했던 穴 중 하나인데, 三陰交의 安胎능력은 [1]合谷의 清熱작용에 의해 더욱 증폭된다.

이에 대해 徐靈胎는 "여자가 임신을 하게 되면 배아에 있는 眞陽이 매일 엄마의 血(囟血)을 흡수하면서 계속 자라나기 때문에 陽은 매일 왕성해지고 陰은 매일 쇠약해진다. 대부분의 유산(半産滑胎)은 모두 火가 盛하고 陰이 쇠약해져서 태아의 형체를 완벽하게 만들어 낼 수 없어서 발생하는 것이다(婦人懷孕中一點眞陽, 日吸囟血以養, 故陽日盛而陰日衰, 凡半産滑胎, 皆火盛陰衰, 不能全其形體故也)"라고 하였고, 葉天士 또한 "태아는 찬 기운을 얻으면 안정을 찾게 된다(胎得凉而安)"라고 하였다.

(6) 安胎에 쓰이는 본초 처방에서 ①②白朮에 黃芩을 배합하는 것도 바로 ②黃芩의 清熱작용을 활용하기 위해서이다. 또한 脾는 後天을 주관하고 生化작용을 하므로 ①白朮을 통해 補脾하여 養胎하는 것이다.

(6)의 ①②白朮-黃芩의 조합과 (3)의 [1][2]合谷-三陰交의 조합을 비교해 보면 安胎 작용을 하는 원리가 매우 유사하기 때문에 이 둘을 함께 사용했을 시 安胎의 효과를 크게 증폭시켜 줄 수 있다. 본초의 효능과 경혈의 穴性을 비교해 보자면 合谷의 효능은 黃芩과 흡사하고, 三陰交의 효능은 白朮과 흡사하다. 또한 白朮은 燥한 성질이 있으나 黃芩이 이를 고르게 하고(平), 마찬가지로 三陰交는 溫한 성질이 있으나 合谷이 이를 조화롭게(和) 한다.

5. 足三里(補)+三陰交(補) — 甘草

1) 穴性, 藥性

足三里는 胃腑를 조절하는 중추로서 胃氣를 적절하게 升降해 주는 작용을 하며, 三陰交는 肝, 脾, 腎을 조절하는 중추로서 補脾益氣, 淸熱解毒, 止咳의 작용을 한다. 이와 유사한 甘草는 補脾益氣, 淸熱解毒, 潤肺止咳, 調和諸藥의 효능을 지니고 있다. 歸經을 살펴보면 足三里는 胃經에 속하고 三陰交는 脾經에 속하며, 甘草는 12經에 모두 入한다. 效能分類를 살펴보면 足三里와 三陰交의 배합은 甘草와 마찬가지로 補氣類에 속하게 된다.

2) 臨床應用

- 足三里(補)+三陰交(補) 임상응용

(1) 脾胃虛弱, 氣血虧薄에 쓰인다.

처방 예: <u>足三里</u>[1], <u>三陰交</u>[2]

(2) 성병이 걸려 발생한 毒瘡에 쓰인다.

처방 예: 曲池, <u>三陰交</u>, <u>足三里</u>, 委中

(3) 咳嗽에 쓰인다.

처방 예: 肺兪, 脾兪, 中脘, <u>足三里</u>, <u>三陰交</u>

- 甘草 임상응용

(4) 脾胃不足, 氣虛脾虛에 쓰인다.

처방 예: <u>甘草</u>[1], 白朮[2], 茯苓[3], 人參[4] (『太平惠民和劑局方』의 四君子湯)

(5) 痘瘡(천연두)이 생겨 갈증이 나는 증상에 쓰인다.

처방 예: <u>甘草</u>, 天花粉 (『直指方』)

(6) 소아의 熱嗽에 쓰인다.

처방 예: <u>甘草</u>를 豬膽汁에 담궈 숙성시킨 후 환으로 만들어 복용한다(『聖惠方』

의 涼膈丸).

(7) 甘草는 甘味가 강해 기타 약물의 극렬한 성미를 완화시키는 작용이 있어 調和諸藥한다.

3) 해설

(1)은 脾胃虛弱, 氣血虧薄을 치료하는 경혈처방으로, [1]足三里는 升陽益胃하고 [2]三陰交는 滋陰健脾하므로, 陰陽相配의 원리에 의해 脾胃虛弱, 氣血虧薄, 虛損과 같은 증상에 절대 빠질 수 없는 조합이 된다. 만약 胃濁脾弱이 있으면서 陽亢陰虧를 겸하면 補陰하면서 淸導하여야 하므로 三陰交를 補하고 足三里를 瀉한다. 陽虛氣乏이나, 風濕客邪가 침입하여 痺症으로 腿膝의 麻木, 疼痛이 있으면 足三里로 陽氣를 진작시키고 三陰交로 陰血을 모아(合血) 舒經理痺하는 것도 매우 효과적이다.

(4)는 脾胃不足, 氣虛脾虛를 치료하는 본초처방으로, ①甘草는 補脾益氣, 補中和胃하며, ②白朮은 性味가 苦溫하여 健脾燥濕하고 氣의 운행을 보조해 주기 때문에 (1)의 [2]三陰交가 하는 역할과 매우 유사한 작용을 한다. ③茯苓은 性味가 甘淡하여 白朮을 도와 健脾滲濕하며, ④人參은 性味가 甘溫하여 扶脾養胃하고 補中益氣하게 된다.

위에 언급한 네 가지 약을 함께 사용하면 甘溫한 性味를 통해 益氣하고 健脾養胃하는 효능을 얻을 수 있다. 모든 脾胃氣虛, 健運失調, 食少便溏 등의 증상에는 모두 이 처방을 토대로 加減하여 사용할 수 있을 것이다.

이상의 내용은 脾胃虛弱, 氣血虧薄을 치료하는 경혈처방과 脾胃不足 및 氣虛脾虛를 치료하는 본초처방을 예로 든 것이다. 경혈-본초 결합치료를 할 때 참고하기 바란다.

<표 14-1> 補氣類에 속한 經穴과 本草의 효능 비교

	經穴/本草	분류	歸經	효능	性味/해설	임상응용
1	人蔘	補氣	脾, 肺	大補元氣, 補氣益氣, 生津, 寧神益智	甘, 微苦, 微溫	①性味가 甘溫하여 元氣를 크게 補해 주기 때문에 氣脫과 같은 위급한 상황을 벗어날 수 있게 해 준다. ②補脾益氣의 효능이 있는데, 이 본초는 脾胃의 元氣를 고무시켜 주기 때문에 脾胃衰弱, 飮食不振, 泄瀉 및 嘔吐에 특히 강력한 치료효과를 보인다. ③肺虛氣喘에 쓰인다.
	神闕(灸) + 氣海(灸)		任脈	大補元氣, 固元氣, 益腎振陽, 生津, 寧神益智	神闕과 氣海에 뜸을 뜨면 元氣를 크게 補해 줄 수 있다.	①中風과 같은 脫證에 사용하여 回陽固脫한다: 神闕(소금가루로 배꼽을 편평하게 메운 후 뜸을 뜬다) 氣海, 關元에 땀이 멈추고 사지가 따뜻해지며 脈이 다시 돌아올 때 까지 艾炷灸을 뜬다. ②虛證의 嘔吐: 中脘, 神闕, 氣海, 胃兪, 膻中, 內關, 三陰交에 모두 뜸을 뜬다. ③肺虛氣喘: 腎兪. 神闕, 氣海, 關元, 兪府, 豊隆, 肺兪에 모두 뜸을 뜬다.
2	黃芪	補氣	脾, 肺	補氣升陽, 固表止汗, 托毒排膿, 利水退腫	甘, 微溫	①益氣작용이 있어서 氣虛衰弱증에 강력한 補氣작용이 있다. ②身體衰弱, 表氣不固에 의해 발생한 自汗에 쓰인다. ③癰疽가 있는데 正氣가 부족하여 久不潰破, 潰久不斂한 상황에 쓰인다. ④補氣運陽利水의 작용이 있기 때문에 虛證의 風濕, 水腫을 치료한다.
	膻中(灸) + 隱白(補)		任脈, 脾	補氣升陽, 固表, 利水退腫	膻中에 뜸을 떠서 溫補를 하고 隱白을 補하면 효과적으로 補氣升陽 할 수 있다.	①氣虛로 인해 발생한 脾胃虛弱, 飮食不化, 腹痛泄瀉 등의 증상을 치료한다: 膻中, 隱白에 모두 뜸을 뜨고 足三里, 三陰交, 氣海, 關元, 陰陵泉을 모두 補한다. ②五勞羸瘦, 表氣不固: 足三里, 膏肓, 膻中, 隱白, 顚百勞. ③氣道의 壅塞不通 및 中焦가 阻滯되어 발생한 氣臌(전신부종): 膻中, 氣海에 모두 뜸을 뜨고 中脘, 內關, 足三里, 隱白에 자침한다.

	經穴/本草	분류	歸經	효능	性味/해설	임상응용
3	山藥	補氣	肺, 脾, 腎	補脾胃, 益肺腎	甘, 平	①脾虛胃弱하여 발생한 少食體倦 및 泄瀉에 쓰인다. ②또한 消渴을 치료하는 데 쓰인다.
	公孫(補)+三陰交(補)		脾	補中土, 運脾陽, 益肺腎	補法을 사용한다.	①脾虛胃弱에 의해 발생한 泄瀉: 天樞, 氣海, 中脘, 足三里, 公孫, 三陰交, 大腸兪에 모두 뜸을 뜬다. ②消渴에 쓰인다: 隱白, 公孫, 三陰交, 商丘, 然谷, 勞宮, 太衝.
4	白朮	補氣生血	脾, 胃	補裨益氣, 燥濕利水, 固表止汗	苦, 甘, 溫	①脾胃虛弱으로 인한 少食脹滿, 泄瀉에 쓰인다. ②水濕이 停留되어 발생한 腫滿에 쓰인다. ③白朮은 黃芩을 도와 安胎를 하며 또한 表虛自汗에 쓰인다.
	三陰交(補)		脾	補三陰, 益陽, 壯精, 生氣血, 燥濕祛濕, 利水止汗	補法을 사용하면 補脾益血하기 때문에 임산부에 흔히 사용한다.	①脾胃虛寒으로 인한 泄瀉: 隱白, 足三里, 三陰交를 모두 補한다. ②만성 水腫, 脹滿: 腎兪, 氣海兪, 膀胱兪, 脾兪, 足三里, 三陰交에 모두 뜸을 뜬다. ③安胎: 合谷(瀉), 三陰交(補)
5	甘草	補氣	12經	補裨益氣, 清熱解毒, 潤腸止咳, 調和諸藥	甘, 平	①脾胃不足, 脾虛胃弱, 血虛 등의 증상에 쓰인다. ②瘡瘍腫毒에 쓰여 清熱解毒한다. ③咳嗽喘息에 쓰여 調和諸藥을 한다. ④甘草節은 癰疽腫毒을 치료할 수 있다.
	足三里(補)+三陰交(補)		脾, 胃	補裨益氣, 生氣血, 清熱解毒, 止咳. 足三里는 土中眞土이며 三陰交는 肝, 脾, 腎이 만나는 곳이다.	足三里는 升氣와 降氣를 동시에 해 줄 수 있으며, 三陰交는 清熱解毒의 효능이 있다.	①脾胃가 虛弱하고 不足하거나 脾虛胃弱한 증상에 쓰인다: 足三里, 三陰交를 모두 補한다. ②咳嗽: 肺兪, 脾兪, 中脘, 足三里, 三陰交. ③이 외 腫毒에도 쓰인다: 曲池, 足三里, 三陰交, 委中

제2절 補陽類

陽虛에는 心陽虛, 脾陽虛, 腎陽虛가 있다. 이 중 腎은 先天之精이 生化하는 근원이기 때문에 補陽類에 속한 경혈과 본초는 주로 腎陽을 따뜻하게 하며, 溫腎壯陽, 補精髓, 强筋骨의 효능이 있어서 陽痿, 腰膝軟弱, 冷痛, 小便頻數, 遺尿 등 腎陽不足에 의해 발생하는 병증을 치료하게 된다. 또한 腎水가 쇠약해서 脾土를 溫運하지 못하면 泄瀉가 발생하며, 腎氣가 不足하여 攝納기능이 제 역할을 못하면 喘促이 쉽게 발생하기 때문에 補陽類에 속한 경혈과 본초는 泄瀉와 氣喘을 치료하기도 하다.

이 분류에 속한 경혈과 본초를 陰虛火盛한 자에게 사용하면 火邪를 도와 陰을 크게 상할 수 있으므로 주의해야 한다.

본 절에서는 補陽類에 속한 일부 경혈과 본초를 穴性과 藥性에 따라 비교 대조하고, 경혈과 본초의 공통적인 효능에 따라 처방과 운용방법을 설명하였다.

또한, 본 절에서 논의한 내용을 본 절의 맨 뒤 〈표 14-2〉에 요약 정리하여 제시하였다.

1. 命門(灸) — 鹿茸

1) 穴性, 藥性

命門은 督脈에 속한 經穴로서 이 穴에 뜸을 뜨면 腰脊을 튼튼히 하고 精髓를 새로 생성해 주며 溫補腎陽의 작용을 하게 된다. 그렇기 때문에 命門과 鹿茸은 모두 督脈을 補하고 壯元陽, 生精髓, 健骨의 효능을 나타내게 된다. 歸經을 살펴보면 命門은 督脈에 속하고, 鹿茸은 肝, 腎經에 入한다. 效能分類로 볼 때, 命門에 뜸을 뜨면 補陽類에 속하고, 鹿茸 또한 補陽類의 본초에 속한다.

2) 臨床應用

- **命門(灸) 임상응용**

(1) 腎虛腰痛에 흔히 쓰인다.

처방 예: <u>**命門(灸)**</u>[1], 足三里[2], 腎兪[3], 腰陽關[4], 白環兪[5], 上髎[6], 章門[7], 脾兪[8], 復溜[9]에 모두 뜸을 뜬다.

- **鹿茸 임상응용**

(2) 腎虛腰痛에 많이 쓰인다.

처방 예: <u>**鹿茸**</u>[1], 菟絲子[2], 小茴香[3], 羊腎[4] (『本事方』의 鹿茸丸)

3) 해설

(1)은 腎虛腰痛을 치료하는 경혈처방으로, [1]命門은 이 처방의 맨 첫 번째로 쓰이게 된다. 허리(腰)는 腎의 府이며 腎은 骨髓를 주관하므로 腎精이 부족하면 骨髓를 제대로 채워주지 못하기 때문에 腰痛 및 腿膝의 무력증상이 발생하는데, 이것이 腎虛腰痛이다. 命門은 督脈의 要穴 중 하나이며 督脈은 陽脈의 바다(陽脈之海)이므로, 命門은 壯元陽, 生精髓, 强筋骨의 효능을 갖는다. 또한 命門에 뜸을 뜨면 督脈을 溫補하고 補陽益腎, 生精壯髓하여 腎과 骨을 튼튼히 해 주기 때문에 腰痛을 효과적으로 치료할 수

있다. [2]足三里는 胃經에 속하는데 胃는 五臟六腑의 바다이며, 특히 命門과 함께 배합하여 전신의 元陽을 키워 주고 臟腑의 虧損을 補해 주게 된다. [3]腎兪는 虛勞를 치료하고 腎虛를 補해 주며, [4][5]腰陽關과 白環兪는 强腰脊, 補勞損, 祛虛風의 작용을 한다. [6]上髎는 八髎穴 중 하나인데 腰痛을 주로 치료한다. [7]章門은 足少陽膽經과 足厥陰肝經이 만나는 곳이고 脾의 募穴이며 특히 八會穴 중 臟會로 모든 五臟의 病에 이 穴을 쓸 수 있다. 또한 이 穴은 腰痛과 腰脊冷痛에 매우 좋은 효과를 가지고 있기도 한다. [8]脾兪는 腰脊의 氣脹을 치료하고, [9]復溜는 腎經의 虛損을 補益해 준다.

위에 언급한 경혈에 모두 뜸을 뜨게 되면 腎의 元陽을 溫補하고 强腰健膝, 生精益髓하기 때문에 腎虛腰痛을 효과적으로 치료할 수 있다.

(2)는 腎虛腰痛을 치료하는 본초처방으로, ①鹿茸은 督脈을 補하고 壯元陽, 生精髓, 强筋骨의 효능이 있기 때문에 君藥으로 사용되었다. ②菟絲子는 肝經과 腎經에 들어가기 때문에 肝腎을 효과적으로 補해 주는 본초 중 하나인데, 특히 이 본초는 陰을 補益해 주면서(益陰) 陽氣를 공고히 하기 때문에(固陽) 肝腎不足에 의해 발생하는 陽痿, 小便頻數淋瀝, 遺精 및 腎虛腰痛에 흔히 쓰이며, 이 처방에서는 臣藥으로 사용되었다. ③茴香 또한 肝腎經에 들어가며, 동시에 脾, 胃經에 들어가 理氣止痛의 효능이 있어 佐藥으로 사용되었으며, ④羊腎은 溫補腎陽의 효능이 있어서 使藥으로 사용되었다.

위와 같이 君臣佐使로 배합된 네 가지 본초를 함께 사용하면 腎虛腰痛을 효과적으로 치료할 수 있다.

참고

腎虛腰痛은 크게 腎陽虛와 腎陰虛로 나눌 수 있다. 腎陽虛로 치우쳐 있으면 少腹拘急, 面色㿠白, 手足不溫, 脈沉細, 舌色淡 등의 증상이 나타나고, 腎陰虛로 치우쳐 있으면 心煩失眠, 口燥咽乾, 面色潮紅, 五心煩熱, 脈細數, 舌色紅 등의 증상이 나타난다. 치료 시 腎陽虛에는 溫補腎陽을, 腎陰虛에는 滋陰淸火를 해야 하며, 또한 腎陽虛와 腎陰虛를 구분하는 것도 매우 중요하다.

2. 腎兪(灸) — 肉蓯蓉

1) 穴性, 藥性

腎兪(灸)와 肉蓯蓉은 모두 補腎壯陽, 溫潤通便의 효능이 있다. 歸經을 살펴보면 腎兪는 膀胱經에 속하고, 肉蓯蓉은 腎, 大腸經에 入하며, 效能分類를 살펴보면 腎兪(灸)와 肉蓯蓉은 모두 補陽類에 속한다.

2) 臨床應用

- 腎兪(灸) 임상응용
  - (1) 腎虛陽痿에 흔히 쓰인다.
    처방 예: **腎兪(灸)**[1], 命門(灸)[2], 腰陽關(刺鍼)[3], 關元(灸)[4], 中極(뜸을 많이 뜬다)[5]
  - (2) 腎兪는 그 性이 溫潤하므로 益脈通陽의 효능이 있어 通降하면서도 津液을 손상시키지 않는다. 따라서 便秘를 치료하는 데 매우 좋은 효과가 있다.

- 肉蓯蓉 임상응용
  - (3) 腎虛陽痿에 쓰인다.
    처방 예: **肉蓯蓉**[1], 菟絲子[2], 熟地黃[3], 五味子[4] (『證治准繩』의 肉蓯蓉丸)
  - (4) 便秘에 흔히 쓰인다.
    처방 예: **肉蓯蓉**, 火麻仁, 沈香을 丸으로 만들어 복용한다.

3) 해설

(1)은 腎虛陽痿를 치료하는 경혈처방으로, 맨 먼저 [1]腎兪를 취하라고 하였다. 陽痿는 남성의 성기가 발기되지 않거나, 혹은 성교 시 단단해지지 않는 질환이다. 이에 대해 『內經』에서는 "陰痿"라고 하였는데, 張景岳은 "陰痿는 양물(성기)이 발기가 되지 않는 것이다("陰痿"者陽不擧也)"라고 하여 陰痿가 곧 陽痿라고 설명하였으며, 또한 역대 의가들은 이 증상의 대다수가 肝, 腎, 陽明 三經과 관련되어 있다고 인식하였다.

腎兪는 補腎壯陽의 작용이 매우 강력하기 때문에 이 처방에서 맨 먼저 사용되었다. [2]命門은 督脈에 속하고 督脈은 전신의 陽을 주관하므로, 이 穴에 뜸을 뜨면 腎陽을 溫補하고 强腰脊, 生精髓, 壯元陽의 효과를 얻을 수 있다. [3]腰陽關은 肝膽을 補益하여 風痺를 치료하고 腎兪와 命門을 도와 腎을 强하게 한다. [4]關元은 三陰과 任脈이 만나는 곳으로 精이 저장되는 곳이기 때문에 이곳을 통해 滋陰生精할 수 있다. [5]中極 또한 三陰과 任脈이 만나는 곳으로 이곳에 뜸을 뜨면 關元과 유사하게 益腎滋陰한다.

위에 언급된 경혈들을 사용하여 腎虛陽痿를 효과적으로 치료할 수 있다.

(3)은 腎虛陽痿를 치료하는 본초처방이다. ①肉蓯蓉은 처방의 主藥으로 사용되었는데, 이 약은 鹹味가 있어 그 기운이 腎에 들어가기 때문에 매우 뛰어난 補腎壯陽의 효과가 있다. ②菟絲子는 肝腎을 補해 주고 益陰固陽하기 때문에 肝腎不足으로 인해 발생한 陽痿를 치료하는 주요 본초이다. ③熟地黃은 肝, 腎經에 들어가 補血작용을 통해 滋陰하며, 骨髓를 채워 주고, 精血을 만들어 주며, 五臟의 內傷과 不足을 補해 준다. ④五味子는 肺, 腎經에 들어가 斂肺滋腎, 澁精止瀉하는데, 특히 이 본초는 五味를 모두 갖추고 있어서 益氣生津하고 强陰澁精하며 흩어진(耗散) 氣를 모아 주고 부족한 元陽을 補해 준다.

위에 언급한 본초를 함께 사용하면 腎虛로 인해 발생한 陽痿를 이상적으로 치료할 수 있을 것이다.

이상의 내용은 腎虛陽痿를 치료하는 본초처방과 경혈처방을 예로 든 것으로, 경혈-본초 결합치료를 할 때 응용하기 바란다.

참고

陽痿는 감정과 욕심에 충실하다 보니 命門火가 衰해지고, 精氣가 虛寒해져서 발생하거나, 思慮가 과다하고 우울한 감정이 心脾를 손상시켜서 발생하거나, 두려운 감정과 心悸로 인해 腎을 傷하여 발생하거나, 드물게는 濕熱에 의해 腎이 손상되어 宗筋이 늘어져서 痿證이 발생하기도 한다. 임상에서는 증상에 따라 변증하여 치료해야 할 것이다.

3. 腰陽關(補) — 鎖陽

1) 穴性, 藥性

腰陽關은 督脈에 속한 穴인데, 이 穴을 補하면 益精興陽의 효능을 얻게 되기 때문에 陽關이라 이름을 붙인 것이다. 腰陽關과 鎖陽은 모두 益精興陽, 潤燥養筋의 효능이 있다. 歸經을 살펴보면 腰陽關은 督脈에 속하고 鎖陽은 肝, 腎經에 入한다. 效能分類를 살펴보면 腰陽關과 鎖陽은 모두 補陽類에 속하게 된다.

2) 臨床應用

● 腰陽關(補) 임상응용

(1) 腎虛로 인한 痿證에 사용한다.

처방 예: **腰陽關**[1], 環跳[2], 陽陵泉[3], 足三里[4], 風市[5], 梁丘[6], 上巨虛[7], 懸鍾[8]

● 鎖陽 임상응용

(2) 腎虛로 인한 痿證에 주로 사용한다.

처방 예: **鎖陽**[1], 黃柏[2], 知母[3], 熟地黃[4], 龜板[5], 虎脛骨(대체약물 사용)[6], 當歸[7], 牛膝[8], 白芍[9], 陳皮[10] (朱丹溪의 虎潛丸)

3) 해설

腎虛痿證은 대부분 肝腎이 虧虛하여 精血이 筋骨과 經脈에 충분히 영양을 공급하지 못하여 점차적으로 발생하는 것이다. 腎은 精을 저장하는 역할을 하는데, 만약 腎이 虛하여 精을 제대로 저장하지 못한다면 遺精, 早泄과 같은 증상이 나타나게 된다. 또한 腎과 膀胱은 서로 表裏관계이기 때문에 腎이 虛하면 膀胱이 소변을 잡아주지 못하여(不約) 遺尿가 발생한다. 아울러 腰는 腎의 府가 되는데, 精이 虛하여 骨髓가 비게 되면 腰脊이 제대로 영양을 받지 못하여 痿軟이 발생하게 되는 것이다.

(1)은 腎虛痿證을 치료하는 경혈처방이다. [1]腰陽關에 補法을 사용하면 益精興陽, 潤燥養筋의 효능이 있어 처방의 맨 처음에 사용하도록 하였다. [2]環跳는 足少陽膽經과 足太陽膀胱經이 만나는 곳으로 痿證이나 濕痺가 생겨 몸을 움직이기 힘든 증상에 사용하면 强腰健膝의 효과를 얻을 수 있다. 다음으로 [3][4]陽陵泉과 足三里를 조합하였는데, 陽陵泉은 膽經의 要穴 중 하나로서(膽木), 足三里는 胃府를 조절하는 중추로서(胃土), 이 두 穴을 함께 사용하였다. 즉, [3]陽陵泉은 肝(淸淨之府)을 깨끗이 해 주고 肝火를 안정시켜 주며 上逆하는 氣를 아래로 내려줌으로써 膽汁이 정상적으로 胃로 분비되게 한다. 그러므로 木氣를 다스려 土氣를 이롭게 하는(從木疏土) 원리에 따라 膽(中精之府)으로서의 작용을 한다. 한편, [3][4]이 두 穴의 조합은 또한 매우 강력한 舒筋利節, 搜風祛濕의 효능이 있는데, [4]足三里는 通陽活血, 滲濕散寒의 효능이 있어 腎虛痿證에 사용하면 효과적으로 益腎興陽, 强筋壯骨, 舒筋利節하게 된다. [5]風市는 內風을 제거하여(搜風) 腿膝을 튼튼히 하며, [6]梁丘는 腰膝의 冷痺를 제거하고 [7]上巨虛는 臟氣의 不足을 보충함으로써 腰膝酸痛, 痿軟不仁을 치료한다. 마지막으로 [8]懸鍾을 취하는데, 懸鍾은 絶骨이라고도 부르며 八會穴 중 髓會이기 때문에 塡精生髓의 효능이 있다.

위에 언급한 경혈을 함께 사용하면 매우 효과적으로 腎虛痿證을 치료할 수 있게 된다.

(2) 腎虛痿證을 치료하는 처방인 虎潛丸에서 ②③④⑤黃柏, 知母, 熟地黃, 龜板 등은 모두 滋陰淸熱해 주는 본초로서 중요하게 사용되었다. ⑥虎骨은 壯筋骨의 효능이 있으며, ①鎖陽은 위에 언급한 네 가지 본초의 도움을 받아 더욱 강력하게 補腎益精興陽, 潤燥養筋하게 된다. 주의할 것은 鎖陽은 性이 溫하기 때문에 다량으로 쓰면 안 된다는 것이다.

만약 痿證이 오래되어서 陰의 損傷이 陽에까지 영향을 미치게 되면 陰陽이 모두 虛해지기 때문에 神倦, 怯寒, 舌淡紅, 脈沉細無力의 증상이 나타나게 된다. 이때에는 鹿角, 菟絲子 등을 사용하여 腎을 따뜻하게 해 주고 熟地黃, 龜板으로 滋陰해 줘야 하며, 黃芪나 肉桂 등의 본초를 적절하게 더하여 陽氣를 길러 줘야 할 것이다.

이상의 내용은 腎虛痿證을 치료하는 본초처방과 경혈처방을 예로 든 것으로 경혈-본초 결합치료를 할 때 참고하기 바란다.

참고

腎虛痿證의 치료에 대해서 『素問』에서는 "痿證을 치료할 때에는 오직 陽明을 取해야 한다(治痿獨取陽明)"라고 하였으며, 역대 의가들 또한 이에 따라 처방을 구성하였다. 소위 "오직 陽明을 取하라(獨取陽明)"는 말은 後天을 補益시키는 것을 치료원칙으로 삼으라는 것으로 해석이 가능하다. 이는 肺의 津液이 脾胃에서 기원하며, 肝腎의 精血 또한 脾胃의 끊임없는 보충에 의해 채워지기 때문이다. 그렇기 때문에 益胃養陰은 이 질환의 치료에 매우 중요한 역할을 하게 된다.

4. 腎兪(補法 자침 후 뜸)+陽陵泉 — 杜仲

1) 穴性, 藥性

腎兪에 補法을 사용한 후 다시 뜸을 뜨면 補腎壯陽의 효능이 있으며, 陽陵泉은 壯肝健骨한다. 이 두 穴의 조합과 杜仲은 모두 補肝腎, 壯筋骨, 養胎安胎의 효능이 있다. 歸經을 살펴보면 腎兪와 陽陵泉은 각각 膀胱經과 膽經에 속하며, 杜仲은 肝經과 腎經에 入한다. 效能分類를 살펴보면 腎兪와 陽陵泉의 조합은 杜仲과 마찬가지로 補陽類에 속한다.

2) 臨床應用

● **腎兪+陽陵泉 임상응용**

(1) 임신 중 발생하는 胎漏(漏下)에 쓰인다.

처방 예: **腎兪**[1], 太衝[2], **陽陵泉**[3], 復溜[4], 三陰交[5]에 침과 뜸을 뜬다.

● **杜仲 임상응용**

(2) **杜仲**[1]은 임신 중 발생하는 胎漏(漏下) 중에서 腎經의 虛寒에 의해 발생한 자에게 사용하는데, 매번 續斷[2]과 함께 사용한다.

3) 해설

(1)은 妊娠 胎漏를 치료하는 경혈처방으로, [1]腎兪에 補法과 뜸을 뜨면 강력한 補腎安胎의 효능을 얻을 수 있다. [3]陽陵泉은 平肝火의 효능이 있으므로, 陽陵泉을 사용하면 태아가 凉氣를 얻어 안정을 찾게 된다. 또한 [2]太衝은 예로부터 임신 후 발생한 胎漏(漏下)의 要穴이다. [4]復溜는 腎經의 要穴로서, 腎經이 虛弱하면 衝任이 자궁을 제대로 잡아 줄(約制) 수 없어서 漏下가 발생하기 때문에 復溜를 사용하여 虛弱한 腎經을 補益해 줘야 한다. 여기에 마지막으로 [5]三陰交를 사용하여 補脾養血하게 되면 胎漏(漏下)를 매우 효과적으로 치료할 수 있게 된다.

(2)는 腎經의 虛寒으로 인해 발생한 임신 중 胎漏(漏下)를 치료하는 본초처방으로, ①②杜仲과 續斷을 배합하였는데, ①杜仲은 肝腎을 補하고 몸의 하부 筋骨氣血로 바로 들어가는 성질이 있으며, ②續斷은 筋骨과 氣血의 사이를 補益하고 조리해 준다. 또한 ①②杜仲은 性味가 辛溫하고 續斷은 性味가 苦溫하기 때문에 腎經虛寒으로 인한 胎漏(漏下)에는 이 두 본초를 사용하여 胎元을 공고히 할 수 있다.

참고

임신 중 발생하는 胎漏(漏下)는 그 원인이 매우 복잡하다. 어떤 것은 氣血虛弱에 의해 발생하고, 어떤 것은 胎熱不安에 의해 발생하며, 어떤 것은 氣陷不升하여 血이 氣를 따라 虛脫하여 발생하기도 한다. 이 증상을 치료할 때에는 정확하게 변증시치를 해야 이상적인 치료효과를 얻을 수 있게 된다.

5. 懸鍾(補) + 中極(補) — 菟絲子

1) 穴性, 藥性

懸鍾은 八會穴 중 髓會로서 이 穴을 補하면 精髓를 補益해 줄 수 있다. 또한 中極을 補하거나 뜸을 뜨면 이와 유사하게 益精하고 氣血을 생성하는 효능을 얻을 수 있다. 따라서 懸鍾에 中極을 배합하면 菟絲子와 동일한 補肝腎, 益精髓의 효능을 얻게 된다. 歸經을 살펴보면 懸鍾은 膽經에 속하고 中極은 任脈에 속하며, 菟絲子는 肝經과 腎經에 入한다. 또한 效能分類를 살펴보면 懸鍾과 中極의 조합은 補陽類의 경혈에 속하게 되고, 菟絲子는 補陽類의 본초에 속한다.

2) 臨床應用

- **懸鍾(補)+中極(補) 임상응용**

  (1) 陽痿에 흔히 쓰인다.

  처방 예: 陰谷, 三陰交, **絶骨**, 然谷, **中極**, 大敦에 자침한다.

  (2) 滑精의 치료에 쓸 수 있다.

  처방 예: 志室[1], 腎兪[2], **絶骨**[3], 關元[4], 足三里[5], 大赫[6], 三陰交[7], **中極**[8]에 모두 뜸을 뜬다.

- 菟絲子 임상응용

  (3) 陽痿를 치료하는 데 쓰인다.

  처방 예: 枸杞子, 覆盆子, **菟絲子(炒)**, 五味子(蒸), 車前子(鹽炒) (朱丹溪의 五子衍宗丸)

  (4) 腎氣不固로 인해 발생하는 滑精에 쓰인다.

  처방 예: **菟絲子**[1], 韭菜子[2], 牡蠣[3], 龍骨[4], 五味子[5], 桑螵蛸[6], 白石脂[7], 茯苓[8] (『濟生方』의 秘精丸)

3) 해설

(2)는 滑精을 치료하는 경혈처방으로, 먼저 [1]志室이 쓰였는데, 이 穴은 膀胱經에 속하며, 腎과 膀胱은 서로 表裏관계이다. 夢精이나 滑精은 대다수가 心腎不交로 인해 水虧火旺하여 命門(精室)을 요동하여 정자가 스스로 나오는 것이다(遺). 따라서 志室은 滑精遺精, 夢遺失精, 淋瀝陰痛을 치료하는 要穴이 된다. [2]腎兪는 腎臟의 虛勞를 補益해 주기 때문에 遺精夢泄에 빠질 수 없는 穴位이다. [3]絶骨은 八會穴 중 髓會이기 때문에 塡精益髓의 효능이 있고, [8]中極은 益精, 生氣血 하며, [4]關元은 陰精을 滋養해 준다. 다음으로 [5][7]足三里와 三陰交가 함께 쓰이는데 [5]足三里는 升陽益胃하며 [7]三陰交는 滋陰健脾하기 때문에 하나는 陽氣를 덥혀 주고 하나는 陰血을 조화롭게 하여 氣血虧薄에 의해 발생한 夢精과 滑精에 陰陽을 조화롭게 하여 치료하게 된다. [6]大赫은 陰關이라고도 부르는데, 이 穴은 腎經에 속하며 足少陽腎經과 任脈이 만나는 곳이기 때문에 남자 음경의 수축, 莖中痛, 虛勞로 인한 失精滑精에 매우 좋은 치료효과를 보인다.

위에 언급한 穴에 뜸을 떠서 모두 溫補하면 腎虛不固로 인한 滑精을 효과적으로 치료할 수 있다.

(4)는 腎氣不固로 인해 발생한 滑精을 치료하는 본초처방으로, ①菟絲子를 맨 처음에 사용하였다. 菟絲子는 補肝腎, 益精髓의 효능이 있어 滑精을 효과적으로 치료한다. ②韭菜子는 性味가 辛溫하고 肝腎에 들어가기 때문에 溫腎助陽, 固精의 효능이 있다. 또한 ③牡蠣는 肝, 膽, 腎經에 들어가기 때문에 陽氣가 浮越해서 발생하는 滑精, 遺精에 흔히 쓰이며, 특히 이 처방에서는 潛陽固澁의 효능을 갖는다. ④龍骨은 斂氣逐濕, 澁精止血의 효능이 있어서 夢遺 및 滑精에 매우 좋은 치료효과가 있다. ⑤五味子는 腎水를 滋養하여 津液을 생성하게 하며, 腎虛를 補益하여 滑精을 멈추게 한다. ⑥桑螵蛸는 益精氣하고 固腎하여 虛損과 滑精을 치료하며, ⑦⑧白(赤)石脂와 茯苓은 固澁작용을 통해 安神시켜 준다.

위에 언급한 본초들을 함께 사용하면 腎氣를 공고히 하여 滑精을 멈추게 한다.

이상의 내용은 滑精을 치료하는 본초처방과 경혈처방으로 경혈-본초 결합치료를 통해 滑精을 치료할 때 참고하기 바란다.

참고

滑精과 遺精의 차이에 대해 논하자면, 평상시에 꿈을 꾸다가 遺精하는 것은 夢精이라 하며, 꿈이나 야한 것을 접하지 않았는데도 정자가 스스로 배출되는 것을 滑精이라 한다. 이에 대해 『景岳全書』에서는 "夢精과 滑精은 모두 정액이 스스로 배출되는 병이다. 비록 증상은 다르나 발생하는 원리는 같다(夢遺滑精, 總皆失精之病, 雖其證有不同, 而所致之本則一)"라고 하여 夢精과 滑精은 輕重의 차이는 있지만 병이 생기는 원인은 같다는 것을 설명하였다.

滑精과 遺精은 임상에서 보통 세 종류로 분류할 수 있는데, 첫 번째는 心腎不交型이고, 두 번째는 腎虛不藏型, 세 번째는 濕熱內蘊型이다. 첫 번째 유형은 滋陰淸火의 치법으로 치료하며, 두 번째 유형은 壯水制火하면서 固攝하는 경혈 및 본초를 함께 배합하면 매우 효과가 좋다. 또한 세 번째 유형은 淸熱化濕의 치법을 위주로 접근해야 효과적으로 치료할 수 있다. 경혈-본초 결합치료를 할 때에는 정확하게 변증시치를 해야 이상적인 치료효과를 얻을 수 있을 것이다.

<표 14-2> 補陽類에 속한 經穴과 本草의 효능 비교

	經穴/本草	歸經	효능	性味/해설	임상응용
1	鹿茸	肝, 腎	補督脈, 壯元陽, 生精髓, 强筋骨	甘, 鹹, 溫	①元氣不足, 畏寒乏力, 四肢痿軟 및 소아의 발육부진에 쓸 수 있다. ②腎虛腰痛, 遺尿, 陽痿 등의 증상에 쓸 수 있다.
	命門	督脈		命門에 뜸을 뜨면 腰脊을 튼튼하게 해 주고 腎陽을 補益해 준다.	①元氣不足, 畏寒乏力 및 寒濕凝滯에 의해 발생한 痛經에 쓰인다: 命門, 帶脈, 關元. ②腎虛腰痛에 쓰인다: 命門, 足三里, 腎兪, 腰陽關, 白環兪, 上髎, 章門, 脾兪, 復溜에 모두 뜸을 뜬다.
2	肉蓯蓉	腎, 大腸	補腎壯陽, 溫潤通便	甘, 酸, 鹹, 溫	①주로 腎虛로 인한 陽痿, 腰膝冷痛 및 여자 불임(不育)에 쓰인다. ②性質이 潤하여 기운을 아래로 내려 주며 通便하는 효능이 있어서 腸燥便秘에 흔히 쓰인다.
	腎兪	膀胱		뜸을 뜬다.	①腎虛陽痿에 쓰인다: 腎兪, 命門, 腰陽關, 關元, 中極에 뜸을 많이 뜬다. ②腎兪는 性質이 溫潤하여 益陰通陽하고 기운을 通降해 주면서도 津液을 손상시키지 않는다. 그렇기 때문에 便秘에 매우 효과적이다.
3	鎖陽	肝, 腎	益精興陽, 潤燥養筋	甘, 溫	이 본초는 益陰興陽, 養筋起痿의 효능이 있어서 腎虛로 인해 발생하는 痿證에 흔히 쓰인다.
	腰陽關	督脈		腰陽關은 督脈에 속하여 益精興陽하기 때문에 陽關이란 이름이 붙었다.	腎虛證에 흔히 쓰인다: 腰陽關, 環跳, 陽陵泉, 足三里, 風市, 梁丘, 上巨虛, 懸鐘.

	經穴/本草	歸經	효능	性味/해설	임상응용
4	杜仲	肝, 腎	補肝腎, 壯筋骨, 安胎	甘, 微辛, 溫	①이 본초는 補肝腎의 효능이 있으며, 주로 健骨强筋을 하기 위해 사용한다. 腎虛腰痛, 腰膝乏力 등의 증상에 肝腎을 補해 주는 본초와 함께 배오된다. ②腎經의 虛寒에 의해 발생한 妊娠漏血, 胎動不安에 續斷과 함께 배합된다.
	腎兪(補) + 陽陵泉(灸)	膀胱, 膽		腎兪에는 補法과 灸法을 사용하고 陽陵泉에는 灸法을 사용한다.	①腎虛腰痛, 腿膝酸痛 등의 증상에 쓰인다: 命門, 足三里, 腎兪, 白環兪, 環跳, 陽陵泉, 丘墟. ②妊娠漏下: 腎兪, 太衝, 陽陵泉, 復溜, 三陰交.
5	菟絲子	肝, 腎	補肝腎, 益精髓	辛, 甘, 平	①이 본초는 매우 효과적으로 腎을 補해 주고 精을 補益하거나 공고히 해 주기 때문에 肝腎不足에 의해 발생한 陽痿에 흔히 쓰인다. ②또한 腎虛에 의해 발생한 滑精에도 흔히 쓰인다.
	懸鍾(補) + 中極(灸)	膽, 任脈		懸鍾은 八會穴 중 髓會이기 때문에 이 穴에 補法을 사용하면 精髓를 補益해 주며 中極 (灸)은 益精, 生氣血의 작용을 한다.	①陽痿: 陰谷, 三陰交, 懸鍾, 然谷, 中極, 大敦. ②腎虛로 인해 발생한 滑精: 志室, 腎兪, 懸鍾, 關元, 足三里, 大赫, 三陰交, 中極에 모두 뜸을 뜬다.

제3절 補血類

補血類의 경혈과 본초는 血虛에 의해 유발된 질환에 사용된다. 옛 의가들이 말한 血에 관한 五臟의 작용은 "心主血, 脾統血, 肝藏血"이 있다. 그러므로 補血類에 속한 경혈과 본초는 대부분 心, 肝, 脾 三經과 관련이 있다. 血虛의 일반적인 증상은 面色無華, 唇爪蒼白, 目眩耳鳴, 心悸 등이며, 여성에게는 月經不調 등이 함께 나타날 수 있다. 補血類의 경혈과 본초는 위에 언급한 증상이 있을 때 사용하게 되는데, 만약 血虛에 氣虛를 兼하고 있다면 補氣類에 속한 경혈 및 본초를 배오해야 하며, 血虛에 陰虛를 兼하고 있다면 補陰類에 속한 경혈과 본초를 배오해야 한다.

補血類에 속한 경혈과 본초는 濕滯中滿, 食少便溏이 있을 때에는 사용하면 안 되며, 脾胃가 虛弱한 자는 반드시 健脾胃 작용이 있는 경혈 및 본초를 함께 사용해야 한다.

補血類의 경혈과 본초 중 다수는 補陰의 효능 또한 지니고 있어서 補陰類로 사용할 수도 있으므로, 본 절의 내용을 볼 때에는 다음 절에 있는 補陰類의 경혈과 본초도 함께 참고하는 것이 좋다.

본 절에서는 補血類에 속한 일부 경혈과 본초를 穴性과 藥性에 따라 비교 대조하고, 경혈과 본초의 공통적인 효능에 따라 처방과 운용방법을 설명하였다.

또한, 본 절에서 논의한 내용을 본 절의 맨 뒤 〈표 14-3〉에 요약 정리하여 제시하였다.

1. 中極(灸) — 熟地黃

1) 穴性, 藥性

中極은 任脈에 속하는데 任脈은 전신의 陰을 주관하기 때문에 中極에 뜸을 뜨면 강한 補血滋陰의 효과를 얻을 수 있다. 中極(灸)과 熟地黃은 모두 補血滋陰, 調經止痛의 효능이 있다. 歸經을 살펴보면 中極은 任脈에 속하고 熟地黃은 肝, 腎 三陰經에 入한다. 效能分類를 살펴보면 中極은 補血類의 경혈에 속하며, 熟地黃 또한 補血類의 본초에 속한다.

2) 臨床應用

● **中極(灸) 임상응용**

(1) 血脈이 고갈되어 발생하는 月經不調에 흔히 쓰인다.

처방 예: 脾兪[1], 腎兪[2], 中脘[3], **中極**[4], 氣海[5], 足三里[6], 帶脈[7], 肝兪[8], 關元[9], 三陰交[10]

(2) 盜汗에 쓰인다.

처방 예: 陰郄, 足五里, 間使, **中極**, 氣海

● **熟地黃 임상응용**

(3) 血虛로 인해 발생한 月經不調에 쓰인다.

처방 예: 當歸[1], **熟地黃**[2], 芍藥[3], 川芎[4] (『太平惠民和劑局方』의 四物湯)

(4) 腎陰不足에 의해 발생한 盜汗에 쓰인다.

처방 예: **熟地黃**, 山茱萸, 山藥, 澤瀉, 茯苓, 牧丹皮 (『小兒藥證直訣』의 六味地黃丸)

3) 해설

(1) 月經不調를 치료하는 경혈처방에서 [1]脾兪는 脾統血의 원리에 따라 月經不調 및 痃癖積聚와 같은 瘀血증상에 대하여 行瘀破血의 효능을 나타낸다. [2]腎兪는 腎의 虛함을 補益하고 腎臟의 寒氣를 제거하여 活血通經하게 한다. [3]中脘은 八會穴 중 腑會이며 胃의 募穴로 이 穴을 補하면 胃氣를 튼실하게 하고 寒邪를 흩어지게 한다. [4]中極은 補血滋陰하며, [5]氣海는 陽氣를 진작시키고 [6]足三里는 升陽益胃작용을 통해 氣를 補益해 주며(益氣), [10]三陰交는 滋陰健脾작용을 통해 血을 생성한다. [7]帶脈은 예로부터 여자의 月經不調나 小腹痛, 裏急後重, 赤白帶下에 쓰였으며, [8]肝兪는 肝藏血의 원리에 따라 疏肝理氣하여 血의 운행을 이롭게 한다. 마지막으로 [9]關元은 三陰經과 任脈이 만나는 곳으로 이 穴을 통해 滋養腎陰할 수 있다.

위에 언급한 穴들을 함께 사용하면 月經不調를 효과적으로 치료할 수 있다.

(3)은 月經不調를 치료하는 본초처방으로, ①熟地黃은 滋陰補血하고, ②當歸는 養血和血하며, ③芍藥은 合營理血하고, ④川芎은 行氣活血한다. 본초의 配伍원리에 대해 말하자면, ①③熟地黃과 芍藥은 血中의 血藥이며, ②④川芎과 當歸는 血中의 氣藥으로, 함께 사용하면 能히 補하면서도 滯하지 않고 營血을 조화롭게 할 수 있다. 이에, 血虛에 補血할 수 있을 뿐 아니라 血滯와 같은 증상에도 또한 가감하여 사용할 수 있어, 여기에서와 같이 月經不調에 쓸 수 있는 것이다.

이상의 내용은 月經不調를 치료하는 본초처방과 경혈처방을 예로 든 것이다.

참고

月經不調는 임상에서 증상에 따라 여러 분류로 나눌 수 있는데, 보통 月經先期, 月經後期, 月經先後無定期, 月經過多, 月經過少 등이 있다. 경혈-본초 결합치료를 할 때에는 정확히 변증을 한 후 치료에 임해야 할 것이다.

2. 太衝+肝兪 — 白芍藥

1) 穴性, 藥性

太衝은 通經止痛, 淸血生血, 凉血養肝의 효능이 있고, 肝兪는 養血斂陰, 平抑肝陽의 효능이 있다. 그러므로 太衝에 肝兪를 배합하면 白芍藥과 유사한 柔肝止痛, 養血斂陰, 平抑肝陽의 효능을 얻게 된다. 歸經을 살펴보면 太衝은 肝經에 속하고 肝兪는 膀胱經에 속하며, 白芍藥은 太衝과 마찬가지로 肝經에 入한다. 效能分類를 살펴보면 太衝과 肝兪의 배합은 補血類에 속하고, 白芍藥 또한 補血類에 속한다.

2) 臨床應用

- **太衝+肝兪 임상응용**

(1) 月經不調, 漏下 등의 증상에 쓰인다.

처방 예: 氣海, 脾兪, 三陰交, **太衝**, 肝兪, 關元, 氣海

(2) 肝陽亢盛에 의해 발생한 眩暈에 쓰인다.

처방 예: 百會(灸)[1], 神庭(灸)[2], 太陽[3], 足三里[4], **太衝**[5], 肝兪[6], **腎兪**[7], 然谷[8], 大敦[9], 隱白[10]

- **白芍藥 임상응용**

(3) 月經不調나 崩漏에 흔히 쓰인다.

처방 예: 熟地黃, 當歸, **白芍藥**, 川芎

(4) 肝陽亢盛에 의해 발생하는 頭痛, 眩暈에 쓰인다.

처방 예: 羚羊角(대체약물 사용)[1], 桑葉[2], 川貝母[3], 鉤藤[4], 菊花[5], 甘草[6], **白芍藥**[7], 竹茹[8], 茯苓[9], 生地黃[10]

3) 해설

(2)는 肝陽亢盛에 의한 頭痛, 眩暈을 치료하는 경혈처방으로, 먼저 [1]百會에 뜸을

뜨게 되는데, 이 穴은 手三陽, 足三陽, 督脈이 만나는 곳이기 때문에 頭風, 頭痛目眩과 같은 증상을 치료하는 데 특효가 있다. [2]神庭은 足太陽膀胱經과 督脈이 만나는 곳으로서 이곳에 뜸을 뜨면 寒熱頭痛이나 頭風目眩을 치료할 수 있다. [3]太陽은 經外奇穴 중 하나로서 이곳에 2~3分 깊이 정도 자침을 하거나 三稜鍼으로 刺出血시키면 頭痛을 매우 효과적으로 치료할 수 있다. [4]足三里는 通陽活血하며, [5]太衝은 肝經에 속하여 行血通瘀작용을 통해 통증을 사라지게 하고 [6]肝兪는 疏肝, 降逆氣의 효능이 있다. [7]腎兪는 虛損된 腎을 補益해 주며, [8][9]然谷과 大敦은 補腎益肝, 平抑肝陽한다. 마지막으로 [10]隱白은 脾氣를 운행하여 氣가 원활하게 흐르게 함으로써 血行을 개선시키며, 氣血이 순조롭게 통하면 頭痛과 目眩, 眩暈과 같은 증상은 자연스럽게 사라지게 된다.

(4)는 肝陽亢盛에 의한 頭痛, 眩暈을 치료하는 본초처방으로, ①②④⑤羚羊角, 鉤藤, 桑葉, 菊花는 凉肝熄風定痙하며, ③川貝母는 凉心解鬱, 化痰淸熱하고, ⑨茯苓은 心神이 놀란 것을 치료한다. 또한 ⑦⑥⑩白芍藥, 甘草, 生地黃은 酸甘한 性味로써 化陰, 滋血液하여 肝急을 완화시킨다. 마지막으로 ⑧竹茹는 通絡祛痰하고 肝膽의 熱을 꺼 준다.

이상의 본초를 함께 사용하면 매우 강한 凉肝熄風, 增液舒筋의 효과를 얻을 수 있다.

참고

肝陽亢盛에 의한 頭痛, 眩暈은 보통 熱證이나 實證에 속하기 때문에 치료할 때에도 凉肝熄風鎭痙하는 본초를 중요시하는 편이며, 이 외 만약 火氣가 왕성하여 風으로 변하면 陰津을 손상시킬 수 있는데, 이때에는 酸甘化陰, 滋陰潤柔한 본초나 경혈을 배합하여 風을 안정시키고 火를 꺼 주면 陰平陽秘하게 되어 肝陽亢盛에 의한 頭痛眩暈을 완벽히 치료할 수 있게 된다.

眩暈에 대하여 『內經』에서는 "모든 風病과 흔들리고 어지러운 것은 肝에 속한다(諸風掉眩, 皆屬於肝)"고 하였으며, 張景岳은 "虛가 없으면 眩暈이 나타나지 않으며, 치료 또한 虛를 치료하는 것을 위주로 해야 한다(無虛不作眩, 當以治虛之主)"고 하였다. 그러므로 경혈-본초 결합치료를 할 때에도 平肝潛陽, 滋腎塡精, 養血補脾를 주요 치료 원칙으로 삼아야 한다. 또한 痰에 의해 火가 動하여 발생할 수도 있는데, 이때에는 滌痰降火의 치법을 사용해야 이상적인 치료효과를 얻을 수 있다.

3. 肝兪(灸)+脾兪(灸) — 當歸

1) 穴性, 藥性

肝兪와 脾兪는 『內經』의 "肝藏血, 脾統血"의 이론에 따라 血科에 주요하게 쓰이는 要穴이다. 그러므로 肝兪와 脾兪(灸法 사용)의 배합은 補血和血, 調經止痛의 효능이 있으며, 본초 중 이와 유사한 효능을 지닌 當歸도 補血和血, 調經止痛 및 調腸通便의 효능이 있다. 歸經을 살펴보면 肝兪와 脾兪는 모두 膀胱經에 속하고 當歸는 肝, 心, 脾經에 入한다. 效能分類를 살펴보면 肝兪와 脾兪는 當歸와 마찬가지로 補血類에 속하게 된다.

2) 臨床應用

- 肝兪(灸)+脾兪(灸) 임상응용

(1) 經閉에 흔히 쓰인다.

처방 예: **脾兪**[1], 腎兪[2], 中脘[3], 氣海[4], 足三里[5], **肝兪**[6], 膏肓[7], 關元[8], 天樞[9], 下脘[10], 合谷[11], 三陰交[12]

- 當歸 임상응용

(2) 當歸는 補血調經하는 효능이 있어서 月經不調나 血虛로 인한 經閉에 흔히 쓰인다.

처방 예: 熟地黃[1], **當歸**[2], 芍藥[3], 川芎[4] (『太平惠民和劑局方』의 四物湯)

3) 해설

(1)은 經閉를 치료하는 경혈처방으로, [1][6]肝兪와 脾兪의 배합은 補血和血, 調經止痛의 작용을 통해 經閉를 치료한다. 그 다음으로 [2]腎兪는 腎臟의 虛損을 補益한다. [3]中脘은 八會穴 중 腑會이며 胃의 募穴이다. [5]足三里를 瀉하면 胃氣를 이끌고 아래로 내려 주며, [5][12]三陰交와 함께 배합하면 行氣活血의 효능을 얻어 通經의 효과를

발휘하게 된다. [4]氣海는 陽을 진작시키고(振陽) [8]關元은 陰을 자양하고(滋陰), [4][5][7]膏肓은 足三里 및 氣海와 배합되면 虛損을 크게 補해 주며 逆氣를 다스릴 수 있다. [9]天樞는 癥을 제거하고 血結을 부수어 通經하며, [10]下脘은 足太陰脾經과 任脈이 서로 만나는 곳으로 이곳을 취하면 배꼽 아래부위의 복부통증을 치료하고 六腑의 寒氣를 제거해 주며 水穀을 소화시키고 痞塊를 없애 通經止痛한다. 또한 [11][12]合谷은 三陰交와 함께 行氣活血하고 血分의 熱을 꺼 줘서 行瘀化滯하기 때문에 通經하게 된다.

(2) 當歸의 응용법에 대해서는 바로 위 "太衝 + 肝兪 — 白芍藥" 부분의 四物湯에 대한 해설에 자세히 설명되어 있기 때문에 여기서는 따로 해설하지 않는다.

참고

옛 문헌을 살펴보면 經閉에 대한 기록이 매우 많이 남아있는데, 經閉는 주로 血枯로 인한 經閉와 血滯로 인한 經閉로 분류하며, 治法 또한 주로 養血 및 破瘀를 위주로 사용하라고 하였다. 血枯로 인해 經閉가 발생하면 形瘦, 面色坑白, 心慌氣短, 頭暈眼花, 腰背酸軟, 四肢無力, 飮食不香 등의 증상이 나타나며, 治法은 衝任을 滋補하면서 五臟을 겸하여 조절해야 한다. 血滯로 인해 經閉가 발생하면 대부분 복부가 脹痛하고 누르면 통증이 더욱 심해지며, 胸膈滿悶, 精神抑鬱, 口乾不欲飮 등의 증상이 나타나며, 活血化瘀의 치법을 위주로 치료에 임해야 한다. 경혈-본초 결합치료를 통해 經閉를 치료할 때에는 증상의 차이에 따라 위에 언급한 경혈 및 본초 처방을 적절히 가감해서 사용해야 할 것이다.

4. 肺兪(灸) — 阿膠

1) 穴性, 藥性

肺兪(灸)와 阿膠는 모두 補血止血, 滋陰潤燥의 효능이 있다. 歸經을 살펴보면 肺兪는 膀胱經에 속하며, 阿膠는 肝, 肺, 腎經에 入한다. 效能分類를 살펴보면 肺兪는 補血類의 경혈에 속하고, 阿膠 또한 補血類의 본초에 속한다.

2) 臨床應用

- **肺兪(灸) 임상응용**

(1) 虛勞로 인한 吐血에 쓰인다.

처방 예: 中脘[1], **肺兪**[2], 足三里[3]에 모두 뜸을 뜬다.

(2) 陰虛咳嗽에 흔히 쓰인다.

처방 예: **肺兪**, 尺澤, 魚際, 太谿, 足三里, 天突, 膻中(피부를 따라 얕게 자침)

- **阿膠 임상응용**

(3) 虛勞로 인한 吐血에 흔히 쓰인다.

처방 예: **阿膠**[1], 蒲黃[2], 生地黃[3] (『千金翼』)

(4) 陰虛咳嗽에 쓰일 수 있다.

처방 예: 桑葉, 石膏, 杏仁, 甘草, 麥門冬, 人參, **阿膠**, 黑芝麻, 枇杷葉 (『醫門法律』의 淸燥救肺湯)

3) 해설

吐血의 경우, 吐하는 피는 胃에서 유래된 것이며, 입을 통해 배출된다. 이는 血이 熱을 지속적으로 받으면 妄行하는 원리에 의해 발생하는 것이기 때문에 吐血 증상에 熱이 관련되지 않은 경우는 없다. 그러나 吐하는 피의 양이 많거나 시일이 지나도 멈추지 않을 경우에는 實證에서 虛證으로 쉽게 변하여 氣虛 혹은 陰虛 증상이 나타나게 되고, 지속적으로 진행되면 마지막에는 虛勞吐血로 발전하게 된다.

(1)은 虛勞로 인한 吐血을 치료하는 경혈처방으로, [2]肺兪는 補血止血, 滋陰潤燥의 두 가지 작용을 한다. 그 다음으로 [1][3]中脘과 足三里를 배합하는데, 이 둘은 胃腑를 전문적으로 다스리며 복부의 모든 질환을 치료한다. [1]中脘은 八會穴 중 腑會이고 胃의 募穴이며, [3]足三里는 中脘을 도와 胃를 안정시켜 준다. 만약 胃가 虛寒하여 飮食不下, 脹滿積聚 등의 증상이 나타나면 [1]中脘을 補하여 胃氣를 튼실하게 하고 寒邪를 흩어 주며, [3]足三里를 瀉하여 胃氣를 아래로 내려 주고(下氣) 降濁導滯하여 中脘을 도와 脾胃의 運行을 이롭게 한다. 만약 胃에 燥한 기운이 너무 많아서 嘔吐反胃, 吐血衄血이 발생할 경우에는 [1]中脘을 瀉함으로써 [3]足三里의 降濁기능을 도우면 中氣가 정상적으로 운행되고(調暢) 陰陽이 서로 교합되어 증상이 자연스럽게 사라진다. (만약 下焦의 氣가 부족하면 추가로 氣海를 補하고, 上焦에 鬱熱이 있으면 通谷을 瀉하며, 臟氣가 미약하면 章門을 補한다.)

위에 언급한 각 경혈을 함께 사용하면 虛勞吐血을 매우 효과적으로 치료할 수 있다.

(3)은 虛勞吐血을 치료하는 본초처방으로, ①阿膠가 君藥으로 쓰여 補血止血, 滋陰潤燥하였다. 여기에 ②蒲黃(炒)을 배합하여 止血의 효능을 더욱 증강시킨다. 『簡要濟衆方』에서도 吐血을 치료할 때 蒲黃을 사용했는데, 蒲黃은 肝經과 心包經에 들어가며, 肝은 血을 저장하고 血은 心包絡으로 돌아오므로, 蒲黃은 血證에 매우 요긴하게 사용할 수 있다. ③生地黃은 즙을 많이 함유하고 있어 淸熱凉血 및 生津의 효능이 우수하여 熱邪入營, 陰虛火亢에 의한 吐血에 阿膠, 蒲黃과 함께 사용하면 치료효과가 매우 뛰어나다.

5. 肝兪(灸)+腎兪(灸) — 枸杞子

1) 穴性, 藥性

肝兪(灸)와 腎兪(灸)의 배합은 枸杞子와 유사하게 滋補肝腎, 益精明目의 효능을 지닌다. 歸經을 살펴보면 肝兪와 腎兪는 모두 膀胱經에 속하고, 枸杞子는 肝經, 腎經에 入한다. 效能分類를 살펴보면 肝兪와 腎兪의 배합은 枸杞子와 마찬가지로 補血補虛類에 속하게 된다.

2) 臨床應用

- **肝兪(灸)+腎兪(灸) 임상응용**

(1) 肝腎不足에 의해 발생한 頭目眩暈에 쓰인다.

처방 예: **肝兪**1, **腎兪**2, 關元3, 氣海4, 百會5, 神庭6, 太陽7, 足三里8에 모두 뜸을 뜬다.

- **枸杞子 임상응용**

(2) 肝腎不足에 의해 유발된 頭目의 眩暈에 쓰인다.

처방 예: **枸杞子**1, 菊花2, 熟地黃3, 山茱萸4, 山藥5, 澤瀉6, 茯苓7, 牧丹皮8

3) 해설

(1) 肝腎의 陰이 虛하고 肝風이 內動하면 血이 적어져서 腦를 제대로 濡養하지 못하고, 腎精이 虧虛하여 腦海가 부족해지므로 頭目眩暈이 발생하게 된다. 이 경혈처방에서 [1][2]肝兪와 腎兪는 滋補肝腎하며 [3]關元은 滋陰, [4]氣海는 振陽작용을 한다. [5]百會는 頭風, 中風, 頭眩을 主治하는 경혈이다. [6]神庭은 足太陽膀胱經과 督脈이 만나는 곳으로 이곳에 뜸을 뜨면 寒熱頭痛과 頭風目眩을 치료하게 된다. 또한 [7]太陽은 頭痛을 主治한다. [8]足三里는 胃經에 속하는 穴인데, 胃는 五行 중 土에 속하기 때문에 足三里는 土中眞土가 되어 胃를 조절하는 중추가 된다. 그러므로 이 穴을 통해

몸의 元陽을 북돋아 주고 五臟의 虧損을 補益해 줄 수 있으며, 특히 胃氣가 왕성해지면 水穀의 收納이 원활해지기 때문에 전신을 영양해 줄 수 있다. 足三里와 위에 언급한 경혈을 함께 사용하게 되면 頭目眩暈을 효과적으로 치료할 수 있게 된다.

(2)는 肝腎不足에 의해 유발된 頭目眩暈을 치료하는 본초처방으로, 먼저 ①枸杞子를 사용하여 滋補肝腎한다. ②菊花는 淸透解表, 疏風散熱하기 때문에 外感風熱邪에 의해 유발된 頭昏, 目眩, 眩暈에 흔히 쓰이며, 또한 養肝明目의 효능이 있어서 肝腎陰虛에 의해 유발된 頭昏, 目暗, 眩暈 등의 증상에 매우 좋은 치료효과가 있다. 그 다음 ③熟地黃으로 腎水를 補하고, ⑥澤瀉의 宣降하는 효능으로 腎의 濁氣를 泄하여 다스린다. ④山茱萸로 肝經을 溫澁시키면서 ⑧牧丹皮를 통해 肝火를 淸瀉하여 (山茱萸를) 보좌한다. 또한 ⑤山藥으로 脾經을 收攝시키면서 ⑦茯苓의 淡味로 脾濕을 빼내서 (山藥의 약효를) 조화롭게 한다.

이와 같이 이 처방은 補하는 중에 瀉가 있고, 瀉하는 중에 補가 있어, 효과적으로 通補開合함으로써 補陰의 주요 방제가 된다.

이상의 내용은 肝腎不足에 의해 발생한 頭目眩暈證을 치료하는 본초처방과 경혈처방을 예로 든 것으로, 경혈-본초 결합치료를 할 때 참고하기 바란다.

참고

眩暈은 다양한 이유로 발생하지만, 대다수가 肝陽上擾, 氣血虧虛, 腎精不足 및 痰濁中阻의 유형을 벗어나지 않는다. 肝陽上擾類의 치법은 平肝潛陽, 滋養肝腎을 주로 해야 하며, 氣血虧虛類는 補益心脾의 치법을 주로 사용해야 하고, 腎精이 不足한데 陽虛에 치우쳤을 때에는 補腎助陽, 陰虛에 치우쳤을 때에는 補腎滋陰해야 한다. 또한 痰濁中阻類는 化濕祛痰의 치법을 위주로 사용해야 한다. 경혈-본초 결합치료를 할 때에는 眩暈의 변증유형에 따라 위에 언급한 본초처방 및 경혈처방에서 적절하게 가감하여 사용해야 한다.

<표 14-3> 補血類에 속한 經穴과 本草의 효능 비교

	經穴/本草	분류	歸經	효능	性味/해설	임상응용
1	熟地黃	補血	肝, 腎	補血滋陰, 調經止痛	甘, 微溫	①血虛로 인한 月經不調 및 기타 血虛와 관련된 증상에 쓰인다. 이 본초와 當歸, 芍藥, 川芎을 함께 쓰면 益血調經의 효능을 얻을 수 있다. ②腎陰不足에 의해 발생한 盜汗: 骨蒸潮熱, 遺精 및 消渴에 효과적이다.
	中極(灸)	補血	任脈	補氣血, 益精, 調經血, 止崩漏	任脈은 전신의 陰을 주관하므로, 中極에 뜸을 쓰면 補血滋陰한다.	①血脈이 枯竭되어 발생한 月經不調: 脾兪, 腎兪, 中脘, 中極, 氣海, 足三里, 帶脈, 肝兪, 關元, 三陰交. ②또한 腎陰不足으로 인한 盜汗骨蒸 등의 증상에 쓰인다: 陰郄, 足五里, 間使, 中極, 氣海.
2	白芍藥	補血	肝	柔肝止痛, 養血斂陰, 平抑肝陽	苦, 酸, 微寒	①月經不調, 崩漏帶下 등의 증상에 쓰인다. 예를 들어『太平惠民和劑局方』의 四物湯에서는 이 본초와 當歸, 熟地黃, 川芎과 함께 배합되어 부인과에 상용하였다. ②또한 肝陽亢盛에 의한 頭痛, 眩暈에 쓰인다 (『通俗傷寒論』의 羚角鉤藤湯).
	太衝 + 肝兪	補血	肝, 膀胱	柔肝止痛, 養血斂陰, 平抑肝陽	太衝은 通經行痛, 淸血生血凉血, 養肝 작용을 하고 肝兪는 養血斂陰, 平抑肝陽을 한다.	①月經不調, 漏下 등의 증상에 쓰인다: 氣海, 脾兪, 三陰交, 太衝, 肝兪, 然谷, 大敦, 隱白. ②肝陽亢盛에 의한 眩暈에 쓰인다: 百會(灸), 神庭, 太陽, 足三里, 太衝, 肝兪, 腎兪, 關元, 氣海.

	經穴/本草	분류	歸經	효능	性味/해설	임상응용
3	當歸	補血	肝, 心, 脾	補血和血, 調經止痛, 潤腸通便	甘, 辛, 苦, 溫	①補血調經에 흔히 쓰이는 본초로 月經不調, 痛經, 血虛, 經閉 등의 증상을 치료한다. ②活血止痛의 효능이 있어 血滯로 인한 腹痛에 흔히 쓰인다.
	肝兪 + 脾兪	補血	膀胱	補血和血, 調經止痛	肝兪와 脾兪에 모두 뜸을 뜬다.	①血虛經閉: 脾兪, 腎兪, 中脘, 氣海, 足三里, 肝兪, 胃兪, 膏肓, 關元, 天樞, 下脘, 合谷, 三陰交. ②血滯腹痛에도 쓰인다: 關元, 三陰交, 氣海, 肝兪, 脾兪, 三焦兪, 大腸兪, 公孫, 神闕(灸), 行間, 章門, 足三里.
4	阿膠	補血	肺, 肝, 腎	補血止血, 滋陰潤燥	甘, 平	①虛勞吐血, 咯血, 便血 및 여성의 崩漏에 쓰인다. ②熱邪傷陰, 陰虧火熾, 陰虛咳嗽 등의 증상을 치료한다.
	肺兪(灸)	補血	膀胱	補血止血, 滋陰潤燥	뜸을 뜬다.	①虛勞吐血證: 中脘, 肺兪, 足三里에 모두 뜸을 뜬다. ②陰虛咳嗽: 肺兪, 尺澤, 魚際, 太谿, 足三里, 天突, 膻中(피부를 따라 淺刺).
5	枸杞子	補血, 補虛	肝, 腎	滋補肝腎, 益精明目	甘, 平	①平肝補腎하는 약으로서 虛勞精虧, 腎虛腰痛, 腰膝酸痛 등을 치료한다. ②또한 肝腎不足으로 인한 頭暈目眩을 치료한다.
	肝兪(灸) + 腎兪(灸)	補血, 補虛	膀胱	滋補肝腎, 益精明目	—	①腎虛로 인한 腰膝酸痛: 腎兪, 命門, 足三里, 腰陽關, 白環兪, 上髎, 肝兪, 章門, 陽陵泉, 脾兪, 復溜에 모두 뜸을 뜬다. ②肝腎不足으로 인해 발생한 頭目眩暈: 肝兪, 腎兪, 關元, 氣海, 百會, 神庭, 太陽, 足三里에 모두 뜸을 뜬다.

제4절 補陰類

補陰類는 다른 이름으로 養陰類라 부르며, 이 부류에 속한 경혈과 본초는 養陰增液, 潤燥의 효능이 있어서 보통 陰虧, 陰虛에 쓰인다. 肺陰이 손상되면 乾咳, 咯血虛熱煩渴이 나타나며, 胃陰이 손상되면 舌紅, 引飮 등의 증상과 심하면 嘔噦가 나타나고, 腎陰이 손상되면 潮熱, 盜汗 등의 증상이 나타나므로, 補陰類에 속한 경혈과 본초에서도 각각의 특성에 따라 적절하게 사용해야 할 것이다.

허나 脾腎陽虛, 中氣不足, 痰飮濕濁, 胃呆泄瀉 등에는 補陰類의 경혈과 본초의 사용을 피해야 한다.

본 절에서는 補陰類에 속한 일부 경혈과 본초를 穴性과 藥性에 따라 비교 대조하고, 경혈과 본초의 공통적인 효능에 따라 처방과 운용방법을 설명하였다.

또한, 본 절에서 논의한 내용을 본 절의 맨 뒤 〈표 14-4〉에 요약 정리하여 제시하였다.

1. 魚際(瀉)＋足三里(補) — 沙參

1) 穴性, 藥性

魚際를 瀉하면 金 중의 火를 꺼 주어 邪氣를 쫓아내고 正氣를 부양하며(逐邪扶正) 淸火勢, 滋陰液의 효능을 얻을 수 있다. 또한 足三里를 배합하면 土속성을 통해 金을 생성해 낼 수 있다(土生金). 그러므로 魚際와 足三里의 배합은 沙參과 유사한 潤肺止咳, 養胃生津의 효능을 지니게 된다. 歸經을 살펴보면 魚際와 足三里는 각각 肺, 胃經에 속하고, 沙參 또한 肺, 胃經에 入한다. 效能分類를 살펴보면 魚際와 足三里의 배합은 沙參과 마찬가지로 補陰類에 속하게 된다.

2) 臨床應用

- 魚際(瀉)＋足三里(補) 임상응용
  - (1) 陰虛에 의해 유발된 肺熱咳嗽를 치료한다.
    처방 예: 肺兪, 尺澤, **魚際**, 太谿, 足三里, 天突, 膻中(피부를 따라 淺刺)
  - (2) 陰虛枯燥, 火炎肺萎에 쓰인다.
    처방 예: **魚際(瀉)**[1], 太谿(補)[2], 尺澤(瀉)[3], 太淵(補)[4], **足三里(補)**[5]

- 沙參 임상응용
  - (3) **沙參**은 肺熱을 꺼 주고 肺氣를 補益하는 효능이 있기 때문에 肺가 虛하면서 熱이 있어서 咳嗽를 하는 증상에 쓰일 수 있다.
  - (4) 溫病을 앓은 후나 陰이 虛하여 발생한 津虧口燥 등의 증상에 사용하여 胃陰을 길러 주고 津液을 다시 생성할 수 있다.
    처방 예: **沙參**[1], 生地黃[2], 麥門冬[3], 玉竹[4], 冰糖[5] (『溫病條辨』의 益胃湯)

3) 해설

(2)는 陰虛枯燥, 火炎肺萎를 치료하는 경혈처방으로, 먼저 1 2 魚際와 太谿를 취한 것을 볼 수 있다. 이 증상은 많은 경우가 脾腎의 문제에 의해 津液이 고갈되고 말라, 津液이 위로 올라가 心肺를 滋養하지 못하기 때문에 火炎肺萎하고 金氣가 克을 당하여 陰虛가 발생하게 된다. 이 경혈처방과 같이 1 魚際를 瀉하면 金 중의 火를 꺼주어 邪氣를 쫓아내고 正氣를 부양하며(逐邪扶正), 2 太谿를 補하면 水 중의 土를 補益해 주기 때문에 潤燥작용을 통해 金氣를 생성해 주게 된다. 火를 꺼줘서 핍박당하던 金을 풀어 주고, 陰液을 滋養하여 燥한 肺를 윤택하게 하니, 이는 水火交濟, 子母相生의 의미를 담고 있다. 다음으로 3 尺澤을 瀉하면 肺經의 實邪를 瀉하고 金속성에 있는 勞熱을 꺼 준다. 4 太淵은 金經의 土穴로, 土는 金을 만들어 내기 때문에, 太淵은 肺의 陰虛를 補益해 주고 肺의 逆氣를 아래로 내려 줄 수 있다. 여기에 5 足三里를 배합하면 養胃生津작용을 통해 肺를 윤택하게 할 수 있어 효과적으로 陰虛枯燥, 火炎肺萎를 치료할 수 있다.

(4)는 陰虛로 인한 津虧口燥를 치료하는 본초처방으로, 1 沙參은 潤肺止咳하고 胃氣를 길러서 津液을 생성한다. 또한 2 生地黃은 즙을 많이 함유하고 있어 뛰어난 淸熱凉血滋陰 작용을 통해 津液을 만들어 주며, 아울러 心肺의 虛損을 補하고 腎의 眞陰을 補益한다. 3 麥門冬은 養陰淸熱 작용을 통해 肺를 윤택하게 한다. 이 약은 甘寒淸潤한 속성으로 滋燥澤枯의 효능이 매우 우수하여 陰虛內熱, 津虧口燥의 치료에 명약이 된다. 4 玉竹은 補氣血, 潤枯燥, 益虛損하고, 5 冰糖은 健中潤肺작용을 통해 生津한다.

이상의 본초를 함께 사용하여 陰虛津虧口燥를 효과적으로 치료할 수 있게 된다.

2. 膏肓(灸) — 麥門冬

1) 穴性, 藥性

膏肓에 뜸을 뜨면 모든 만성병 및 肺癆를 치료할 수 있다. 이 穴은 養陰淸熱, 潤肺止咳의 효능이 있는데, 麥門冬 또한 이와 같은 養陰淸熱, 潤肺止咳의 작용을 한다. 歸經을 살펴보면 膏肓은 膀胱經에 속하고 麥門冬은 心, 肺, 胃經에 入하며, 效能分類를 살펴보면 膏肓은 補陰類의 경혈에 속하고, 麥門冬 또한 補陰類의 본초에 속한다.

2) 臨床應用

- **膏肓(灸) 임상응용**

(1) 陰虛로 인해 발생한 咳嗽痰稠에 쓰인다.

처방 예: 肺兪[1], 脾兪[2], 中脘[3], 足三里(灸)[4], 中府[5], 膻中[6], **膏肓(灸)**[7], 豊隆[8]

- **麥門冬 임상응용**

(2) 麥門冬은 滋燥澤枯의 효능이 뛰어나 陰虛內熱, 津枯口渴 및 陰虛로 인해 발생한 咳嗽痰稠에 쓰인다. 예를 들어 『金匱要略』의 麥門冬湯에서는 **麥門冬**[1]에 半夏[2], 人參[3], 甘草[4], 大棗[5], 粳米[6] 등을 배합하여 사용하였다.

3) 해설

(1) 咳嗽는 肺와 관련된 질환에서 매우 중요한 증상 중 하나이다. 이 경혈처방은 陰虛로 인해 발생한 咳嗽痰稠를 치료한다. [1]肺兪는 肺의 勞熱 및 逆氣를 없애 주며, 口乾을 없애고 肺萎를 滋養하여 咳嗽를 멎게 한다. [2]脾兪에 뜸을 뜨면 胸腹에 있는 脹逆한 기운을 이끌고 아래로 내려가기 때문에 痃癖積聚와 같은 稠痰을 쫓아내는 역할을 한다. [3]中脘은 胃氣를 튼튼하게 해 주며, [4]足三里는 胃氣를 이끌고 아래로 내려가 降濁導滯하여 氣의 운행을 이롭게 한다. [5]中府는 肺의 募穴이며 手太陰肺經과 足太陰脾經이 만나는 곳으로, 이 穴을 취하면 肺의 氣急을 해소하고 咳逆한 기운을

아래로 내려 주며 淸肺熱, 利氣下食할 수 있다. 6膻中은 八會穴 중 氣會이며 足太陰脾經, 足少陰腎經, 手太陽小腸經, 手少陽三焦經과 任脈이 만나는 곳으로, 이곳에 뜸을 뜨면 氣逆을 다스리고 肺에 있는 虛熱을 꺼 주며 滋陰補虛의 작용을 하여 津液을 생성시켜 준다. 7膏肓은 補肺陰, 益虛勞, 養陰淸熱, 潤肺止咳의 역할을 하여 陰虛로 인해 발생한 咳嗽痰稠를 치료하는 데 중심적인 역할을 한다. 그 다음으로 8豊隆을 취하는데, 豊隆은 足陽明胃經에 속하며 胃經의 絡穴로서 太陰으로 別走하기 때문에 通降하는 성질이 있어 陽明을 따라 氣를 아래로 내려 준다. 특히 太陰濕土의 기운을 받아 潤下하며 導滯化痰한다.

위에 언급한 각 경혈을 함께 사용하면 陰虛로 인한 咳嗽痰稠를 매우 효과적으로 치료할 수 있게 된다.

(2) 陰虛로 인해 咳嗽痰稠가 발생하면 주로 끈적(稠黏)한 濁痰涎沫을 뱉어내고, 기침 소리가 깨끗하지 않거나(咳聲不揚) 氣急喘促 등의 증상이 함께 나타난다. 또한 津液이 위로 잘 전달되지 않기 때문에(津失上承) 口乾, 咽喉燥渴이 나타나며, 陰血이 고갈되어 臟腑를 제대로 滋養할 수 없기 때문에 肌肉과 皮毛를 제대로 濡養하지 못하여 몸이 마르고 皮毛가 건조해지게 된다. 이러한 증상에 麥門冬湯을 사용할 수 있는데, 처방 중 13人參과 麥門冬은 益氣生津하며, 46甘草와 粳米는 甘緩한 性味로 中焦를 補益한다. 2半夏는 逆氣를 아래로 내려 주고 濁唾를 멈추게 하니, 이는 辛燥한 약물로 反佐하여 潤燥하는 것이다.

만약 肺燥가 심하여 회복되지 않으면 淸燥救肺湯(補血類 참조)을 增入하여 淸熱潤燥하며, 津液의 손상이 심한 자는 沙參과 玉竹을 加하고, 潮熱이 있을 때에는 銀柴胡나 地骨皮 등을 加할 수 있다.

3. 大杼 — 桑寄生

1) 穴性, 藥性

大杼는 膀胱經에 속하는 경혈의 하나이다. 膀胱은 州都之官으로서 氣化가 이루어지는 곳이기 때문에 전신의 陽氣를 주관하여 太陽經에 배속된다. 또한 五臟의 兪穴은 모두 등에 위치해 있어서 五臟의 氣가 모두 太陽經과 통한다는 것을 알 수 있다. 大杼는 足太陽膀胱經에 속할 뿐만 아니라, 督脈의 別絡이며 手太陽小腸經, 足太陽膀胱經, 手少陽三焦經, 足少陽膽經이 만나는 곳이다. 膀胱과 腎은 서로 表裏관계이며 肝과 膽 또한 서로 表裏관계이기 때문에 大杼에 溫灸하게 되면 桑寄生과 동일한 補肝腎, 除風濕, 强筋骨의 효과를 얻을 수 있다. 歸經을 살펴보면 大杼는 膀胱經에 속하고, 桑寄生은 肝腎經에 入한다. 效能分類를 살펴보면 大杼는 補陰虛類의 경혈이며, 桑寄生 또한 補陰虛의 본초에 속한다.

2) 臨床應用

- 大杼 임상응용

  (1) 腰脊疼痛에 흔히 쓰인다.

  처방 예: 風門[1], <u>大杼</u>[2], 合陽[3], 白環兪[4], 中髎[5]

- 桑寄生 임상응용

  (2) 腰膝부위의 疼痛에 자주 쓰인다.

  처방 예: 獨活[1], **<u>桑寄生</u>**[2], 杜仲[3], 牛膝[4], 細辛[5], 秦艽[6], 肉桂心[7], 防風[8], 川芎[9], 人蔘[10], 當歸[11], 芍藥[12], 乾地黃[13], 甘草[14], 茯笭[15] (『千金方』의 獨活寄生湯)

3) 해설

(1)은 腰脊疼痛을 치료하는 경혈처방으로, [1]風門은 전신의 모든 陽氣와 熱氣를 빼

내 주고(泄諸陽熱氣) 風邪를 없애 주며 勞損을 補益해 준다. 여기에 [2]大杼를 배합하여 補肝腎, 除風濕, 强筋骨, 壯腰脊 작용을 통해 통증을 없애 주게 된다. [3]合陽은 膀胱經에 속하여 예로부터 腰脊痛을 치료하는 데 흔히 쓰였다. [4]白環兪는 勞損 및 虛風을 없애 주며 虛熱 및 閉塞을 치료해 주기 때문에 腰脊痛, 腰脊冷痛 및 腰背痛을 치료하는 데에 자주 쓰인다. 또한 [5]中髎는 足厥陰肝經과 足少陽膽經이 만나는 곳이며 八髎穴 중 하나로서 强筋健骨의 효능이 매우 강하여 腰脊痛의 要穴이 된다.

위에 언급한 경혈들을 함께 사용하면 腰脊疼痛을 매우 효과적으로 치료할 수 있게 된다.

(2) 『千金方』의 獨活寄生湯은 腰膝痛을 치료하는 처방으로, 먼저 ②③④⑬熟地黃과 杜仲, 牛膝, 桑寄生을 써서 補益肝腎, 强筋壯骨하고 ⑨⑪⑫當歸, 芍藥, 川芎은 和營養血의 작용을 하며, ⑩⑭⑮人參, 茯苓, 甘草는 益氣扶脾의 작용을 한다. 이상의 조합은 扶正祛邪의 法을 갖추고 있어 正氣를 왕성하게 함으로써 邪氣가 스스로 사라지게 한다. 또한 ①⑤獨活과 細辛은 腎經에 들어가 搜風除痺의 작용을 하여 邪氣로 하여금 밖으로 나가게 하며, ⑦桂心은 腎經의 血分에 들어가 祛寒止痛하고, ⑥⑧秦艽와 防風은 祛風邪, 行肌表, 勝濕한다.

이 본초처방은 전체적으로 標本을 함께 치료하고 扶正祛邪하는 아주 좋은 처방이 된다.

참고

腰痛을 유발하는 원인은 임상에서 간단히 外感과 內傷 두 가지로 분류할 수 있다. 外感에 의한 것은 寒濕이나 濕熱邪에 感觸되어 邪氣가 脈絡을 막아 요통이 발생하게 되고, 內傷에 의한 것은 대개 오랫동안 병을 앓아 신체가 虛하거나 房勞過度 등 虛證에 의해 腎精이 虧損되어 經脈을 제대로 濡養하지 못해 발생한다. 임상에서는 요통을 크게 4가지 분류로 나눌 수 있는데, 첫째는 寒濕腰痛형으로 祛寒行濕, 溫經通絡의 治法을 주로 사용한다. 둘째는 濕熱腰痛으로 淸熱化濕의 治法을 위주로 사용한다. 셋째는 腎虛腰痛으로 陽虛에 속하면 溫補腎陽, 陰虛에 속하면 滋陰淸火의 치법을 사용한다. 넷째는 瘀血腰痛으로 活血化瘀, 理氣止痛의 治法을 주로 사용한다. 경혈-본초 결합치료를 할 때에는 반드시 정확한 변증을 한 후 치료에 임해야 이상적인 치료효과를 얻을 수 있을 것이다.

<표 14-4> 補陰類에 속한 經穴과 本草의 효능 비교

	經穴/本草	歸經	효능	性味/해설	임상응용
1	沙蔘	肺, 胃	潤肺止咳, 養胃生津	甘, 痰, 微寒	①이 본초는 肺熱을 꺼 주고 肺氣를 補益해 주기 때문에 肺가 虛하고 熱이 있어 발생하는 咳嗽에 쓸 수 있다. ②溫病을 앓거나 陰虛하여 발생한 津虧口燥 등의 증상에 쓰면 胃陰을 길러 津液을 생성한다.
	魚際(瀉) + 足三里(補)	肺, 胃	潤肺止咳, 養胃生津	魚際에 瀉法을 사용하면 金 속의 火를 꺼고 陰液을 滋養하며 足三里의 土氣를 통해 金氣를 생성한다.	①陰虛로 인해 발생하는 肺熱咳嗽: 肺兪, 尺澤, 魚際, 太谿, 足三里, 天突을 모두 瀉하고 膻中은 피부를 따라 淺刺한다. ②陰液이 枯燥되고 火炎肺萎한 증상에 쓰인다: 魚際(瀉), 太谿(補), 尺澤(瀉), 太淵(補), 足三里(補).
2	麥門冬	心, 肺, 胃	養陰清熱, 潤肺止咳	甘, 微苦, 微寒	이 본초는 뛰어난 滋燥澤枯의 효능이 있어서 陰虛內熱, 津枯口渴 및 燥咳稠痰, 氣逆, 熱病에 의해 津液이 상하여 발생한 便秘 등의 증상에 쓰일 수 있다.
	膏肓兪(灸)	膀胱	養陰清熱, 潤肺止咳	이 穴에 뜸을 뜨면 모든 만성질환 및 肺癆를 치료할 수 있다.	陰虛로 인해 유발된 肺癆, 咳嗽, 痰稠氣逆에 쓰인다: 肺兪, 脾兪, 中脘, 足三里(灸), 中府, 膻中, 膏肓, 豊隆.
3	桑寄生	肝, 腎	補肝腎, 除風濕, 强筋骨, 益血安胎	苦, 平	이 본초는 養血通絡, 補肝腎, 强筋骨의 효능이 있다. 그렇기 때문에 風濕邪에 의해 발생한 關節疼痛에 쓰이며, 특히 血不養筋, 肝腎不足에 의해 발생한 腰脊의 통증에 흔히 쓰인다.
	大杼(補)	膀胱	補益肝腎, 除風濕, 强筋骨, 止胎漏	大杼는 骨會이기 때문에 이 穴을 補하면 뼈를 튼튼히 할 수 있다.	腰脊痛: 風門, 大杼, 合陽, 白環兪, 中髎

제15 장

消導類

음식의 소화를 돕고 導積行滯의 효능이 있는 경혈과 본초는 모두 消導類에 속하게 된다. 이 분류에 속한 경혈과 본초는 오래된 음식(宿食)이 소화되지 않아 발생하는 胸脘脹悶, 不思飮食, 噯氣呑酸, 惡心嘔吐, 大便失常 등의 증상에 모두 사용이 가능하다.

그러나 脾胃의 기능이상으로 食積이나 停滯가 발생했을 경우에는 오직 이 분류에 속한 경혈과 본초만 사용해서는 치료가 어렵다. 만약 오래된 음식(宿食)이 장기간 동안 停滯하여 熱로 변화하였다면(化熱) 泄熱導滯의 효능이 있는 적절한 경혈과 약물을 함께 배합해야 하며, 만약 積滯가 中焦를 가로막아 氣機의 運化가 정상적으로 일어나지 않는다면 理氣類에 속한 적절한 경혈과 본초를 함께 배합하여 行氣寬中해야 한다. 이것이 바로 임상에서 消導類에 속한 경혈과 본초를 배합하는 일반적인 방식이다.

본 장에서는 消導類에 속한 일부 경혈과 본초를 穴性과 藥性에 따라 비교 대조하고, 경혈과 본초의 공통적인 효능에 따라 처방과 운용방법을 설명하였다.

또한, 본 장에서 논의한 내용을 본 장의 맨 뒤 〈표 14〉에 요약 정리하여 제시하였다.

1. 中脘(補)+足三里(瀉) — 萊菔子

1) 穴性, 藥性

中脘에 補法을 사용하면 胃氣를 튼튼히 해 주고 寒邪를 흩어지게 한다. 足三里를 瀉하면 胃氣를 이끌고 아래로 내려가 降濁導滯하고, 또한 中脘을 도와 氣의 運行을 이롭게 한다. 그러므로 中脘과 足三里를 배합하면 萊菔子와 매우 흡사한 行滯消食, 降氣祛痰의 효능을 얻게 된다. 歸經을 살펴보면 中脘과 足三里는 각각 任脈과 胃經에 속하고, 萊菔子는 脾經, 胃經 및 肺經에 入한다. 效能分類를 살펴보면 中脘과 足三里의 배합은 萊菔子와 마찬가지로 消導類에 속하게 된다.

2) 臨床應用

- **中脘(補)+足三里(瀉) 임상응용**
  - (1) 食積에 의해 발생하는 胃脘部의 疼痛이나 噯氣呑酸, 腹痛, 停痰蓄飮에 쓰인다.
    처방 예: **中脘(補)**[1], **足三里(瀉)**[2]
  - (2) 胃病에 걸려 下元이 虛寒한 증상에 쓰인다.
    처방 예: **中脘(補)**, 氣海(補). 만약 上焦에 鬱熱이 있으면 通谷(瀉)을 취하고 臟氣가 약하면 章門(補)을 취하며, 腸 내에 積滯가 있으면 **足三里(瀉)**를 취한다.

- 萊菔子 임상응용
  - (3) 食積, 胃脘痞滿, 腹痛 등에 쓰인다.
    처방 예: **萊菔子**[1], 神麯[2], 山楂[3], 麥芽[4], 半夏[5], 陳皮[6]
  - (4) 오랜 기침(久咳), 實證의 痰喘에 쓰인다.
    처방 예: **萊菔子**, 白芥子, 紫蘇子

3) 해설

(1)은 食積으로 인한 胃脘疼痛과 停痰蓄飮으로 인한 腹痛을 치료하는 경혈처방으로, [1][2]中脘과 足三里를 重用하고 있다. [1]中脘은 八會穴 중 腑會이며, 胃의 募穴이다. 『內經』에서는 "胃는 창고(倉廩)와 같은 기관으로서 이곳에서 五味가 나오게 된다. 음식이 입을 통해 들어가면 胃에 저장되어 五臟의 氣를 滋養하게 된다. 胃는 水穀의 바다이며 六腑의 근원이다(胃者倉廩之官, 五味出焉. 五味入口, 藏於胃, 以養五臟氣. 胃爲水穀之海, 六腑之大原)"라고 하여, 胃가 水穀을 소화시키는 장소라고 하였다. 그러므로 만약 胃氣가 부족하면 水穀이 제대로 소화되지 못하고 停滯되는 것이다. [1][2]中脘과 足三里가 함께 배합되면 胃府를 전문적으로 다스려 주며 특히 복부의 모든 질환에 효과가 있다. 만약 胃가 虛寒하여 음식이 제대로 소화가 되지 않고 脹痛積聚가 있으면 [1]中脘을 補하여 胃氣를 튼튼히 해 주고 寒邪를 흩어지게 하며, [2]足三里를 瀉하여 胃氣를 이끌고 아래로 내려가 降濁導滯하고 中脘을 도와 氣의 運行을 이롭게 한다.

이와 같이 하면 효과적으로 消食祛積, 祛痰逐飮을 할 수 있기 때문에 胃脘部의 통증과 腹痛을 치료할 수 있게 되는 것이다.

(3)은 食積으로 인한 胃脘痞滿, 腹痛을 치료하는 본초처방으로, 먼저 ①萊菔子를 써서 行滯消食, 降氣祛痰한다. 다음으로 ②神麯을 배합하는데, 神麯은 脾經과 胃經에 들어가 消食和胃하기 때문에 萊菔子를 도와 水穀을 소화시키고 下食化積하여 積滯를 없애 준다. ③山楂는 脾胃를 도와 소화를 촉진시키는데, 특히 고기류에 의해 발생한 積滯를 없애는 데 매우 뛰어난 효능이 있으며, 또한 血分에 들어가 化瘀行結하여 積滯를 없애는 효능도 지니고 있다. ④麥芽는 消食和中의 효능에 있으며, 특히 전분으로 구성된 음식을 매우 잘 소화시켜 주기 때문에 밀가루나 쌀, 감자, 토란과 같은 음식에 의한 停滯에 효과적이다. ⑤半夏는 脾經과 胃經에 들어가 降逆止嘔, 燥濕祛痰, 寬中消痞, 下氣散結의 효능이 있다. 마지막으로 ⑥陳皮는 理氣健脾, 燥濕化痰의 효능이 있는데, 理氣하면서 겸하여 脾胃를 補하고, 理氣하되 氣를 消耗시키기 않는 것이 특징이다.

위에 언급한 본초들을 함께 사용하면 효과적으로 食積에 의한 胃脘痞滿 및 脹痛을 치료할 수 있게 된다.

참고

胃脘痛은 胃痛이라고도 부르는데, 이 질환은 胃脘部에서 心窩까지의 부위에 발생하는 지속 반복적인 통증을 주요 증상으로 한다. 이 질환을 유발하는 원인은 크게 두 가지로 나눌 수 있다. 하나는 憂思惱怒로 인해 肝氣가 失調되고, 肝氣가 橫逆하여 胃를 범하여(橫逆犯胃) 발생하는 것이고, 또 하나는 脾가 정상적으로 運化를 하지 못하고 胃 또한 和降기능을 잃어 발생하는 것이다. 경혈-본초 결합치료를 할 때에 전자는 疏肝理氣해야 하고, 후자는 溫通, 導滯補中해야 한다.

2. 三焦兪(瀉) — 山楂

1) 穴性, 藥性

三焦兪(瀉)와 山楂는 모두 消食積, 散瘀滯의 효능이 있다. 歸經을 살펴보면 三焦兪는 膀胱經에 속하고, 山楂는 脾, 胃와 肝經에 入한다. 效能分類를 살펴보면 三焦兪와 山楂는 모두 消導類의 경혈과 본초에 속한다.

2) 臨床應用

- 三焦兪(瀉) 임상응용

  (1) 腹痛에 흔히 쓰인다.

  처방 예: 關元[1], 三陰交[2], 氣海[3], <u>**三焦兪**</u>[4], 行間[5], 章門[6], 公孫[7], 大腸兪[8]에 모두 자침한다.

- 山楂 임상응용

  (2) 육류를 먹고 소화가 안 되어 積滯와 腹痛이 발생했을 때 사용한다.

  처방 예: <u>**山楂**</u>[1], 靑皮[2], 木香[3]

3) 해설

(1)은 腹痛을 치료하는 경혈처방으로, 먼저 [1]關元에 자침하는데, 이 穴은 小腸의 募穴이며, 任脈의 氣가 모이는 곳으로, 이 穴을 취하면 消積祛寒, 破結通塞의 효과를 얻을 수 있다. [2]三陰交는 肝, 脾, 腎 三陰이 만나는 곳으로 補脾하는 동시에 肝陰과 腎陽을 補할 수 있어 氣血을 함께 補益해 주게 된다. [3]氣海는 陽氣를 깨우쳐 주는(振陽氣) 역할을 하는데, 여기에 [1][3]關元을 배합하면 滋陰의 효능을 나타내어 陰陽相合의 의미를 갖게 된다. 위에 언급한 세 穴은 [4]三焦兪의 消食積, 散瘀滯작용을 효과적으로 보조해 준다. [5]行間은 肝經의 要穴로서 肝經의 實邪를 瀉하고 疏肝理氣하며 복부의 脹氣를 없애 주기 때문에 腹痛을 치료하게 된다. [6]章門은 臟會로서 五臟

을 다스려 주며, 또한 脾의 募穴이고 足少陽膽經과 足厥陰肝經이 만나는 곳이기 때문에 모든 五臟의 질환에 이 穴을 취하면 매우 효과가 좋다. (또한 章門은 消食導滯, 通腸逐穢, 消積聚, 化臌脹의 효능이 있기 때문에 氣가 腸胃에서 정체되어 내려가지 않을 때 이 穴과 함께 足三里와 中脘을 취하면 극적인 효과를 얻을 수 있다.) [7]公孫은 足太陰脾經의 絡穴로서 足陽明胃經으로 別走하므로 陰陽相通한다. 이 穴은 食積을 없애고 寒邪를 흩어지게 하며 腸 內의 實邪를 빼 줘서 복통을 멈추게 한다. 마지막으로 [8]大腸兪는 食積을 없애서 化結(뭉친 것을 풀어주는 것)하기 때문에 복부의 氣脹을 치료한다.

위에 언급한 경혈들을 함께 사용하면 효과적으로 腹痛을 치료할 수 있다.

(2) ①山楂는 肉積이 소화되지 않아 발생한 腹痛에 쓰인다. 이 본초는 性味가 酸하면서도 약간의 甘味를 포함하고 있어 위산을 보조해 주기 때문에 음식과 積聚를 소화시킬 수 있으며, 특히 육류(肉積)가 소화되지 않아 발생한 腹痛에 사용했을 시 매우 강력한 消食積, 散瘀滯의 효과를 얻을 수 있다. ②青皮는 그 性이 辛散, 苦降, 溫通하여 능히 疏肝破氣, 散積化滯의 효능이 있으며, 특히 山楂의 消積化食, 散瘀行滯작용을 매우 효과적으로 보조해 준다. 마지막으로 ③木香은 腸胃의 滯氣를 行하게 하는 데 특효가 있어서 소화불량, 식욕감퇴, 腹滿脹痛 및 모든 流注氣痛에 매우 좋은 치료효과를 보인다.

위에 언급한 세 본초를 함께 쓰면 매우 강력한 消積化滯, 疏肝理氣, 行氣止痛의 효과를 얻을 수 있기 때문에 腹痛을 치료할 수 있게 된다.

이상의 내용은 腹痛을 치료하는 경혈처방과 본초처방을 예로 든 것으로 경혈-본초 결합치료를 할 때 참고하기 바란다.

참고 ....

腹痛은 유형이 매우 다양하나 임상에서는 크게 寒邪內積型, 氣滯血瘀型, 飮食積滯型과 虛寒腹痛型의 네 가지 분류로 나눌 수 있다. 寒邪內積型은 溫中散寒의 治法을 주로 사용한다. 氣滯血瘀型의 경우 氣滯가 주 증상이면 疏肝調氣하고, 血瘀가 주 증상이면 行氣化瘀한다. 虛寒腹痛型은 甘溫한 본초와 경혈을 써서 補養시키며 益氣散寒하고, 飮食積滯型은 和中消食의 治法을 주로 사용해야 한다. 경혈-본초 결합치료를 할 때에는 복통의 유형에 따라 적절하게 경혈과 본초를 가감해야 이상적인 치료효과를 얻을 수 있다.

3. 中庭 — 麥芽

1) 穴性, 藥性

中庭에 뜸을 뜨면 消食和中, 退乳消癰의 효능이 있으며, 麥芽 또한 이와 유사하게 消食和中, 退乳의 효능이 있다. 歸經을 살펴보면 中庭은 任脈에 속하고 麥芽는 脾, 胃經에 入한다. 效能分類를 살펴보면 中庭과 麥芽는 모두 消導類에 속한다.

2) 臨床應用

- 中庭 임상응용

(1) 소아의 吐乳에 쓰인다. 『針灸大成』은 이에 대해 "소아의 吐乳에는 中庭[1]에 뜸을 떠야 하는데, 이곳은 膻中에서 아래로 1.6寸 떨어진 곳으로 뜸을 五壯 뜨도록 한다."라고 하였다.

- 麥芽 임상응용

(2) 우유가 제대로 소화되지 않아 발생하는 소아의 吐乳에 쓰이며, 麥芽를 單味로 끓여 복용하면 효과가 좋다. 또한 『本草綱目』에서는 **麥芽**[1], 神麯[2], 白朮[3], 陳皮[4]를 丸으로 만든 후 人蔘湯[5]과 함께 복용하면 흉격을 시원하게 소통시켜 주기 때문에 음식을 먹을 수 있다고 하였다.

3) 해설

(1) 소아의 吐乳는 대개 젖이 소화되지 않고 胃에 머물러서 脾胃의 運化기능이 제대로 작동하지 않아 食滯가 氣의 흐름을 가로막고 濁氣가 上逆해서 발생한다. 이에 [1] 中庭에 뜸을 뜨면 溫通하는 성질을 통해 胸脇支滿을 가라앉히고 飮食을 소화시키며 嘔吐를 멈추게 하므로, 이 穴은 소아吐乳의 要穴이 된다.

(2) ①麥芽는 性味가 鹹平하고 消食和中의 효능이 있어 소아의 젖이 소화되지 않아

발생한 吐乳에 좋은 효과가 있다. 麥芽 單味를 소아의 吐乳證에 사용해도 바로 효과를 볼 수 있으며, 複方으로는 여기에 ②神麯을 배합하는데, 神麯은 性味가 辛溫하고 脾, 胃經에 들어가기 때문에 消食和胃의 효능이 있으며, 특히 麥芽의 消食작용을 크게 도와주게 된다. ③白朮은 補脾益氣하여 脾胃의 運化기능을 정상으로 되돌려 주며, ④橘皮는 性味가 辛溫하여 理氣健脾하는데, 특히 ③④白朮과 함께 배합하면 理氣하면서도 氣를 소모하지 않는다. 이상의 약재로 환약을 만들어 ⑤인삼탕과 함께 환약을 복용하면 消導하면서도 補益하는 힘을 간직하고 있기 때문에 소아에게 더욱 더 안성맞춤이라 할 수 있다.

4. 痞根(灸) — 阿魏

1) 穴性, 藥性

痞根(灸)과 阿魏는 둘 다 消痞去積, 消積聚, 散癥瘕의 효능을 지니고 있다. 歸經을 살펴보면 痞根은 經外奇穴에 속하고, 阿魏는 脾, 胃經에 入하며, 效能分類를 살펴보면 痞根과 阿魏는 모두 消導類에 속한다.

2) 臨床應用

- **痞根(灸) 임상응용**

(1) **痞根**은 痞塊의 치료에 쓰인다. 痞塊의 윗부분, 중간부분, 아랫부분에 침을 하나씩 놓은 후 각각 二, 三, 七壯씩 뜸을 뜬다. 그 다음으로 痞根(11흉추와 12흉추 사이에서 양 옆 3.5寸 위치)에 다량의 뜸을 뜬다.

- **阿魏 임상응용**

(2) 阿魏는 脾, 胃經에 入하는데, 이 본초는 性味가 辛溫하고 走散하는 성질이 있어서 痞塊를 치료하는 데 매우 좋은 효과가 있다. 『證治准繩』의 阿魏丸에서는 **阿魏**[1], 山楂[2], 黃連[3], 連翹[4] 등이 함께 배오된다.

3) 해설

(1) 痞塊를 치료할 때에는 痞根穴을 사용할 수 있는데, 이름에서부터 알 수 있듯이 痞根穴은 痞塊를 치료하는 要穴 중 하나이다. 먼저 痞塊의 윗부분(頭部), 중간부분(中部), 아래 부분(尾部)에 각각 침을 한 개씩 자침하여 瘀結된 것을 퍼트려(宣散) 주며, 다시 痞根穴에 뜸을 떠 쑥뜸이 지닌 辛溫한 성질을 통해 氣를 通하게 하고 퍼트려 줌으로써 化滯散結祛積의 효능을 얻어 痞塊를 치료하게 된다. 痞塊는 임상에서 積聚의 범주에 속하는데, 치료에 임할 때에는 좀 더 자세히 변증해야 한다. 예를 들어 痰積에 의해 腫塊가 발생하면 肺兪에 뜸을 뜬 후 다시 期門에 뜸을 떠야 하며, 氣塊 중 冷氣

에 의해 腫塊가 발생하면 氣海에 뜸을 떠야 한다.

(2)는 痞塊를 치료하는 본초처방으로, ①阿魏는 性味가 辛溫한데, 辛味는 한 곳에 있지 않고 계속 돌아다니는(去而不守) 성질이 있고, 溫한 성질은 氣를 通하게 하고 원활하게 흐르게 하는(通而能行) 효능이 있다. 또한 이 본초는 足太陰脾經과 足陽明胃經에 들어가기 때문에 消痞祛積하는 要藥이 된다. ②山楂는 脾胃를 도와 食積을 없애주고 瘀滯를 흩어지게 하며, 특히 血分에 들어가 化瘀開鬱行結한다. ③黃連은 淸熱燥濕하고 腸胃의 濕熱을 제거하여 消痞하며, ④連翹는 淸熱解毒, 消癰散結한다.

이상의 본초들을 함께 사용하면 痞塊를 효과적으로 치료할 수 있게 된다.

<표 15> 消導類에 속한 經穴과 本草의 효능 비교

	經穴/本草	歸經	효능	性味/해설	임상응용
1	萊菔子	脾, 胃, 肺	行滯消食, 降氣祛痰	辛, 甘, 平	①食積, 胃脘疼痛, 痞滿, 噯氣呑酸, 腹痛, 泄瀉, 裏急後重 등의 증상에 쓰인다. ②生用하면 痰涎을 토해내게 할 수 있으며 炒用하면 降氣祛痰의 효능이 있다.
	中脘(補) + 足三里(瀉)	任脈, 胃		中脘을 補하면 胃氣가 튼튼해지고 寒邪가 흩어지며, 足三里를 瀉하면 胃氣를 이끌고 아래로 내려가 降濁導滯하고, 中脘을 도와 氣의 운행을 이롭게 한다.	①食積으로 인해 발생한 胃脘疼痛, 噯氣呑酸, 腹痛이나 停痰蓄飮 등의 증상에 쓰인다. 이 때 中脘을 補하고 足三里를 瀉한다. ②腎臟病에 의해 下元虛寒이 발생했을 시 中脘에 자침하고 氣海를 補하며, 만약 上焦에 鬱熱이 있으면 通谷을 瀉하고 臟氣가 약하면 章門을 補해 주며 腸 내에 積滯가 있으면 天樞나 上脘을 瀉한다.
2	山楂	脾, 胃, 肝	消食積, 散瘀滯	酸, 甘, 微溫	①이 본초는 육류에 의해 발생한 積滯를 치료하기 때문에, 肉積이 소화가 안 되서 발생하는 飽脹, 腹痛에 쓰인다. ②이 본초는 또한 血分에 들어가 化痰開鬱行滯를 해 준다.
	三焦兪(瀉)	膀胱		瀉法을 사용한다.	三焦兪는 食積에 의해 발생한 腹痛을 치료한다. 關元, 三陰交, 氣海, 三焦兪, 行間, 章門, 公孫, 大腸兪에 모두 자침한다.
3	麥芽	脾, 胃	消食和中, 退乳	鹹, 平	①이 본초는 밀가루, 감자 및 토란 등에 의해 발생한 停滯를 치료해 준다. 또한 小兒의 乳積不化, 小兒吐乳를 치료해 준다. ②또한 이 본초는 肝氣를 疏散시켜 주며 유즙분비를 억제하기 때문에 출산 후 수유를 중단할 때 쓰거나 乳房脹痛에 쓴다.
	中庭	任脈	消食和中, 退乳消癰	中庭에 뜸을 뜨고 乳根을 瀉하면 退乳消癰除脹의 효과를 얻을 수 있다.	①小兒의 吐乳: 膻中에서 아래로 1寸6分 떨어진 中庭에 뜸을 五壯 뜬다. ②유방의 腫脹: 膺窓, 乳根, 下巨虛, 下廉, 復溜, 太衝.

	經穴/本草	歸經	효능	性味/해설	임상응용
4	阿魏	脾, 胃	消痞祛積, 散癥瘕	苦, 辛, 溫	이 본초는 향이 매우 독특하며 辛溫走散한 성질이 있어서 痞積을 없애는 데 쓰인다. 뭉쳐있는 痞塊나 여자의 癥瘕血塊를 치료한다.
	痞根	經外奇穴	消痞祛積, 消積聚, 散癥瘕	痞塊가 오랫동안 치료가 안 될 시에는 이 穴에 뜸을 뜨도록 한다.	痞塊를 치료한다: 痞塊의 윗부분, 중간부분, 꼬리부분에 침을 하나씩 자침한 후, 각각 뜸을 二, 三, 七壯씩 뜬다. 그 다음으로 痞根(11흉추 아래에서 양옆 3.5寸 위치)에 뜸을 대량으로 뜬다.

제16장

化痰止咳類

痰涎을 없애는 효능이 있는 경혈과 본초는 化痰類에 속하며, 기침을 억제하거나 경감시키는 효능이 있는 경혈과 본초는 止咳類에 속한다. 咳嗽와 痰은 병리기전에 있어서 매우 밀접한 관계가 있는데, 일반적으로 咳嗽에는 痰이 있는 경우가 많으며, 痰이 많으면 咳嗽를 유발하기도 한다. 그러므로 임상에서 化痰類의 경혈과 본초를 사용할 때에는 종종 止咳 작용이 있는 경혈과 본초를 배오하며, 止咳類의 경혈과 본초를 사용할 때에도 化痰작용이 있는 경혈과 본초를 흔히 함께 사용하게 된다. 化痰類의 경혈과 본초는 일반적으로 痰이 많은 咳嗽나 痰飮氣喘, 咳嗽困難 및 痰에 의해 발생한 驚癎, 驚厥, 瘰癧, 流注 등의 질환에 쓰이며, 止咳類의 경혈과 본초는 咳嗽哮喘 및 久咳勞嗽 등의 질환에 쓰이게 된다.

內傷이건 外感이건 모두 痰證이나 咳嗽를 유발할 수 있기 때문에 치료를 할 때에는 병증의 정황에 따라 적절한 化痰止咳類의 경혈과 본초를 사용해야 하며, 특히 병을 유발한 원인이나 병의 부위(表裏), 虛實寒熱에 따라 알맞게 배오해야 한다. 예를 들어 外感에는 解表類의 경혈 및 본초를 배합하고, 虛勞에는 滋養類의 경혈과 본초를 배합해야 한다.

많은 醫家들은 津液이 停滯되고 뭉쳐서 痰이 생겨나며, 痰을 치료할 때에는 調氣에 중점을 둬야 한다고 인식하였다. 예를 들어 劉河間은 咳嗽에 대해 "咳嗽를 치료하려면 먼저 痰을 치료해야 하며, 痰을 치료할 때에는 下氣를 시키는 것이 상책이다(治咳嗽者, 治痰爲先, 治痰者, 下氣爲上)"라고 하였고, 龐安石은 "痰을 잘 치료하는 의사는 痰 자체를 치료하는 것이 아니라 氣를 치료한다. 氣가 순조로우면(順) 전신의 津液 또한 氣를 따라 순조롭게 흐르게 된다(善治痰者, 不治痰而治氣, 氣順則一身之津亦隨氣而順矣)"

라고 하여 調氣하는 것이 痰을 치료하는 주요 방법이라는 것을 주장하였다.

만약 기침을 하는데 咳血을 동반한다면 너무 강하게 化痰하는 경혈과 본초는 쓰지 말아야 하며, 만약 이와 같은 경혈과 본초를 사용하면 출혈을 더욱 유발할 수 있기 때문에 주의해야 한다. 또한 痲疹 초기에는 기침 증상이 있더라도 溫熱하면서 收澁작용을 하는 경혈과 본초는 사용하면 안 된다.

제1절 溫化寒痰類

이 분류에 속하는 경혈과 본초는 아래와 같은 두 가지 특성을 지니고 있다.

1. 대부분 성질이 溫하여 寒痰이나 濕痰에 적용할 수 있으며, 흔히 寒濕邪氣를 溫散시켜 줄 수 있는 경혈 및 본초와 함께 배합된다.

2. 작용이 비교적 강렬하기 때문에 熱痰에 사용하면 吐血이나 咯血을 유발할 가능성이 있으므로 사용을 금해야 한다.

본 절에서는 溫化寒痰類에 속한 일부 경혈과 본초를 穴性과 藥性에 따라 비교 대조하고, 경혈과 본초의 공통적인 효능에 따라 처방과 운용방법을 설명하였다.

또한, 본 절에서 논의한 내용을 본 절의 맨 뒤 〈표 16-1〉에 요약 정리하여 제시하였다.

1. 中脘(灸)+足三里(灸) — 半夏

1) 穴性, 藥性

中脘과 足三里에 모두 뜸을 뜨면 半夏와 유사하게 降逆止嘔, 燥濕祛痰, 寬中消痞, 下氣散結의 효능을 얻게 된다. 歸經을 살펴보면 中脘과 足三里는 각각 任脈과 胃經에 속하고, 半夏는 脾經과 胃經에 入한다. 效能分類를 살펴보면, 中脘과 足三里를 배합하여 뜸을 뜨면 半夏와 마찬가지로 溫化寒痰類에 속하게 된다.

2) 臨床應用

- **中脘(灸)+足三里(灸) 임상응용**

  (1) 濕痰에 의해 발생한 咳嗽氣逆에 쓸 수 있다.

  처방 예: 肺兪[1], 脾兪[2], **中脘**[3], **足三里**[4]에 모두 뜸을 뜬다.

  (2) 胸脘痞痛에 쓰인다.

  처방 예: 巨闕, 上脘, **中脘**, **足三里**, 湧泉, 太谿, 中衝, 大陵, 隱白, 太白, 少衝

- **半夏 임상응용**

  (3) 濕痰에 의한 咳嗽氣逆, 痰涎壅滯에 사용한다.

  처방 예: **半夏**[1], 橘皮[2], 茯苓[3], 甘草[4]

  (4) 胸脘部의 痞悶脹滿이나 堅痞作痛에 쓸 수 있다.

  처방 예: **半夏**, 黃連, 瓜蔞

3) 해설

(1)은 濕痰에 의한 咳嗽氣逆을 치료하는 경혈처방으로, 맨 먼저 ①肺兪에 뜸을 떴는데, 이 穴은 寒熱喘滿, 肺痿咳嗽, 胸滿上氣를 치료한다. ②脾兪는 腹脹, 痃癖積聚, 痰瘧에 의한 寒熱往來 등을 치료한다. ③④中脘과 足三里는 함께 배합되어 胃府를 전문적으로 다스리며 복부의 모든 질환을 치료한다. 특히 ③中脘은 八會穴 중 腑會이

며 胃의 募穴이기 때문에 胃의 虛寒에 의한 소화불량, 脹痛積聚, 停痰蓄飮에는 中脘에 뜸을 떠서 胃氣를 튼튼하게 하고 寒邪를 흩어지게 할 수 있다. 또한 [4]足三里에 뜸을 뜨면 전신의 元陽을 북돋아 주고 中焦와 臟腑의 虧損을 補益해 줄 수 있다.

위에 언급한 경혈을 함께 사용하면 升淸降濁하고 導痰行滯하여 濕痰에 의한 咳嗽氣逆을 치료할 수 있게 된다.

(2)는 濕痰에 의해 발생한 氣逆, 痰涎壅滯를 치료하는 본초처방이다. ①半夏는 君藥으로서 降逆止嘔, 燥濕祛痰, 寬中消痞, 下氣散結의 작용을 하며, ②橘皮는 臣藥으로서 理氣健脾, 燥濕化痰의 작용을 하여 半夏를 돕는다. ③茯苓은 利水滲濕, 健脾補中의 효능이 있어서 佐藥으로 사용되었고, 마지막으로 ④甘草는 補脾益氣, 潤肺止咳, 調合諸藥의 효능이 있어 使藥이 된다.

위에 언급한 네 가지 본초를 함께 사용하면 逆氣를 치료하고 祛痰行滯, 燥濕化痰하게 된다.

참고

痰飮은 먼저 그 停積 부위에 따라 분류하는데, 예를 들어 腸胃에 산재되어 있으면 痰飮이라 부르고, 飮이 脇下에 흘러들어(飮流脇下) 있으면 懸飮이라 부르고, 四肢와 肌肉에 痰飮이 흘러넘쳐(淫溢) 있으면 溢飮이라 부르고, 흉부와 肺를 치받고(撑胸肺) 있으면 支飮이라 부른다. 이 네 가지 유형은 증상이 모두 다르기 때문에 각기 다른 治法을 사용해야 한다. 痰飮은 溫陽利水, 攻下逐飮의 治法을 주로 사용해야 하고, 懸飮은 攻逐水飮의 治法을 위주로 사용해야 하며, 溢飮은 溫散發汗의 治法을 위주로, 支飮은 發表溫裏, 瀉肺逐飮의 治法을 주로 사용해야 한다. 痰飮은 종류가 다양하기 때문에 정확하게 변증을 하지 않으면 이상적인 치료효과를 얻을 수 없을 것이다.

2. 豊隆(瀉)＋中脘 — 天南星

1) 穴性, 藥性

豊隆은 通降하는 성질이 있어서 實邪를 瀉하면서 또한 痰을 효과적으로 쫓아낼(折痰) 수 있다. 中脘은 燥濕化濕 작용을 통해 痰을 제거한다. 이 두 穴을 함께 사용하면 天南星과 유사하게 燥濕祛痰, 祛風解痙의 효능을 얻을 수 있다. 歸經을 살펴보면 豊隆과 中脘은 각각 胃經과 任脈에 속하며, 天南星은 肺, 肝, 脾經으로 入한다. 效能分類를 살펴보면 豊隆과 中脘의 배합은 天南星과 마찬가지로 化痰類에 속하게 된다.

2) 臨床應用

● **豊隆(瀉)＋中脘 임상응용**

(1) 모든 痰飮과 오랫동안 낫지 않는 痰病(頑痰)에는 반드시 **豊隆**[1]과 **中脘**[2]을 취해야 한다.

(2) 痰火로 인한 眩暈에 쓰일 수 있다.

처방 예: 風池, 太陽(刺出血), 合谷, **豊隆**, 上星, **中脘**, 行間, 俠谿, 大陵, 神門

(3) 癲癇에도 쓰인다.

처방 예: **豊隆**, 陽陵泉, 百會, 神門, 後谿, 神庭, 陽谷, 陽谿, 水溝, **中脘**, 足三里, 氣海

● **天南星 임상응용**

(4) 오랫동안 낫지 않는 痰病(頑痰)에 의해 발생하는 咳嗽나 痰濕이 壅滯된 상황에 사용한다.

처방 예: **天南星**[1], 陳皮[2], 半夏[3] (『景岳全書』의 傑古玉粉丸)

(5) 風痰眩暈, 癲癇에 쓸 수 있다.

처방 예: **天南星**, 半夏, 天麻를 밀가루를 이용해서 丸으로 만든 후 生薑湯과 함께 복용한다(『太平惠民和劑局方』의 玉壺丸).

3) 해설

(1) [1]豊隆은 足陽明胃經의 絡穴로서 太陰으로 別走하며, 通降하는 성질이 있어서 陽明을 따라 氣를 하행시키는 작용을 하는데, 太陰濕土의 기운을 얻어 윤택하게 하행潤下한다. [2]中脘은 八會穴 중 腑會이며 胃의 募穴이기 때문에 胃氣를 튼튼히 하고 寒邪를 흩어지게 할 수 있으며, [1][2]豊隆과 함께 쓰면 降濁導滯, 燥濕化痰한다. 따라서 모든 停痰蓄飮, 頑痰積聚와 같은 痰飮 증상에는 필히 豊隆과 中脘을 취하여 通降散寒, 逐濁導滯해야 한다.

(4)는 頑痰咳嗽, 痰涸壅滯를 치료하는 본초처방이다. ①天南星은 燥濕祛痰의 효능이 있다. ③半夏는 降逆止嘔, 燥濕祛痰, 寬中消痞, 下氣散結하는 효능이 있어 기침을 멈추게 하고 痰을 삭인다(化痰). ②陳皮는 그 性味가 辛溫하여 理氣健脾, 燥濕化痰하므로 痰이 쌓여서 막히거나(痰涸壅滯), 완고한 痰으로 인한 기침(頑痰咳嗽)을 치료한다.

3. 中府(瀉) — 桔梗

1) 穴性, 藥性

中府를 瀉하면 肺를 다스려 주고(理肺) 氣가 잘 通하게 하여(利氣) 가래(痰)가 많이 포함된 咳嗽를 치료한다. 中府를 瀉하면 開肺益氣, 祛痰止咳排膿의 효능을 얻을 수 있으며, 이와 유사한 본초인 桔梗 또한 開提肺氣, 祛痰排膿의 효능을 지니고 있다. 歸經을 살펴보면 中府와 肺經에 속하고 桔梗도 肺經에 入하며, 效能分類를 살펴보면 中府는 化痰類의 경혈에 속하고, 桔梗 또한 化痰類의 본초에 속한다.

2) 臨床應用

- 中府(瀉) 임상응용

  (1) 가래(痰)가 많은 咳嗽를 치료하는 데 흔히 쓰인다.

  처방 예: 中府, 肺兪, 脾兪, 中脘, 足三里

  (2) 咳逆吐膿에 쓰인다.

  처방 예: 中府[1], 天突[2], 肺兪[3], 雲門[4], 豊隆[5]에 자침 및 뜸을 뜬다.

- 桔梗 임상응용

  (3) 咳嗽痰多나 咽痛失音 등의 증상에 쓰인다.

  처방 예: 桔梗, 枳殼, 陳皮, 半夏, 茯苓, 甘草, 黃連, 梔子 (『沈氏尊生書』의 桔梗二陳湯)

  (4) 肺癰, 咳逆吐膿을 치료한다.

  처방 예: 桔梗[1], 貝母[2], 巴豆[3]

3) 해설

(2)는 咳逆吐膿을 치료하는 경혈처방으로, [1]中府는 開肺益氣, 祛痰止咳, 排膿의 효능이 있으며, [2]天突은 上氣咳逆, 膿血을 토하는 증상, 瘖不能言(벙어리)을 치료하

는 要穴이다. [3]肺兪는 肺痿咳嗽, 寒熱喘滿 및 百毒病을 치료하며, [4]雲門은 開胸順氣, 導痰理肺의 작용을 한다. 마지막으로 [5]豊隆은 通降하는 성질이 있어서 陽明을 따라 氣를 하행시키되 太陰濕土의 기운을 얻어 潤下함으로써 咳逆吐膿을 치료하게 된다.

(4)는 肺癰, 咳逆吐膿을 치료하는 본초처방으로, ①桔梗은 開提肺氣, 祛痰排膿의 작용을 하며 ②貝母는 苦寒한 性味를 통해 止咳化痰, 淸熱散結한다. 특히 貝母는 心肺의 燥鬱이나 痰實壅盛, 虛勞로 인한 煩熱, 肺痿, 肺癰, 喀血吐血 등의 증상에 매우 좋은 치료효과가 있다. 그 다음으로 ③巴豆를 사용하여 瀉下去積, 逐水退腫하는데, 巴豆는 그 性이 매우 극렬하고(陽剛雄猛) 막힌 곳을 뚫어 주는(折關奪門) 효능이 강하기 때문에 氣血이 아직 衰하지 않은 자의 腫癰, 咳逆膿血에 사용했을 때 祛積消腫 및 排膿의 작용을 하게 된다.

4. 尺澤(瀉) — 白前

1) 穴性, 藥性

예로부터 肺氣가 壅實하면 尺澤을 瀉하였는데, 이는 "實者瀉其子"의 원리에 따른 것이다. 尺澤은 金經의 水穴에 속하여 尺澤을 瀉하면 調肺降氣, 下痰止嗽의 효능을 얻을 수 있고, 이와 유사한 본초인 白前은 降氣下痰止嗽의 효능이 있다. 歸經을 살펴보면 尺澤은 肺經에 속하고 白前도 肺經에 入하며, 效能分類 또한 尺澤과 白前 모두 化痰類에 속한다.

2) 臨床應用

- 尺澤(瀉) 임상응용

  (1) 咳嗽多痰에 흔히 쓰인다.

  처방 예: 列缺[1], 經渠[2], **尺澤**[3], 足三里[4], 崑崙[5], 肺兪[6]에 침과 뜸을 뜬다.

- 白前 임상응용

  (2) 咳嗽多痰에 자주 쓰인다.

  처방 예: **白前**[1], 紫菀[2], 半夏[3], 大戟[4] (『千金方』의 白前湯)

3) 해설

(1)은 咳嗽多痰을 치료하는 경혈처방으로, 먼저 1列缺을 취하는데, 列缺은 手太陰肺經에 속하면서 陽明으로 別走하기 때문에 陰陽을 相通시킬 수 있는 경혈이며, 또한 頭項部의 질환을 효과적으로 치료해 줄 수 있는 경혈로서 除風痰, 止咳嗽의 효능을 지니고 있다. 2經渠는 胸中의 脹滿을 없애 주고, 기침을 유발하는 逆上之氣를 아래로 내려 주며, 3尺澤의 潤肺降氣, 下痰止嗽 작용을 보조해 주는 역할을 한다. 4足三里는 土中眞土로, 이 穴을 補하면 益氣升淸의 효능을, 이 穴을 瀉하면 淸陽降濁의 효능을 얻을 수 있다. 그러므로 濕熱에 의해 氣가 壅塞되었거나 濁滯中宮 및 痰飮이 停滯

되어 발생하는 咳嗽多痰에 足三里를 瀉하여 導濁降逆, 祛痰行滯시켜주면 효과가 매우 좋다. 다음으로 5崑崙을 瀉하는데, 崑崙은 膀胱經의 경혈이고 膀胱은 水, 肺는 金에 속하므로 肺가 實한 증상에 膀胱經의 崑崙을 瀉하는 것은 "實者瀉其子"의 의미를 지니게 된다. 마지막으로 6肺兪를 취하여 勞熱로 인해 逆上된 氣를 아래로 내려 주면 기침을 멈추고 痰을 제거할 수 있다.

(2)는 咳嗽多痰을 치료하는 본초처방으로, 먼저 ①白前으로 降氣下痰, 止嗽한다. ②紫菀은 그 性이 辛散苦泄하여 下氣化痰止嗽의 효과를 얻을 수 있다. ③半夏는 降逆止嘔, 燥濕祛痰, 寬中消痞, 下氣散結의 효능이 있으며, ④大戟은 瀉水逐飮, 消腫散結의 효능이 있어서 횡격막의 위아래에 痰涎이 뭉쳐서 발생하는 다양한 증상을 치료하게 된다.

이상의 본초를 함께 사용하면 咳嗽痰多를 매우 효과적으로 치료하게 된다.

<표 16-1> 溫化寒痰類에 속한 經穴과 本草의 효능 비교

	經穴/本草	歸經	효능	性味/해설	임상응용
1	半夏	脾, 胃	降逆止嘔, 燥濕祛痰, 寬中消痞, 下氣散結	辛, 溫, 독성이 있다.	①濕痰에 의해 발생하는 咳嗽氣逆, 痰涎壅滯에 쓰인다. ②또한 胸脘部의 痞悶脹滿 및 堅痞作痛에 쓰인다.
	中脘(灸) + 足三里(灸)	任脈, 胃	降逆止嘔, 燥濕祛痰, 寬中消痞, 下氣散結	中脘은 胃氣를 더해 주고 寒邪를 흩어지게 해 주며 足三里는 胃氣를 아래로 끌고 내려와 降濁導滯, 燥濕祛痰 작용을 한다.	①濕痰에 의한 咳嗽氣逆: 肺兪, 脾兪, 中脘, 足三里에 모두 뜸을 뜬다. ②胸脘痞痛: 巨闕, 上脘, 中脘, 足三里, 湧泉, 太谿, 中衝, 大陵, 隱白, 太白, 少衝
2	天南星	肺, 肝, 脾	燥濕祛痰, 祛風解痙	苦, 辛, 溫, 독성이 있다.	①頑痰咳嗽 및 痰濕壅滯, 胸膈脹悶에 쓰인다. ②風痰眩暈, 癲癎, 口眼喎斜 및 파상풍으로 인한 口噤 등의 증상에 쓰인다.
	豊隆+中脘	胃, 任脈	燥濕化痰, 祛風解痙	中脘은 燥濕작용이 강해 化濕祛痰의 효능이 있으며 豊隆은 通降하는 성질이 있어서 實邪를 꺾어 주고 痰을 없애 준다.	①모든 風邪, 痰飮, 頑痰에 쓰인다: 豊隆, 中脘. ②痰火眩暈에 쓰인다: 風池, 太陽, 合谷, 豊隆, 上星, 中脘, 行間, 俠谿(刺出血), 大陵, 神門. ③癲癎: 豊隆, 陽陵泉, 百會, 神門, 後谿, 神庭, 陽谷, 陽谿, 水溝, 中脘, 足三里, 氣海.
3	桔梗	肺	開提肺氣, 祛痰排膿	苦, 辛, 平	①咳嗽痰多, 咽痛失音 등의 증상에 쓰인다. ②肺癰咳逆이나 胸滿吐膿에 사용하면 排膿의 효과가 있다.
	中府(瀉)	肺	開肺益氣, 祛痰止咳, 排膿	中府를 瀉하면 理肺益氣의 효능을 얻을 수 있으며 특히 天突과 함께 배오하면 止咳平喘의 효능이 있어서 膿血을 토할 때 쓸 수 있다.	①咳嗽痰多: 中府, 肺兪, 脾兪, 中脘, 足三里. ②咳逆痰多咯膿: 中府, 天突, 肺兪, 雲門, 豊隆에 침과 뜸을 뜬다.
4	白前	肺	降氣下痰, 止嗽	辛, 甘, 微溫	肺氣壅實에 의해 발생한 咳嗽多痰에 쓰이며, 降氣下痰의 효능이 있어서 기침을 완화시켜 준다.
	尺澤(瀉)	肺	調氣降氣, 下痰, 止咳	肺氣가 壅實하면 尺澤을 瀉해야 한다.	咳嗽多痰: 列缺, 經渠, 尺澤, 足三里, 崑崙, 肺兪에 침과 뜸을 뜬다.

제2절 淸化熱痰類

淸化熱痰類에 속한 경혈과 본초는 痰液이 濃稠하여 기침을 해도 잘 뱉어지지 않거나, 痰熱로 인해 발생하는 癲癎驚厥, 瘰癧流注 등의 증상에 쓰인다. 일반적으로 淸熱類의 경혈 및 본초와 함께 배합되어 쓰인다.

寒痰에 속하거나 마땅히 溫燥해야 할 병증에는 쓰지 말아야 한다.

본 절에서는 淸化熱痰類에 속한 일부 경혈과 본초를 穴性과 藥性에 따라 비교 대조하고, 경혈과 본초의 공통적인 효능에 따라 처방과 운용방법을 설명하였다.

또한, 본 절에서 논의한 내용을 본 절의 맨 뒤 〈표 16-2〉에 요약 정리하여 제시하였다.

1. 經渠+風門(瀉) — 前胡

1) 穴性, 藥性

經渠는 降氣下痰하고 肺火를 꺼 주며, 風門을 瀉하면 風熱을 흩어지게 할 수 있다. 그러므로 이 두 穴의 조합은 前胡와 마찬가지로 降氣下痰, 疏散風熱의 효능을 갖게 된다. 歸經을 살펴보면 經渠와 風門은 각각 肺經과 膀胱經에 속하고, 前胡는 肺經에 入한다. 效能分類를 살펴보면 經渠와 風門의 조합은 前胡와 마찬가지로 淸化熱痰類에 속하게 된다.

2) 臨床應用

- 經渠+風門(瀉) 임상응용
  - (1) 肺氣不降에 의해 발생한 痰稠喘滿에 흔히 쓰인다.
    처방 예: 肺兪, **風門**, 豊隆, 大杼, **經渠**, 中脘, 氣海에 모두 자침한다.
  - (2) 痰熱이 안에 쌓이고 밖에서 風寒이 속박하여 발생하는 發熱咳喘에 쓰인다.
    처방 예: 天突[1], 風府[2], **風門**[3], 列缺[4], **經渠**[5], 豊隆[6], 中府[7]에 모두 자침하고 膻中[8]은 피부를 따라 淺刺한다.

- 前胡 임상응용
  - (3) 肺氣不降에 의해 발생한 痰稠喘滿에 쓰인다.
    처방 예: **前胡**, 桑白皮, 貝母, 麥門冬, 杏仁, 甘草, 生薑 (『證治准繩』의 前胡散)
  - (4) 風熱이 肺에 鬱結되어 발생한 發熱咳嗽에 쓰인다.
    처방 예: **前胡**[1], 薄荷[2], 牛蒡子[3], 桔梗[4]

3) 해설

(2)는 發熱咳嗽를 치료하는 경혈처방으로, [1]天突은 안면피부의 發熱과 上氣咳逆을 치료한다. [2]風府는 督脈의 要穴로 足少陰腎經과 足少陽膽經이 만나는 곳이며,

특히 督脈의 絡穴로 任脈으로 別走하기 때문에 1 2 天突과 陰陽相通하여 中風證을 主治한다. 4 列缺은 手太陰肺經의 絡穴로서 陽明으로 別走하기 때문에 風寒外束에 의해 발생한 發熱咳嗽를 치료하는 要穴이 되며, 특히 3 5 經渠와 風門의 降氣下痰, 疏散風熱 작용을 보조해 준다. 6 豊隆은 足陽明胃經에 속하며 胃經의 絡穴로서 太陰으로 別走하기 때문에 通降하는 성질이 있어 陽明을 따라 氣를 아래로 내려 주는데, 특히 太陰濕土의 기운을 받아 潤下하여 降濁祛痰한다. 8 膻中은 足太陰脾經, 足少陰腎經, 手太陽小腸經, 手少陽三焦經, 任脈이 만나는 곳으로, 上氣咳逆, 痰喘咳嗽와 모든 氣病에 氣會인 膻中을 취하면 효과가 매우 좋다. 7 中府는 肺의 募穴이며 手太陰肺經과 足太陰脾經이 만나는 곳으로, 胸滿氣喘, 咳逆上氣, 肺의 寒熱, 膽經의 熱 및 傷寒으로 인한 胸中熱 등의 발열증상을 효과적으로 치료한다.

위에 언급한 경혈들을 함께 사용하면 痰熱內蘊, 風寒外束에 의해 발생한 發熱咳喘을 치료할 수 있다.

(4)는 風熱鬱肺, 發熱咳嗽를 치료하는 본초처방으로, ①前胡를 君藥으로 사용하여 降氣下痰하고 風熱을 흩어지게 하였으며, ②薄荷는 辛凉한 性味와 輕淸凉散한 성질을 통해 疏解風熱하므로 臣藥으로 쓰였다. ③牛蒡子는 肺, 胃經에 들어가는 본초로서 風熱鬱肺에 사용하여 疏散風熱, 利咽散結, 解毒透疹의 효능을 얻을 수 있으므로 이 처방에서 佐藥으로 쓰였다. ④桔梗 또한 肺經에 들어가고 辛散苦泄하여 開肺祛痰하는 효능이 있어 痰咳喘急을 치료하는 要藥이 되므로 이 처방에서 使藥으로 쓰였다.

위에 언급한 본초를 함께 사용하면 風熱鬱肺로 인해 발생한 發熱咳嗽를 효과적으로 치료할 수 있게 된다.

이상의 내용은 發熱咳嗽를 치료하는 본초처방과 경혈처방을 예로 든 것으로 경혈-본초 결합치료를 할 때 참고하기 바란다.

참고

風熱咳嗽는 濕邪를 겸한 風熱兼濕型과 暑邪를 겸한 風熱挾暑型 두 가지로 나누어 볼 수 있다. 風熱兼濕型은 咳嗽痰多, 胸悶汗出, 舌苔白膩黃, 脈濡數 등의 증상이 주로 나타나며, 이는 風熱이 濕邪와 함께 蘊蒸되어 肺氣의 肅降작용이 失調하여 발생하게 된다. 風熱挾暑型은 咳嗽

胸悶, 心煩口渴, 溺赤, 舌質紅, 苔薄, 脈濡數 등의 증상이 나타나는데, 이는 外感風熱이 있는 상황에서 해당 절기에 유행하는 暑濕邪가 上焦에 침범하여 肺氣가 宣通되지 않아 邪氣를 땀을 통해 배출시키지 못해 발생하게 된다. 경혈-본초 결합치료를 할 때에는 정확한 변증에 주의해야 할 것이다.

2. 支溝(瀉) — 瓜蔞

1) 穴性, 藥性

支溝에 瀉法을 사용하면 三焦熱과 痰熱을 꺼 주는 효능이 있다. 이 穴은 清熱化痰, 散結導滯, 寬中理氣의 효능이 있는데, 이와 유사한 본초인 瓜蔞 또한 清熱散結, 化痰導滯, 寬中理氣의 효능이 있다. 歸經을 살펴보면 支溝는 三焦經에 속하고, 瓜蔞는 肺, 胃, 大腸經에 入한다. 效能分類를 살펴보면 支溝와 瓜蔞는 모두 清化熱痰類에 속한다.

2) 臨床應用

- **支溝(瀉) 임상응용**

(1) 傷寒結胸에 흔히 쓰인다.

처방 예: **支溝**[1], 間使[2], 行間[3], 阿是穴[4]

(2) 熱이 많은 痰에 의해 발생하는 實證의 喘咳에 쓰인다.

처방 예: **支溝**, 太谿, 豊隆

- **瓜蔞 임상응용**

(3) 胸痺 및 結胸에 쓰인다.

처방 예: **瓜蔞實**[1], 黃連[2], 半夏[3] (『傷寒論』의 小陷胸湯)

(4) 痰熱喘咳에 쓸 수 있다.

처방 예: **瓜蔞皮**, 貝母, 桔梗, 杏仁

3) 해설

(1)은 傷寒結胸을 치료하는 경혈처방이다. [1]支溝는 三焦經에 속하는데, 『內經』에 이르기를 "三焦는 決瀆의 기관으로 水道(물길)가 여기에서 나온다(三焦者, 決瀆之官, 水道出焉)"고 하였다. 三焦經은 "中清之府"로서 陰陽을 이끌어(引導陰陽) 막힌 것을 열어 通하게 하는(開通閉塞) 역할을 한다. 그러므로 支溝를 瀉하면 熱病에 땀이 안 나는

증상 및 傷寒結胸을 치료하는 데 쓸 수 있는 것이다. 여기에 [2]間使를 배합하는데, 이 穴에 자침하면 傷寒結胸을 치료하며 清熱祛風, 理氣通塞의 효과를 얻을 수 있다. [3]行間은 四肢滿을 없애고 胸脇痛을 치료하며, 疏肝理氣하고 肝經의 實邪를 瀉하여 開胸散結한다. 마지막으로 [4]阿是穴을 취하는데, 통증이 있는 부위가 바로 穴位가 되어 모든 통증질환에 응용할 수 있다.

위 경혈들을 함께 사용하면 傷寒結胸을 치료할 수 있다.

(3)은 胸痺와 結胸을 치료하는 본초처방으로, 傷寒邪熱이 안으로 들어와(內陷) 痰熱과 함께 心下에 뭉쳐서 발생하는 小結胸證에 사용할 수 있다. 이 처방에서 ②黃連은 苦寒한 性味가 있어서 瀉下清熱하며, ③半夏는 辛溫한 性味가 있어 和胃化痰한다. 특히 ②③이 두 약을 함께 쓰면 辛開苦降의 작용을 통해 痰熱互結을 효과적으로 치료할 수 있으며, 또한 ①瓜蔞의 清熱化痰, 寬胸開結 작용을 돕는다.

이상의 본초들을 함께 사용하여 胸痺와 結胸을 치료할 수 있다.

3. 雲門(瀉)+水分(灸) — 葶藶子

1) 穴性, 藥性

雲門을 瀉하면 開胸順氣, 導痰理肺의 효능이 있으며, 水分에 뜸을 뜨면 膀胱의 水氣를 원활히 흐르게 하여 水腫을 치료한다. 그러므로 이 두 穴의 조합은 葶藶子와 마찬가지로 祛痰定喘, 瀉肺行水의 효능을 나타내게 된다. 歸經을 살펴보면 雲門과 水分은 각각 肺經과 任脈에 속하고, 葶藶子는 肺, 膀胱經에 入한다. 效能分類를 살펴보면 雲門과 水分의 조합은 淸痰行水類에 속하게 되고, 葶藶子 또한 淸痰行水類에 속한다.

2) 臨床應用

- 雲門(瀉)+水分(灸) 임상응용
  - (1) 痰涎壅滯, 肺氣喘促, 咳喘 등의 증상에 쓰인다.
    처방 예: **雲門**[1], **水分**[2], 兪府[3], 太淵[4]에 침과 뜸을 뜬다.
  - (2) 實證의 水腫에 쓰이기도 한다.
    처방 예: **雲門**, **水分**, 氣海에 모두 뜸을 뜨고 合谷, 陰陵泉, 足三里, 三陰交, 足臨泣에 모두 자침한다.

- 葶藶子 임상응용
  - (3) 痰涎壅滯, 肺氣喘促, 咳逆에 쓰인다.
    처방 예: **葶藶子**[1], 大棗[2] (『金匱要略』의 葶藶大棗瀉肺湯)

3) 해설

咳嗽喘息과 같은 증상을 치료할 때에는 예상했던 치료효과를 얻지 못할 때가 많다. 예로부터 "안으로는 喘證을 치료하지 않고, 밖으로는 癬을 치료하지 않는다(內不治喘, 外不治癬)"고 하였는데, 이는 그 근본 원인을 제대로 파악하지 못했기 때문이다. 咳嗽喘息은 비록 肺病이지만, 상당수의 상황에서는 그 근본 원인이 肺가 아닌 腎에 있는 경우가 많다. 腎은 收納을 주관하며 衝脈은 腎經과 교차한 후 胸中으로 올라가 흩어지는데, 만약 下元이 텅 비면 腎臟의 收納기능이 제대로 작동하지 못 하고, 濁陰의 기운이 衝脈을 따라 逆上하게 되어 肺葉을 자극함으로써 기침과 천식이 발생하는 것이다. 만약 이러한 원리를 알지 못하고 오직 肺에 집착하여 淸利宣散의 治法만을 사용한다면, 증상이 가벼운 자는 일시적인 치료효과를 얻을 수 있을 것이고, 증상이 심한 자는 아무런 효과도 얻을 수 없을 것이다. 이는 비록 肺를 깨끗이(淸肺) 했다 하더라도 衝脈을 따라 上逆하는 衝氣는 제어하지 못하였기 때문에 嗽喘이 멎지 않는 것이다.

(1)은 痰涎壅滯, 肺氣喘促, 咳喘을 치료하는 경혈처방으로, [1]雲門은 開胸順氣, 導痰理肺하며, [3]兪府는 衝脈의 逆上하는 氣를 아래로 내려 주고 肺氣가 생성되는 근원인 腎氣를 다스리므로, [1][3]雲門과 兪府로 標本을 동시에 치료할 수 있다. [2]水分은 氣를 아래로 내리고 水를 行하게 하는데(下氣行水), 氣를 아래로 내려주면 천식을 다스릴 수 있고, 水의 운행이 원활해지면 痰이 사라지게 된다. 또한 水分은 그 위치가 小腸下口에 해당하여, 이 穴에 뜸을 뜨면 淸濁을 구분하여(泌別淸濁) 水液은 膀胱으로 보내고 渣滓는 大腸으로 보내게 하므로 水分이라 명명한 것이다. 마지막으로 [4]太淵을 취하면 肺虛를 補益하고 胸痺의 逆氣를 아래로 내려 주며 平喘止嗽할 수 있다.

위에 언급한 경혈들을 함께 사용하면 痰涎咳喘을 매우 효과적으로 치료할 수 있다.

(3)은 痰涎壅滯, 肺氣喘促, 咳逆을 치료하는 본초처방이다. ①葶藶子는 苦寒한 性味가 있어서 下降시키는 작용을 하기 때문에 下氣行水한다. 氣가 아래로 내려가면 喘息이 그치고, 水氣가 아래로 내려가면 痰이 사라지게 된다. 또한 葶藶子는 肺氣가 막힌 것을 瀉하고 膀胱의 水氣를 行하게 하는 효능도 있다. 여기에 ②大棗를 배합하는데, 이 본초는 補脾和胃하고, 益氣生津하여 脾胃를 보호해 주는 효능이 있기 때문에 葶藶子의 강렬한 성미를 완화시킨다.

이상의 내용은 痰喘咳逆을 치료하는 본초처방과 경혈처방을 예로 든 것이다.

참고

痰喘咳逆을 치료할 때, 濕痰이 熱로 化하거나 평소에 痰火가 盛하고, 咳痰黃稠, 喘急面紅, 煩熱口乾, 舌苔黃膩, 脈滑數 등의 증상이 나타나면 이는 痰熱壅肺에 의한 實證에 속하며, 치료는 滌痰淸火해야 한다. 만약 痰이 대량으로 나오고 不得平臥, 大便秘結하면 瀉肺逐痰해야 하니, 痰火를 빼 주고 肺氣를 아래로 내려주면 喘急은 자연스럽게 사라지게 된다.

4. 啞門 — 竹瀝

1) 穴性, 藥性

啞門은 中風에 걸려 말을 잘 하지 못하는 증상을 효과적으로 치료할 수 있기 때문에 붙여진 이름이다. 이 經穴은 竹瀝과 마찬가지로 淸熱滑痰, 鎭驚透絡의 효능이 있다. 歸經을 살펴보면 啞門은 督脈에 속하고, 竹瀝은 心經과 胃經에 入한다. 效能分類를 살펴보면 啞門은 竹瀝과 동일한 淸熱化痰類에 속하게 된다.

2) 臨床應用

- **啞門 임상응용**

  (1) 中風不語에 흔히 쓰인다.

  처방 예: <u>**啞門**</u>[1], 人中[2], 天突[3], 湧泉[4], 神門[5], 支溝[6], 風府[7]에 모두 자침한다.

- **竹瀝 임상응용**

  (2) 中風, 痰迷에 의한 口噤不語에 쓰인다.

  처방 예: <u>**竹瀝**</u>[1]과 薑汁[2]을 함께 마신다(『千金方』).

3) 해설

(1) [1]啞門은 中風不語에 쓰이는데, 이 穴은 督脈과 陽維脈이 만나는 곳으로 舌本에 연결되어 舌急不語를 주치하고, 모든 陽氣와 熱氣를 꺼 주며 痰熱癲疾을 치료한다. [2]人中은 督脈에 속하며 手陽明大腸經과 足陽明胃經이 만나는 곳으로 中風口噤, 牙關不開를 치료하는 要穴이다. [3]天突은 陰維脈과 任脈이 만나는 곳으로 안면피부의 熱을 꺼 주고 舌下急, 瘖不能言의 증상을 치료할 수 있다. [4]湧泉은 腎經의 實邪를 瀉하고 全身의 熱을 꺼 주는 효능이 있어, 心中의 結熱과 喉閉舌急失音, 風癎 등의 증상을 치료한다. [5]神門은 心經의 邪熱을 瀉하고 心煩을 없애며, 喘逆身熱, 성인과 소아의 五癎, 狂悲狂笑, 遺溺失音 등의 증상을 치료한다. [6]支溝는 口噤不開, 暴瘖

不能言을 치료한다. ⑦風府는 다른 이름으로 舌本이라 부르며, 中風에 의해 발생한 舌緩不語 및 頭部의 모든 질환을 치료한다. 또한 이 穴은 足太陽膀胱經, 督脈, 陽維脈이 서로 만나는 곳으로, 위에 나열한 모든 穴들과 함께 中風不語를 치료할 수 있다.

(2)는 中風痰迷로 인한 口噤不語를 치료하는 본초처방으로, ①竹瀝은 淸熱滑痰, 鎭驚透絡의 작용을 한다. 竹瀝은 성질이 大寒한 본초로서 中風不語에 사용하여 養血淸痰한다. 風痰과 虛痰이 胸膈에 있으면 癲狂이 발생하는데, 특히 痰이 經絡과 四肢, 肌肉에 있을 시 竹瀝으로 다스리지 않으면 안 된다. ②生薑汁은 發散解鬱, 宣肺氣, 調中氣, 暢胃口, 開痰下食의 효능이 있어서 竹瀝과 함께 사용하면 中風痰迷, 口噤不語에 좋은 효과가 있다.

<표 16-2> 淸熱化痰類에 속한 經穴과 本草의 효능 비교

	經穴/本草	歸經	효능	性味/해설	임상응용
1	前胡	肺	降氣下痰, 疏散風熱	苦, 辛, 微寒	①肺氣不降에 의한 痰稠喘滿, 風熱鬱肺에 의한 咳嗽. ②風熱鬱肺에 의한 發熱咳嗽가 있을 시 止咳祛痰 처방에 薄荷, 牛蒡子, 桔梗과 같은 疏散風熱藥을 함께 배오한다.
	經渠 + 風門(瀉)	肺, 膀胱	降氣下痰, 疏散風熱	經渠는 降氣下痰하고 肺熱을 빼 주고, 風門은 風熱을 흩어지게 해 준다(瀉法 사용).	①肺氣不降에 의한 痰稠喘滿: 肺兪, 風門, 豊隆, 大杼, 經渠, 中脘, 氣海에 모두 자침한다. ②痰熱內蘊, 風寒外束에 의한 發熱咳嗽 및 喘滿에 쓰인다: 天突, 風府, 風門, 列缺, 經渠, 豊隆, 中府에 자침하고 膻中에 沿皮淺刺한다.
2	瓜蔞	肺, 胃, 大腸	淸熱散結, 化痰導滯, 寬中利氣	甘, 寒	①胸痺와 結胸, 胸膈이 滿悶하거나 통증이 있는 증상에 쓸 수 있다. ②痰熱咳嗽, 痰稠咯出不利 등의 증상에 사용하면 潤燥淸熱의 작용을 통해 痰稠를 개선시킬 수 있다.
	支溝(瀉)	三焦	淸熱散結, 化痰導滯, 寬中利氣	이 穴을 瀉하면 三焦의 熱과 痰熱을 꺼 주게 된다.	①傷寒結胸: 支溝, 間使, 行間, 阿是穴. ②實證에 속하는 痰熱喘咳: 支溝, 太谿, 豊隆
3	葶藶子	肺, 膀胱	祛痰定喘, 瀉肺利水	辛, 苦, 大寒	①痰飮壅滯, 肺氣喘促, 實證의 咳逆에 下氣行水시켜서 氣가 아래로 내려가면 천식이 멈추고 수기가 원활히 흐르면 담이 사라진다. ②이 본초는 막힌 肺氣를 풀어 주고 膀胱의 水氣가 원활하게 흐르도록 해 주기 때문에 實證의 水腫 및 胸腹의 積水, 小便不利에 쓸 수 있다.
	雲門(瀉) + 水分(灸)	肺, 任脈	祛痰定喘, 瀉肺行水	雲門을 瀉하면 開胸順氣, 導痰理肺의 효과를 얻을 수 있으며, 水分에 뜸을 뜨면 膀胱의 水氣를 원활히 흐르게 하여 水腫을 치료한다.	①肺氣喘促, 咳喘不得臥 등 咳逆의 實證에 쓰인다: 雲門, 水分, 兪府, 太淵에 침과 뜸을 뜬다. ②實證의 水腫: 雲門, 水分, 氣海에 모두 뜸을 뜨고 合谷, 陰陵泉, 足三里, 三陰交, 足臨泣에 모두 자침한다.

	經穴/本草	歸經	효능	性味/해설	임상응용
4	竹瀝	心, 胃	清熱化痰, 鎮驚透絡	甘, 大寒	①中風痰迷, 中風失音不語, 中風口噤 등의 증상에 쓰인다. ②또한 肺熱痰壅, 胸悶短氣, 喘滿咳逆 등의 증상에 쓰인다.
	啞門	督脈	清熱化痰, 鎮驚透絡	中風不語에 사용했을 시 祛痰鎮驚의 효과가 있다.	中風失音不語에 쓰인다: 啞門, 人中, 天突, 湧泉, 神門, 支溝, 風府에 침과 뜸을 뜬다.

제3절 止咳平喘類

본 절에서 언급하는 경혈과 본초는 기침을 멈추게 하고 下氣平喘하는 효능이 뛰어난 경혈 및 본초로서, 일반적으로 咳嗽와 喘息에 사용한다. 喘咳는 증상이 매우 다양하여 乾咳를 하거나 기침을 할 때 稀痰이나 稠痰을 뱉어내기도 하고, 또한 外感에 의한 咳逆이나 虛勞에 의한 咳逆이 존재한다. 특히 병의 寒熱虛實이 각기 다르기 때문에 반드시 辨證施治를 하여 적절한 경혈 및 본초를 함께 배오해야 하고, 平喘止咳類의 경혈이나 본초만을 단독으로 사용하는 실수를 범하지 않도록 해야 한다.

麻疹 초기에 기침이 있다고 해서 止咳平喘類의 경혈이나 본초를 단독으로 사용하면 肺氣를 막아버릴(阻遏) 수 있기 때문에 주의해야 하며, 表證咳嗽나 痰壅喘咳, 熱甚咳逆에도 이 부류의 경혈과 본초를 단독으로 사용하는 것은 피해야 한다.

본 절에서는 止咳平喘類에 속한 일부 경혈과 본초를 穴性과 藥性에 따라 비교 대조하고, 경혈과 본초의 공통적인 효능에 따라 처방과 운용방법을 설명하였다.

또한, 본 절에서 논의한 내용을 본 절의 맨 뒤 〈표 16-3〉에 요약 정리하여 제시하였다.

1. 肺兪(瀉)+氣海 — 杏仁

1) 穴性, 藥性

肺兪는 止咳定喘하며 上逆한 氣를 아래로 내려 준다. 이 穴을 瀉하고 氣海를 배합하면 杏仁과 유사한 止咳平喘, 潤腸通便의 효과를 기대할 수 있다. 歸經을 살펴보면 肺兪와 氣海는 膀胱經과 任脈에 속하며, 杏仁은 肺經과 大腸經에 入한다. 效能分類를 살펴보면 肺兪와 氣海의 배합은 杏仁과 마찬가지로 止咳平喘類에 속하게 된다.

2) 臨床應用

- 肺兪(瀉)+氣海 임상응용

(1) 咳逆上氣, 喘促實喘 등의 증상에 쓰인다.

처방 예: **肺兪**[1], 風門[2], 豊隆[3], 大杼[4], 經渠[5], 中脘[6], **氣海**[7]

- 杏仁 임상응용

(2) 咳逆上氣, 喘促 등의 증상에 흔히 사용한다.

처방 예: **杏仁**[1]의 껍질과 심(皮尖)을 제거하여 炒黃시킨 후 膏로 만들어 꿀[2]과 같이 섞는다. 이를 입에 머금고 있다가 삼키면 咳逆上氣를 치료할 수 있다(『千金方』).

3) 해설

(1)은 咳逆上氣와 喘促實喘을 치료하는 경혈처방이다. [1]肺兪는 止咳平喘하며, [2]風門은 胸中의 熱을 제거하고 諸陽熱氣를 泄하는 효능이 있어 上氣喘氣와 咳逆을 치료한다. [3]豊隆은 足陽明胃經에 속하며 胃經의 絡穴로서 太陰으로 別走하기 때문에 通降하는 성질이 있어 陽明을 따라 기를 아래로 내려 주며, 특히 太陰濕土의 기운을 받아 潤下하기 때문에 實邪와 痰喘을 없애 준다. [4]大杼는 足太陽膀胱經에 속하고 督脈의 別絡이며 手太陽小腸經, 足太陽膀胱經, 手少陽三焦經, 足少陽膽經이 서로 만

나는 곳이다. 膀胱經은 대다수의 穴이 신체의 背部에 있는데, 五臟의 氣는 또한 모두 太陽으로 통하기 때문에 大杼를 취하면 모든 陽氣(諸陽之氣)를 이끌고 太陽經을 따라 아래로 내려 보내기 때문에 氣道가 원활하게 通하여 咳逆喘促이 저절로 멈추게 된다. 5經渠는 胸肺의 脹滿을 치료하고 咳逆의 逆上하는 氣를 아래로 내려서 喘促을 멈추게 한다. 6中脘은 八會穴 중 腑會로서 喘息不止에 매우 좋은 치료효과가 있다. 7氣海는 氣血이 서로 모이는 곳으로서 呼吸의 뿌리가 된다. 17이 穴을 肺兪와 배합하면 回生氣, 益下元, 振腎陽의 작용을 하여, 솥 밑에 장작을 넣는 것과 같이 膀胱의 氣를 증발시켜 전신에 보내 주게 된다.

위에 언급한 경혈들을 함께 사용하면 標와 本을 동시에 치료할 수 있으며, 濁氣를 내려 주고 生氣가 다시 돌아오게 하여 咳逆上氣, 喘促實喘을 효과적으로 치료할 수 있게 된다.

(2)는 咳逆上氣, 喘促을 치료하는 본초처방으로, ①杏仁의 苦味는 苦泄降氣의 작용을 하여 風寒邪를 發散하며 또한 下氣하여 喘을 멎게 한다. 辛味는 邪氣를 散하고, 苦味는 下氣시키며, 溫性은 宣滯行痰하는데, 杏仁은 이 모든 氣味를 갖추고 있어, 만일 肺經에 風寒邪가 들어와 咳嗽喘逆, 胸滿便秘 등의 증상이 나타나면 모두 杏仁으로 치료할 수 있다. 또한 이 처방에서는 潤肺補中의 효능이 있는 ②꿀(蜂蜜)을 배합하여 脾胃를 滋補하고 급작스럽게 발생한 咳嗽喘逆을 완화시킴으로써 咳逆上氣, 喘促을 효과적으로 치료할 수 있게 한다.

2. 痰喘(灸) — 紫蘇子

1) 穴性, 藥性

痰喘穴은 經外奇穴로서 이 穴에 뜸을 뜨면 止咳平喘, 下氣消痰, 利膈寬胸의 작용을 하게 된다. 또한 紫蘇子도 이와 유사하게 止咳平喘, 下氣消痰, 利膈寬腸의 효능을 지니고 있다. 歸經을 살펴보면 痰喘穴은 經外奇穴에 속하고, 紫蘇子는 肺經에 入한다. 效能分類를 살펴보면 痰喘穴은 止咳平喘類의 경혈에 속하고, 紫蘇子 또한 止咳平喘類의 본초에 속한다.

2) 臨床應用

- 痰喘(灸) 임상응용

(1) 咳逆痰喘에 흔히 쓰인다.

처방 예: **痰喘(灸)**[1], 天突(灸)[2], 雲門[3], 太淵[4]에 자침한다. 또한 **痰喘**은 胸膈의 喘滿에도 매우 좋은 치료효과를 보인다.

- 紫蘇子 임상응용

(2) 紫蘇子는 下氣消痰의 효능이 강하여 氣壅痰滯에 의한 喘嗽증상을 완화하므로 咳逆痰喘에 흔히 쓰인다.

처방 예: **紫蘇子**[1], 前胡[2], 厚朴[3], 半夏[4], 陳皮[5], 甘草[6], 沈香[7], 當歸[8], 生薑[9], 大棗[10] (『太平惠民和劑局方』의 蘇子降氣湯)

3) 해설

(1)은 咳逆痰喘을 치료하는 경혈처방으로, 먼저 [1]痰喘穴에 뜸을 뜬다. 이 穴을 취할 때는 실을 이용하여 極泉에서부터 乳中까지 이은 후, 이 실을 2등분하여 한쪽 끝은 極泉에 위치하게 하고 나머지 한쪽 끝은 膻中을 향하게 한다. 膻中을 향한 실의 끝부분이 바로 痰喘이 위치한 곳으로, 이 穴에 뜸을 뜨면 咳逆痰喘에 매우 우수한 치료

효과를 얻을 수 있다. [2]天突은 예로부터 咳逆上氣와 哮喘에 흔히 쓰였으며, [3]雲門은 開胸順氣, 導痰理肺의 효능이 있다. 또한 [4]太淵은 降逆氣, 止咳嗽하고 肺經의 虛損을 補益해 준다.

이상의 모든 穴들을 함께 사용하여 효과적으로 咳逆痰喘을 치료하게 된다.

(2)는 咳逆痰喘을 치료하는 본초처방으로, ①紫蘇子는 止咳平喘, 下氣消痰의 작용을 하며, ②前胡는 稠痰을 아래로 내려 주고(降稠痰) 喘滿을 없애 주며 肺經의 風熱邪를 疏散시켜서 咳逆을 멈추게 한다. ③厚朴은 化濕導滯, 行氣平喘하며 ④半夏는 降逆祛痰, 寬中下氣하여 喘息을 완화시켜 준다. 또한 ⑤陳皮는 理氣健脾, 燥濕化痰하며 ⑥甘草는 補脾益氣, 潤肺止咳, 調和諸藥하고 ⑦沈香은 降氣작용과 溫中작용을 통해 腎을 따뜻하게 한다(暖腎). ⑧當歸는 補血和血작용을 통해 근본을 더욱 공고히 하고 ⑨生薑은 解表溫中, 溫肺止咳한다. 마지막으로 ⑩大棗는 補脾和胃하고 益氣生津한다.

이상의 모든 본초들을 함께 사용하여 효과적으로 咳逆痰喘을 치료하게 된다.

3. 中府(瀉)+肺兪 — 紫菀

1) 穴性, 藥性

中府를 瀉하면서 肺兪를 배합하면 紫菀과 유사한 止咳化痰 작용을 한다. 歸經을 살펴보면 中府와 肺兪는 각각 肺經과 膀胱經에 속하고, 紫菀은 中府와 마찬가지로 肺經에 入한다. 效能分類를 살펴보면 中府와 肺兪의 배합은 紫菀과 마찬가지로 止咳平喘類에 속하게 된다.

2) 臨床應用

- **中府(瀉)+肺兪 임상응용**

  (1) 기침에 가래가 많고 날씨가 추우면 더 심해지며 氣逆不順한 陰虛咳嗽에 쓰인다.

  처방 예: **肺兪**[1], 脾兪[2], 中脘[3], 足三里[4], **中府**[5], 膻中[6], 膏肓[7], 豊隆[8]

- **紫菀 임상응용**

  (2) 辛散苦泄하여 陰虛咳嗽에 흔히 쓰인다.

  처방 예: **紫菀**[1], 知母[2], 貝母[3], 桔梗[4], 阿膠[5], 人參[6], 茯苓[7], 甘草[8] (王海藏의 紫菀湯)

3) 해설

(1)은 陰虛咳嗽를 치료하는 경혈처방으로, [1]肺兪는 勞熱上氣, 寒熱喘滿, 肺痿咳嗽를 치료하는 효능이 있다. [2]脾兪는 胸中의 脹氣를 다스리고 喘滿을 제거하여 기침을 멈추게 한다. [3]中脘은 八會穴 중 腑會이며 胃의 募穴로, 陰虛咳嗽에 中脘을 補하면 맑은 기운을 위로 올려 주고(升清氣) 胃氣를 補益해 줄 수 있다. 또한 [4]足三里는 胃氣를 이끌고 아래로 내려가 降濁導滯하며 中氣를 調暢하여 陰陽을 接續시킨다. [5]中府는 手太陰肺經과 足太陰脾經이 만나는 곳이며 肺의 募穴이기 때문에 胸滿氣喘,

咳逆上氣에 사용하면 止咳化痰하고, 또한 肺系의 寒熱을 치료하여 滋陰止咳한다. 6膻中은 足太陰脾經, 足少陰腎經, 手太陽小腸經, 手少陽三焦經, 任脈이 만나는 곳이며 八會穴 중 氣會이기 때문에 上氣短氣, 咳逆喘嗽와 같은 증상에 膻中을 沿皮刺하면 胸中에 막혀있는 氣를 通하게 하여 行氣滋陰하고 咳嗽를 멈추게 한다. 또한 7膏肓은 모든 虛損과 咳逆上氣 등의 증상을 치료한다. 8豊隆은 陽明을 따라 通降下行하는 성질이 있다. 특히 이 穴은 陽明脈에 속하면서도 胃經의 絡穴로 太陰으로 別走하기 때문에 太陰濕土와 相合하여 陰虛를 滋養한다.

위에 언급한 경혈들을 함께 사용하면 이상적으로 陰虛咳嗽를 치료할 수 있을 것이다.

(2)는 陰虛咳嗽를 치료하는 본초처방으로, ①紫菀은 止咳化痰하며, ②知母는 肺熱을 瀉하여 咳逆을 멈추게 한다. 또한 肺火를 瀉하고 腎陰을 滋養할 수도 있다. ③貝母는 止咳化痰, 淸熱散結하며, ④桔梗은 宣肺祛痰 작용을 통해 肺氣를 열어 주고 올려 준다(開提). 또한 ⑤阿膠는 滋補陰虛, 補血潤燥하고 ⑥人參은 元氣를 크게 補益해 주며, 補脾益氣하여 津液을 생성해 준다. ⑦茯苓은 利水滲濕, 健脾補中의 효능이 있어서 痰을 치료하는 要穴이 된다. 특히 痰은 水에서 생성되는데 茯苓은 行水의 효능이 있고, 痰은 작용이 濕과 유사한데 茯苓은 行濕하기 때문에 淸痰滲濕함으로써 기침을 멈추게 한다. 마지막으로 ⑧甘草는 12經에 들어가며 補脾益氣, 潤肺止咳하고 아울러 모든 약을 調和시켜 준다.

이상의 모든 본초들을 배합하여 陰虛咳嗽를 치료한다.

이상의 내용은 陰虛咳嗽를 치료하는 본초처방과 경혈처방을 예로 든 것으로 경혈-본초 결합치료를 할 때 참고하기 바란다.

참고

咳嗽는 外感咳嗽와 內因咳嗽로 나눌 수 있다. 또한 外感咳嗽는 다시 風寒咳嗽, 風熱咳嗽, 燥熱咳嗽로 나눌 수 있고, 內因咳嗽는 痰濕犯肺와 肝火犯肺 등의 유형으로 분류할 수 있다. 경혈-본초 결합치료를 할 때에는 정확히 변증을 해야 이상적인 치료효과를 얻을 수 있다.

<표 16-3> 止咳平喘類에 속한 經穴과 本草의 효능 비교

	經穴/本草	歸經	효능	性味/해설	임상응용
1	杏仁	肺, 大腸	止咳定喘, 潤腸通便	杏仁은 性味가 苦溫하며 약간의 독이 있다. 甛杏仁은 이와 달리 性味가 甘, 平하며 독성이 없다	杏仁은 苦泄降氣하는 성질이 있어서 咳逆上氣, 喘促 등의 증상에 흔히 쓰인다. 苦杏仁은 實證의 喘咳를 효과적으로 치료하고 甛杏仁은 滋養하는 작용이 뛰어나 虛喘에 흔히 쓰인다.
	肺兪(瀉) + 氣海	膀胱, 任脈	止咳, 定喘, 潤腸通便	肺兪는 止咳定喘하며 上逆한 氣를 아래로 내려 주고 氣海는 氣를 생성해 주고 腎陽을 補益해 주기 때문에 升陽化氣 작용을 통해 潤腸通便을 한다.	咳逆上氣, 喘促實喘에 흔히 쓰인다: 肺兪, 風門, 豊隆, 大杼, 經渠, 中脘, 氣海.
2	紫蘇子	肺	止咳平喘, 下氣消痰, 利膈寬胸	辛, 溫	紫蘇子는 性味가 潤하고 下降하는 성질이 있어서 下氣消痰의 효능이 강하기 때문에 氣壅痰滯에 의한 喘嗽을 완화시켜 준다. 그렇기 때문에 咳逆痰喘에 흔히 쓰인다.
	痰喘(灸)	經外奇穴	止咳平喘, 下氣消痰, 利膈寬腸	이 穴을 취할 때는 실을 이용하여 極泉부터 乳中까지 연결한 후, 이 실을 2등분하여 한쪽 끝은 極泉에, 나머지 한쪽 끝은 膻中을 향하게 한다. 膻中을 향한 실의 끝 부분이 바로 痰喘穴이 위치한 곳이다.	咳逆痰喘에 쓰인다: 痰喘穴(灸), 天突(灸), 雲門, 太淵에 자침. 또한 痰喘穴은 胸膈의 喘滿에도 매우 좋은 치료효과가 있다.

	經穴/本草	歸經	효능	性味/해설	임상응용
3	紫菀	肺	止咳化痰	辛, 苦, 溫	이 본초는 辛散苦泄한 성미가 있어서 下氣化痰止咳의 작용을 하기 때문에 기침을 멈추게 하는데 빠질 수 없는 본초이다. 특히 滋陰藥과 함께 배오하면 陰虛咳嗽를 치료할 수 있다.
	中府(瀉) + 肺兪	肺, 膀胱	止咳化痰	中府는 肺經의 募穴이며 手太陰肺經과 足太陰脾經이 만나는 곳으로 止咳化痰에 중요시 되는 穴이다.	기침에 가래가 많으면서 추운 날에 더욱 심하거나 氣道가 不順해서 발생하는 陰虛咳嗽에 쓰인다: 肺兪, 脾兪, 中脘, 足三里, 中府, 膻中, 膏肓, 豊隆.

제17장

收澁類

주로 收斂固澁의 작용을 하는 경혈과 본초는 모두 收澁類에 속한다.

澁이란 탈진된 것을 회복(固脫)시킨다는 의미를 지니고 있기 때문에 收澁의 효능을 지닌 경혈과 본초는 自汗, 盜汗, 滑利脫肛, 遺精早泄, 溲多遺溺, 失血崩帶 등, 脫과 관련된 증후를 치료할 수 있다. 李時珍은 이에 대해 "虛하면 흩어져서 쉽게 모여지지 않기 때문에 酸澁한 藥으로써 소모되고 흩어지는 것을 수렴시켜야 한다(虛則散而不收, 故用酸澁之藥, 以斂其耗散)"고 하였다. 특히 滑脫에 속하는 질환이 발생했을 때 곧바로 收澁시켜주지 않으면 元氣가 날로 衰하거나 기타 질환을 유발할 수 있으므로 주의해야 한다.

본 장에서는 斂汗, 止瀉, 固精, 縮尿와 止帶, 止血, 止嗽 등의 작용이 있는 일부 경혈과 본초에 대해 설명을 하고 있다. 外感實邪가 아직 남아있는 자에게 이 분류에 속한 경혈을 사용하면 邪氣가 빠져나가지 못하고 남게(留邪) 될 수 있으니 주의해야 한다.

본 장에서 논의한 내용은 본 장의 맨 뒤 〈표 17〉에 요약 정리하였다.

1. 腎兪(灸) + 中極(灸) — 山茱萸

1) 穴性, 藥性

腎兪에 뜸을 뜨면 補益肝腎의 효과를 얻을 수 있다. 또한 中極에 뜸을 뜨면 精과 氣血을 補益하고 調經血, 止崩漏, 止汗한다. 그러므로 腎兪와 中極에 함께 뜸을 뜨면 補肝腎, 益精止汗, 補氣血의 효능을 얻을 수 있다. 이와 유사한 본초인 山茱萸 또한 補肝, 澁精止汗의 효능을 갖는다. 歸經을 살펴보면 腎兪와 中極은 각각 膀胱經과 任脈에 속하고, 山茱萸는 肝經과 腎經에 入한다. 效能分類를 살펴보면 腎兪와 中極에 뜸을 뜰 경우 山茱萸와 마찬가지로 收澁類에 속하게 된다.

2) 臨床應用

- **腎兪(灸)+中極(灸) 임상응용**

  (1) 陽痿에 사용할 수 있다.

  처방 예: **腎兪**[1], 命門[2], 腰陽關[3], 關元[4], **中極**[5]에 모두 뜸을 뜬다.

- **山茱萸 임상응용**

  (2) 肝腎不足에 의해 발생하는 腰酸, 眩暈, 陽痿, 遺精 등의 증상에 흔히 사용한다.

  처방 예: **山茱萸**[1], 補骨脂[2], 當歸[3], 麝香[4] (吳旻『扶壽精方』의 草還丹)

3) 해설

(1)은 陽痿를 치료하는 경혈처방으로, 1 5 腎兪와 中極으로 益精하고 補氣血한다. 1 腎兪는 膀胱經에 속하며 腎의 背兪穴로서 腎臟의 虛損과 虛勞羸瘦, 出精夢泄 등의 증상을 主治한다. 5 中極은 任脈에 속하며 膀胱의 募穴이고 또한 足三陰과 任脈이 만나는 곳으로 益精興陽의 효능이 있어서 腎兪와 함께 陽痿를 치료하는 要穴이 된다. 2 命門은 骨蒸을 치료하고 腰脊을 튼튼하게 하며 五臟의 邪熱을 제거하는 督脈의 要穴로, 2 5 任脈의 中極과 相合하면 陰陽이 互補하고 相生한다. 3 腰陽關 또한 督脈

에서 흔히 쓰이는 穴로서 益精興陽의 효능이 뛰어나 陽關이란 이름이 붙었으며, 이 穴은 또한 潤燥의 효능도 지니고 있다. 마지막으로 ④關元을 취하는데, 關元은 三陰과 任脈이 만나는 곳이며 精을 저장하는 곳이기 때문에 이 穴은 滋陰生精의 효능을 지니고 있다.

위에 언급한 경혈들에 뜸을 뜨게 되면 陽痿를 매우 효과적으로 치료할 수 있다.

(2)는 肝腎不足에 의한 腰酸眩暈, 陽痿遺精을 치료하는 본초처방이다. ①山茱萸는 性味가 酸, 澁, 微溫한데, 酸澁한 性味는 收斂하게 하고 溫性은 肝腎을 補益하여 能히 精氣를 간직하게 한다. ②補骨脂는 補腎壯陽하며, ③當歸는 肝經에 들어가는 동시에 心經과 脾經에 들어가기 때문에 三陰의 血分에 들어가 補血하고 和血한다. 또한 ④麝香은 開竅辟穢, 活血散結의 효능이 있고 風痰과 氣厥에 의한 閉證을 열어 주는 효능이 있어 神昏眩暈을 치료하며, 특히 뇌를 깨워(醒腦) 주는 데 특효가 있다.

위에 언급한 본초들을 함께 사용하면 肝腎不足에 의한 腰酸, 眩暈, 陽痿遺精을 치료하게 된다.

2. 尺澤(瀉) + 太谿(補) — 五味子

1) 穴性, 藥性

尺澤을 瀉하고 太谿를 補하면 斂肺滋腎, 止瀉生津, 斂汗의 효능을 얻을 수 있는데, 五味子 또한 이와 유사한 斂肺滋腎, 澁精止瀉, 生津斂汗의 효능이 있다. 歸經을 살펴보면 尺澤과 太谿는 각각 肺經과 腎經에 속하고, 五味子 또한 肺經과 腎經에 入한다. 效能分類를 살펴보면 尺澤(瀉)과 太谿(補)의 배합은 收澁類에 속하게 되고, 五味子 또한 收澁類에 속한다.

2) 臨床應用

- **尺澤(瀉)+太谿(補) 임상응용**

(1) 陰虛咳嗽에 흔히 쓰인다.

처방 예: 肺兪, **尺澤**, 魚際, **太谿**, 足三里, 天突에 모두 자침하고 膻中은 피부를 따라 淺刺한다.

(2) 咳嗽吐血, 骨蒸潮熱, 陰虛盜汗 등의 증상에 자주 쓰인다.

처방 예: 魚際[1], **尺澤**[2], 內關[3]을 모두 瀉하고 **太谿**[4]와 三陰交[5]를 補한다.

- **五味子 임상응용**

(3) 虛咳氣喘을 치료한다.

처방 예: 地黃, 山茱萸, 山藥, 牧丹皮, 澤瀉, 茯苓, **五味子** (『醫宗己任編』)

(4) 陰虛盜汗에 흔히 쓰인다.

처방 예: **五味子**[1], 柏子仁[2], 人參[3], 白朮[4], 半夏[5], 麻黃根[6], 牡蠣[7]

3) 해설

(2)는 咳嗽吐血, 骨蒸潮熱, 陰虛盜汗을 치료하는 경혈처방이다. [1]魚際는 金 중의 火를 瀉하여 邪氣를 쫓아내고 扶正한다. [4]太谿는 水 중의 土를 補하여 潤燥하고 生

金하니, 瀉하는 중에 補가 있어 [2]尺澤의 清瀉收斂 작용을 도울 수 있다. [3]內關은 手厥陰心包經의 絡穴로서 足少陽三焦經으로 別走하므로, 心胸의 悶熱을 꺼 주며, 水道를 따라 氣를 아래로 내려 준다. 여기에 [5]三陰交를 배합하여 滋陰養血하게 된다. [3][5]內關은 上焦를 깨끗이 해 주고 三陰交는 下焦를 다스려 주며, 하나는 陽氣를 모아 주고(合陽), 하나는 陰氣를 공고히 하므로(固陰) 陰陽이 和合하게 된다.

이상의 경혈들을 배합하여 咳嗽吐血, 骨蒸潮熱, 陰虛盜汗을 치료한다.

(4)는 陰虛盜汗을 치료하는 본초처방으로, ①五味子는 斂肺滋腎, 生津斂汗하며, ②柏子仁은 心, 肝, 腎 三陰經에 들어가 心氣를 길러 주고 메마른 腎(腎燥)을 윤택하게 하며 益血止汗한다. ③人參은 脾, 肺經에 들어가는데, 이 본초는 성미가 甘溫하여 元氣를 크게 補해 주고 益脾氣, 補肺氣, 固陰虛하는 효능이 있다. ④白朮은 固表止汗의 효능이 있는데, 특히 ⑤半夏와 함께 배합되면 痰을 없애 주고 肺氣를 아래로 내려 주며 開胃健脾의 작용을 하게 된다. 마지막으로 ⑥⑦牡蠣와 麻黃根은 潛陽固澁, 止汗 작용을 한다.

이상의 본초들을 함께 사용하여 陰虛盜汗을 치료하게 된다.

<표 17> 收澁類에 속한 經穴과 本草의 효능 비교

	經穴/本草	歸經	효능	性味/해설	임상응용
1	山茱萸	肝, 腎	補益肝腎, 澁精止汗	酸, 澁, 微溫	肝腎不足에 의한 腰酸, 目眩暈, 陽痿遺精, 小便頻數 및 여성의 月經不止 등의 증상에 쓰인다.
	腎兪(灸) + 中極(灸)	膀胱, 任脈	補肝腎, 益精止汗, 補氣血	腎兪에 뜸을 뜨면 肝腎을 補益해 주며 中極에 뜸을 뜨면 氣血을 補해 주며 經血을 調理해 주며 崩漏와 땀을 멈추게 해 준다.	陽痿에 흔히 쓰인다. 腎兪, 命門, 腰陽關, 關元, 中極에 모두 뜸을 뜬다.
2	五味子	肺, 腎	斂肺滋腎, 澁精止瀉, 生津斂汗	酸, 溫	①虛咳氣喘, 虛喘咯血을 치료한다. 이 본초는 斂肺滋腎 작용을 통해 平喘止咳의 효능을 얻을 수 있다. ②또한 陰虛盜汗에 흔히 쓰인다.
	尺澤(瀉) + 太谿(補)	肺, 腎	斂肺滋腎, 止瀉生津, 斂汗	尺澤은 金經의 邪氣를 없애 줌으로써 斂肺작용을 하고 太谿는 水經의 土氣를 補해 주고 潤燥를 하여 金氣를 생성시켜 준다.	①尺澤을 瀉하고 太谿를 補하면 陰虛咳嗽에 쓸 수 있다. 肺兪, 尺澤, 魚際, 太谿, 足三里, 天突에 모두 자침하고 膻中은 피부를 따라 淺刺한다. ②또한 咳嗽吐血, 骨蒸潮熱, 陰虛盜汗 등의 증상에 쓰인다. 魚際, 尺澤, 內關을 모두 瀉하고 太谿와 三陰交를 모두 補한다.

ㄱ

ㄴ

ㄷ

ㅁ

ㅂ

ㅅ

임윤경
대전대학교 한의학과 경락경혈학 교수로 재직하고 있다.

이 찬
대전대학교 한의학과를 졸업하고 동 대학원에서 경락경혈학을 전공하고 있다.

穴-藥匯通
경혈-본초에 대한 새로운 해석

1판 1쇄 펴냄 · 2013년 11월 20일

지은이 · 王章祿
옮긴이 · 임윤경, 이찬
펴낸이 · 권오현
펴낸곳 · 대성의학사

출판등록 2009년 6월 22일(제301-2013-095호)
서울특별시 중구 을지로 126-1 (을지로3가, 3층)
전화 02)2279-3444 / 팩스 02)2285-0108
Homepage www.medibook.co.kr

값 30,000원

ISBN 978-89-97436-09-5(93510)